坐月子与新生儿

护理必备

艾贝母婴研究中心 编著

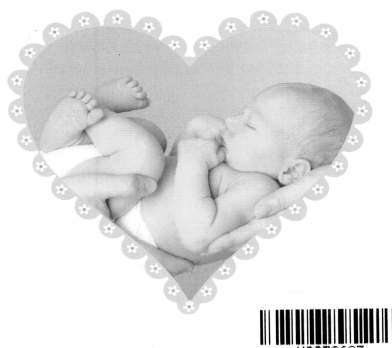

U0278623

中国人口出版社
China Population Publishing House
全国百佳出版单位

前言 >> Foreword

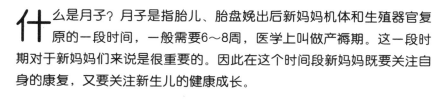

什么是月子？月子是指胎儿、胎盘娩出后新妈妈机体和生殖器官复原的一段时间，一般需要6～8周，医学上叫做产褥期。这一段时期对于新妈妈们来说是很重要的。因此在这个时间段新妈妈既要关注自身的康复，又要关注新生儿的健康成长。

很多新妈妈在感受新生命到来的快乐时又感受到了各种烦恼。一方面是对育儿知识一无所知，忙得焦头烂额不知所措；另一方面，又因为缺乏正确的坐月子知识，时刻都怀着不安及疑虑的心情，担心自己因怀孕和生产而受损的身体没有得到很好的照料，给未来的健康埋下隐患。因此如何坐好月子，成了困扰新妈妈身心健康的一个难题！

本书不仅阐述了传统坐月子的理论与新生儿的喂养与护理，还结合了现代健康生活的观念，着重从新妈妈日常起居饮食、运动、生活、情绪、疾病等方面讲解了如何科学坐月子，如何合理补充营养与调理身心平衡，如何在最短的时间内恢复新妈妈体力，与宝宝建立深厚感情，提供完整的保养知识与诀窍，确保新妈妈身体健康与心理复原。

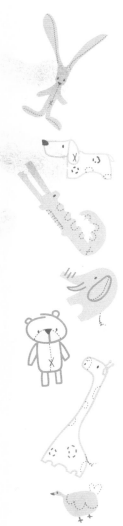

本书内容丰富、文字通俗易懂，可操作性强，让读者免去大量文字阅读之苦。在坐月子过程中，如果你有什么疑问，都可以在本书中找到答案。拥有本书新手爸妈能理顺月子生活的方方面面，全家人都可"临危不乱"。

祝愿每一个家庭都能拥有健康活泼的宝宝，每一位新妈妈都能拥有幸福的产后生活。

目录 Contents

Part 1 产前做好分娩功课

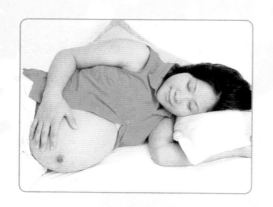

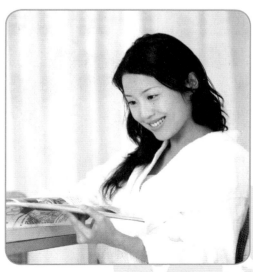

Part 2 老观念+新方法，这样坐月子更科学

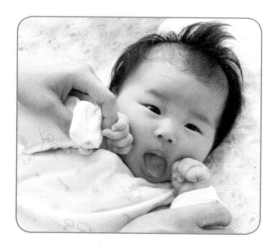

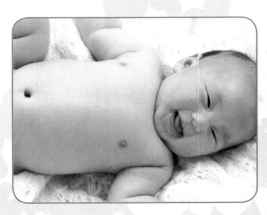

Part 4 新生儿保健与护理

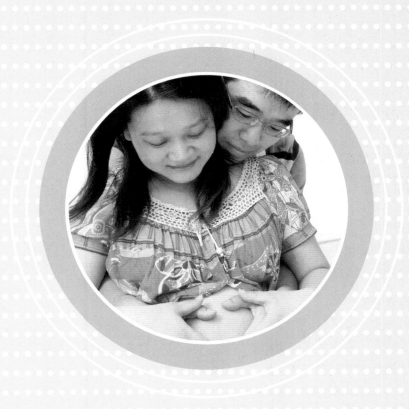

Part 1

产前做好分娩功课

产前准备要做足

你的待产包里需要有什么

到了孕期最后一个月，小宝宝随时都可能来"报到"，因此建议准妈妈一定要提前准备好自己的入院待产包，到时提包入院，不至于手忙脚乱，也免去了很多麻烦。

➤ 准妈妈的必备物品

准妈妈住院期间的待产物品一般分为产前及产后所需的，整理时最好分开装，以免入院后手忙脚乱不容易翻找。

产前必备物品

入院的必备资料

入院前，一定要确保诸如准妈妈的身份证、医院的就诊卡、母子健康手册以及可以查询产检的所有记录等资料带全，以方便医生在紧急情况下针对准妈妈的情况进行应急处理。

洗护用品

入院后，大多数准妈妈都不会立刻生产，因此在医院待产期间，家人一定要为准妈妈做足准备，将准妈妈平时用的洗漱用品和护肤品全部带上。

通常，需要带的洗护物品有软毛牙刷、牙膏、刷牙杯、梳子、香皂、脸盆、大小毛巾若干、护肤霜或护肤乳液等。

舒适、耐脏的睡衣

目前，医院都会为产妇提供住院时所穿的衣服，但病号服大多是均码号，穿起来未必合身、舒服。因此，建议家人为准妈妈准备两套舒适的睡衣，以方便换洗。睡衣一定要选择舒适、耐脏、袖子宽松方便卷起的款式。另外，如果在冬天入院，

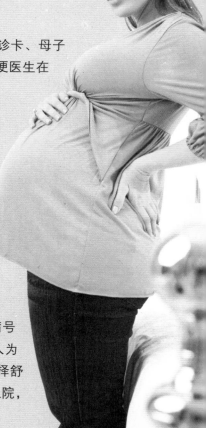

一定要选择保暖性较好的睡衣；而在夏天入院则不能贪图凉快而选择无袖或短袖的睡衣，以防肩膀及胳膊着凉。

保暖性好的拖鞋和袜子

拖鞋和袜子是准妈妈入院必不可少的物品，尤其在冬天，家人要注意给准妈妈准备一双能包住脚后跟的保暖棉拖鞋，还要准备几双保暖性好且较吸汗的纯棉质地的袜子。

有利于准妈妈放松的物品

分娩前，大多数准妈妈会比较紧张、焦虑，如果带上她在家爱看的书、喜欢的音乐和游戏、习惯用的靠垫等物品，都有助于准妈妈待产时放松情绪、分散对阵痛的注意力。

产后必备物品

健康美味的零食

分娩的过程中要消耗掉妈妈大量的体力，因此产后应注意补充营养。除了需要摄入一些清淡易消化的食物外，还应给产后的妈妈准备一些高热量的零食。但剖宫产的妈妈产后应禁食一段时间。

干净舒适的睡衣

分娩结束后，应给妈妈更换一套干净舒适的睡衣。这样不仅可以保持身体清洁，而且还可以缓解紧张而疲惫的神经，更有利于产后康复。

一次性内裤

产后会产生很多恶露，而且住院期间没办法洗衣服，因此妈妈最好选择一次性内裤，用完丢弃即可，方便处理。

卫生巾、成人尿垫

产后恶露的量比平时的月经量稍多，因此住院期间一定要多准备一些卫生巾，并保证勤换。如果担心恶露过多弄脏病床，不妨准备一些成人尿垫。

舒适合体的哺乳文胸

产后的最初几天，大部分妈妈的乳房会出现胀乳现象，因此这时舒适合体的文胸就显得非常重要。

有助于哺乳的物品——吸奶器、靠垫

刚刚降生的小宝宝还无法很好地吸吮母乳，这时吸奶器就能帮上大忙了。而靠垫的支撑则能让妈妈哺乳时更舒服，靠垫最好准备2~3个。

住院期间及出院时的衣着

产后，有些妈妈还要留在医院观察几天，在此期间，一定要注意保暖，最好准备一件略厚的外套。如果产后妈妈能下地行走，还要准备一双舒适的平底鞋。

出院时，妈妈仍旧穿怀孕期间的衣物即可，但一定要做好保暖，最好加一件保暖外套，再戴上帽子，防止头部着凉。

▶▶▶ 准爸爸所需物品——摄像机、照相机

如果医院允许，准爸爸最好准备一部摄像机和一部照相机，这样就可以将准妈妈从阵痛到生产的过程全部拍摄下来留作纪念。若干年后，这将是最珍贵、最美好的影像回忆！

/温馨提示/

新生宝宝居家养护物品参考

寝具

● 婴儿床1个，高度应与大人的床一样，要有60厘米以上的围栏，栏杆之间的距离应小于5厘米。

● 床垫1个，不要太软。

● 被子两床，纯棉材质的。

● 被套两件。

● 垫被两床，以供换洗。

● 垫被套两件。

● 床单3件，纯棉材质的。

● 毛巾被两条，纯棉材质的。

● 毛毯1件。

● 毛毯被套两件。

● 防水尿垫两个。

● 吸汗垫子两件。

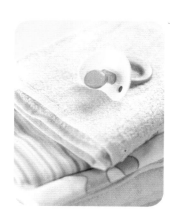

洗浴及卫生用品

- 浴盆1个。
- 脸盆1个。
- 防滑垫1块，给宝宝洗澡时防止大人摔倒。
- 水温计1个，分为吸盘式和漂浮式的两种。
- 温度计1个，用来测量室温。
- 洗浴用品1套，包括洗发液、沐浴露、润肤油、香皂、爽身粉和护臀霜等。
- 浴巾2~3条，选择纯棉材质的。
- 大浴巾两条，用来包裹宝宝。
- 手帕3条，可用来给宝宝洗脸。
- 婴儿专用洗澡布1个。
- 纱布若干。
- 棉签棒若干，用以清洁宝宝的耳、鼻、肚脐。
- 湿纸巾若干，宝宝大小便后使用，外出时使用更方便。
- 婴儿衣物专用洗衣液1件。
- 婴儿专用面巾纸若干。
- 剪甲钳1个。
- 纯棉尿布26~30片。
- 尿布洗洁剂1瓶。
- 纸尿裤两包。

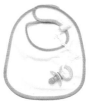

喂奶用品

- 奶瓶4~6个。
- 奶嘴5~12个，购买时注意奶嘴孔的大小，如果把握不准可咨询店里的导购。
- 奶瓶刷、奶嘴刷各1个。
- 奶瓶夹1个，用来夹消毒后的奶瓶和奶嘴。
- 清洗奶瓶的清洁剂1瓶。
- 奶瓶套1个，外出时可保温。
- 消毒锅1个，用来消毒奶瓶。

● 奶粉若干。

● 奶粉携带瓶1个。

衣物

● 内衣4套，选择质地柔软、纯棉材质的，裤子可以多准备几条，松紧带一定要松。

● 长内衣4件。

● 连体衣两件，方便穿脱。

● 和尚服4件，方便穿脱，特别适合刚出生的宝宝。

● 护脐带两个。

● 肚兜两个。

● 短袜两双。

● 围嘴3个。

● 帽子4顶，厚、薄各两顶，以供换洗。

● 纱衣3件。

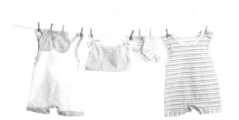

● 体温计，建议选择耳温计。

● 别针若干，用来固定被子、围巾等。

● 背带1个。

● 推车，最好选择坐躺两用的。

分娩医院选哪家

怀孕分娩，是去妇幼保健院还是选择大型的综合性医院呢？这个问题确实难住了很多准妈妈。到底如何选择，准妈妈们不妨参考一下下面的内容。

▶▶▶ 妇幼保健院

与其他医院相比，妇幼保健院的专业水准更高，因此受到了很多准妈妈的欢迎。其优势如下：

● 妇幼保健院配置的产科医疗器械更齐全、专业能力更强。

● 妇幼保健院的产科医生对于孕产期的医疗水平相对较高，医护人员的操作也更为熟练。

● 妇幼保健院的产科病房通常比综合性医院多。

● 在妇幼保健院，产妇们的饮食及护理会更专业。

● 在妇幼保健院，新生儿可以接受按摩抚触，有条件的妇幼保健院还能为婴儿专门提供游泳服务。

▶▶▶ 大型综合性医院

专业的妇幼保健院并非唯一的选择，对于一些有特殊情况的准妈妈来说，选择综合性医院产科分娩更为明智。这是因为：

● 大多数综合性医院都设有产科门诊，能为准妈妈做全面的孕期检查。

● 综合性医院最大的优势就是科室齐全、技术水平高。孕期容易出现并发症的准妈妈，可在综合性医院各门诊科室得到及时的会诊和处理；而对于已患有糖尿病、妊娠期合并高血压等疾病的准妈妈，诊治起来要比非孕期的疾病困难得多，由于妇幼保健院未设立相关的专科，因此只能选择综合性医院。

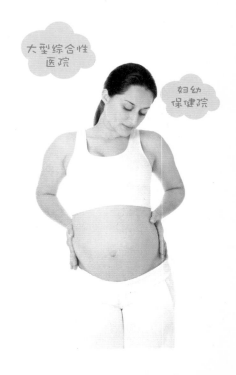

大型综合性医院

妇幼保健院

/温馨提示/

如何选择适合自己的分娩医院

选择医院，一定要充分了解医院的基本情况，如检查环境是否舒适、硬件设施是否齐备、医疗水平是否先进、床位是否紧张、配餐及费用如何、是否可以选择病房、能否选择分娩方式、紧急抢救设备及血源是否充足、产后有无专人护理、产后母子是否同室、产后是否有喂养专家指导、剖宫产率如何、新生儿的检查制度是否完善等。当然，除了这些，还应考虑医院离家的远近。

另外再提醒一点，从怀孕开始到分娩最好选择同一家医院，这样医生会有你在孕期、临产前及分娩时的详细检查记录，一旦在分娩时发生意外，也能从容地做出处理。

产前的营养饮食

很多准妈妈常常听过来人说分娩时大小便会失禁，因此担心分娩时出糗而拒绝产前进食。其实，大可不必如此。分娩是个体力活，需要准妈妈在产前储备足够的能量。只要饮食安排得当，就能避免分娩时的尴尬；而且产前合理进食还能增进产力，有助于顺利分娩。可是，分娩前究竟怎样吃才更合理呢？

▶▶▶ 分娩前的饮食六要点

● 大多数准妈妈待产时都比较紧张，胃口也不好，因此建议进食一些便于消化吸收的食物。

● 产前不宜太多油腻、高蛋白以及需要长时间消化的食物。

● 分娩前可以吃一些能快速补充能量的食物，如巧克力、果汁、糖水等。

● 分娩过程中消耗的水分较多，因此分娩前可以吃一些半流质的软食。

● 苋菜、牛奶、蜂蜜等食物对促进分娩、缩短产程、缓解产痛能起到一定的作用，可适量食用。

● 当严重宫缩引起太过疼痛而不能进食时，可通过输葡萄糖、维生素来补充能量。

▶▶▶ 3个不同产程，这样进食

自然分娩一般分为3个产程，即第一产程、第二产程、第三产程。准妈妈应针对不同的产程合理安排饮食。

第一产程

在3个产程中，第一产程所需的时间最长，而且宫缩引起的阵痛常常让准妈妈无法休息，也会影响到正常进食。但后面的两个产程仍然要消耗大量体能，所以准妈妈此时必须补充能量。如果无法做到正常进食，可以少食多餐。

此时，可吃些包子、粥、鸡蛋羹等柔软、易消化的食物。

第二产程

在这个阶段，子宫收缩强烈而频繁，子宫收缩还会压迫胃部引起呕吐。呕吐本身就会损耗体能，再加上疼痛加剧造成消耗增加，因此这时准妈妈更需要摄取一些能迅速补充体力且易消化吸收的高能食物。进食时可选择宫缩间歇。

此时，可摄入一些流质及高能量食物，如藕粉、果汁、红糖水、巧克力等。

第三产程

第三产程持续的时间较短，不必勉强准妈妈进食。但如果产程延长，则建议适当进食。

此时，可摄取糖水、果汁等流质食物。

准妈妈产前运动课

相对而言，大多数准妈妈更注重产后运动，因为产后运动有助于尽快恢复苗条的身材。事实上，产前运动与产后运动同样重要，适量的产前运动不仅能帮助准妈妈松弛肌肉和关节，还能通过对呼吸控制的练习来减轻分娩时的疼痛，从而使分娩更顺利。

▶▶ 产前运动七大益处

- 缓解阵痛时的疼痛。
- 增加产道肌肉的韧性与弹性，有利于分娩顺利进行。
- 可缩短产程。
- 增强背部肌肉张力，从而缓解腰酸背痛症状。
- 强健腹部及骨盆肌肉，使这些部位的肌肉足以支撑胀大的子宫。
- 加速血液循环，促进肠道蠕动，预防便秘。
- 防止分娩时全身肌肉紧张，并放松紧张的情绪。

▶▶ 产前运动11项注意

- 准妈妈分娩前，无论做哪种运动，一定要先咨询医生，以免运动不当给身体带来伤害。
- 运动前，应先将膀胱中的尿液排空。
- 运动时应穿着宽松、弹性好、吸汗佳的衣裤。
- 如果需要做坐卧的动作，可选择在硬板床或软垫或干净的地板上进行。
- 运动时，应保持室内空气流通。
- 运动过程中，一旦出现疼痛、不舒服、晕眩等不适或不能呼吸时，应立刻停止运动。停止运动后，如果不适感仍持续，则应马上就医诊治。

● 运动过程中会出很多汗，因此运动结束后应注意补水。

● 运动的次数和时间都应由少慢慢增多，并保证不疲累。

● 运动结束后，应至少休息10分钟，以促进四肢血液回流，防止胎盘供血不足。

● 饭前及饭后1小时内应避免运动。

● 天气过于炎热、寒冷或身体不适时，应暂停运动。

▶▶▶ 助产瑜伽三式

跪坐调息

步骤

❶ 跪坐，脚背贴地，双腿并拢，两脚尖并拢，脚跟分开。

❷ 双手掌心向下放在大腿上，保持上半身挺直，闭上眼睛。

❸ 平静思绪，将意识放在呼吸上，保持正常的呼吸。

功效

这个姿势不但能锻炼双腿肌肉、增强下肢力量、有助于顺利生产，还能促进消化。

注意事项

● 这个动作最好在饭后练习，准妈妈可根据自身情况确定每次的练习时间。

● 练习时，以舒服为度，应慢慢感觉思想的平静以及身心的完全放松。

● 患有严重关节炎、静脉曲张的准妈妈不宜做这个动作。

踮脚下蹲式

步骤

❶ 站在地上，吸气，掌心向下，双臂伸直并从体前抬起至与地面平行，同时双脚踮起脚跟，慢慢向下蹲。

❷ 呼气，继续下蹲至大腿压在小腿肚上，保持手臂平伸及踮脚下蹲的姿势不变。

❸ 吸气，保持踮脚的姿势，慢慢伸展双膝，站起。呼气，还原到起始动作。

功效

这组动作可锻炼大腿及骨盆肌肉的力量，有助于分娩时有效用力。

注意事项

● 踮脚时，如果不能保持平衡，可以双手扶住椅背。扶着物体时如果仍然感觉踮脚吃力，那么也不必勉强踮脚。

● 如果准妈妈有眩晕症状或者患有严重关节炎，则不宜练习这个体位。

● 练习时，不必硬性规定练习时间及强度，以准妈妈感觉舒服为度。

蝴蝶式

步骤

❶ 正坐，双腿向前伸直、并拢、紧贴地面，双腿自然放在大腿上，上半身挺直。

❷ 双手握住脚趾，双膝弯曲，脚掌相对、贴合，脚跟尽量靠近会阴部，脚尖朝前。屏住呼吸5秒钟，保持上半身、脖子挺直，双膝尽量贴近地面。

❸ 呼气，还原至正坐姿势。

功效

这组动作可锻炼下肢，加强大腿内侧及骨盆区域肌肉的力量，为分娩做好准备。

注意事项

患有严重关节炎、下腹部炎症及痔疮的准妈妈不宜练习这个体位。

▶▶▶ 有助顺利分娩的产前保健操

脚部运动

步骤

❶ 臀部完全坐椅子上，背部依靠椅背，双腿并拢，双膝弯曲使大腿与小腿呈90°角，两小腿与地面垂直，双脚并拢、平放在地面上。

❷ 双脚脚尖尽量上翘，呼吸一次后再放回地面恢复原状，重复练习。

❸ 将左脚抬起放到右大腿上，左脚尖慢慢上下活动，然后另一侧进行同样的练习。

功效

这组动作可以通过活动踝关节和脚尖来促进下半身的血液循环，并强健下肢肌肉。

注意事项

这组动作每次练习3~5分钟。

盘腿坐运动

步骤

❶ 盘腿坐在床上，上半身挺直，双手轻放在膝盖上，保持精神集中。

❷ 呼吸一次，然后双手手腕慢慢向下用力按膝盖下压膝盖一次，尽量让膝盖接触床面，重复练习。

功效

这组动作可锻炼髋部，伸展肌肉，还能松弛腰关节，从而为分娩做准备。

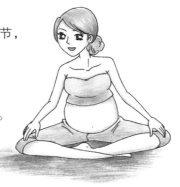

注意事项

● 患有严重关节炎的准妈妈不宜练习这组动作。

● 这组动作每次练习5分钟左右。

摆动双膝运动

步骤

❶ 仰卧，双腿伸直，双膝并扰。

❷ 双膝弯曲，以双膝带动双腿向左右摆动至床面，动作要慢，要有节奏。

❸ 停止摆动双膝，保持右膝弯曲，左腿伸直。

❹ 将右膝慢慢向左侧倾倒，再恢复原位，反复多次后再换另一侧腿进行同样的练习。

功效

这组动作可有效强化骨盆，并增强下肢肌肉的力量，从而促进顺利分娩。

注意事项

这组动作最好早晚各进行1次，每次练习5分钟左右。

腹部抬起运动

步骤

❶ 仰卧，双腿伸直，双膝并扰，掌心向下平放在床上。

❷ 后背紧贴床面，双膝向上弯曲，使脚掌贴在床面上。

❸ 双手掌撑住床，将腹部向上抬起，上背部不要离开床面，10秒钟后恢复原位。

功效

这组动作不但能松弛骨盆和腰部，还能使产道肌肉变得柔软，强健下腹肌肉，有助于分娩顺利进行。

注意事项

身体不适时，应避免练习。

这组运动最好早晚各进行1次，每次练习3分钟左右。

临产前的心理保健

临产前，很多准妈妈都会因为想到分娩时难以忍受的疼痛、宝宝是否正常健康、使用麻醉药对宝宝是否有影响、宝宝的性别、分娩时遇到尴尬事等问题而感到恐惧、焦虑。再加上听到产房里其他准妈妈撕心裂肺的叫声，准妈妈的这种焦虑、紧张的心理会更加严重。这种产前不良情绪对准妈妈健康极为不利，甚至会影响分娩的顺利进行。

▶▶▶ 产前不良心理情绪的危害

焦虑、恐惧、紧张、抑郁是产前最常见的情绪反应。这种不良心理对准妈妈及即将出生的宝宝都存在极大的威胁：

● 不利于准妈妈适应环境。

● 易导致子宫收缩乏力，从而延长产程。

● 使痛阈下降，加重分娩疼痛。

● 减少子宫血流，导致胎儿缺氧。

● 可能还会增加助产率和产后出血的发生概率。

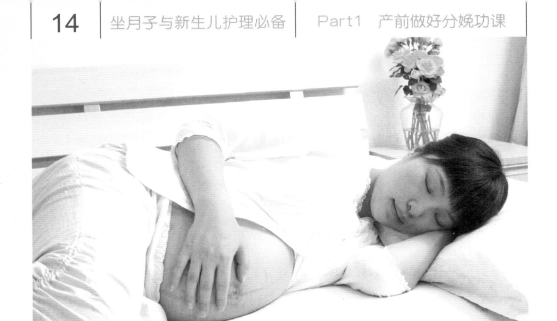

▶▶▶ 产前焦虑不可忽视

产前焦虑是80后准妈妈的普遍心理状态，如果不及时调节，对准妈妈影响较大，严重者甚至会导致流产、难产。通常，产前焦虑主要表现在以下几个方面：

因睡眠变差而焦虑

产前睡眠不好，是很多准妈妈都会遇到的麻烦。怀孕期间，由于子宫压迫膀胱，导致膀胱的容量减小，这样很多准妈妈常常在夜间被尿憋醒，于是频繁地上厕所。其实，怀孕期间，准妈妈每天的尿量并没有增加，但夜间上厕所的次数却多了，这必然会影响睡眠，导致睡眠时间短、夜里睡不深。睡眠一旦变差，还会导致准妈妈多梦。而准妈妈又往往对梦的内容特别在意，常常疑神疑鬼，导致自己烦恼不堪。

为自己的特殊嗜好而焦虑

产前焦虑可能会导致一些准妈妈表现出一些特殊嗜好，如吃某种食物、大量购买婴儿用品等。有些准妈妈会对自己生理上、生活习惯上的变化很在意，甚至担心这些从前没有的习惯是否会影响到自己和胎儿的健康。其实，准妈妈的这些变化是由于怀孕期间体内的雌激素和孕激素水平升高，从而使准妈妈变得特别细腻、敏感。即使是从前性格大大咧咧的人，到了这时也会变得细心敏感了。

另外，准妈妈表现出的一些嗜好实际上是人体自我调节焦虑情绪的一种方式。这些做法能使焦虑情绪得到一定程度的缓解，因此准妈妈们不必对自己孕期内的嗜好太过焦虑。

情感脆弱无法独处

产前，很多准妈妈不但变得十分敏感，在感情上还会变得十分脆弱，对他人的依赖性增强，常常无法独处。比如，有些准妈妈总是想黏着自己的老公，或者要有人陪伴，无法忍受独处；必须一个人待着时，常常不停地打电话，或者通过上网聊天等方式，和亲人朋友保持联系。只有这样，准妈妈才会觉得有安全感。

担忧生育风险

对于生育风险的担忧，也是很多80后准妈妈焦虑的问题之一。由于生育本身就是有风险的，再加上宝宝诞生后生活压力变大，很多80后的准妈妈除了担心分娩危险外，还会担心之后的经济状况。由于80后准妈妈大多是独生子女，独立面对风险、抗风险的能力不足，家里又没有经验可以借鉴，因此常常会感到焦虑。如果准妈妈有一个参照的话，就可以在很大程度上缓解焦虑的情绪。

担心与职场脱节

来自职场的压力，也是困扰80后准妈妈们的一大问题。从怀孕到哺乳结束，前后加起来需要2年左右的时间。很多准妈妈认为，长时间脱离竞争激烈的职场环境，会导致自己与社会、职场脱节，从而为自己的前途担忧。另外，产后身材走样，让准妈妈们对未来回归职场的前景也非常担忧。

▶▶▶ 产前心理保健要点

● 定期做产前检查，以排除胎儿畸形等情况。

● 了解正常分娩的程序，充分了解分娩中各个产程的特点，做好产前心理准备，并积极与医护人员配合。

● 分娩前，准妈妈可通过参观、咨询及交流等途径熟悉分娩环境和工作人员，以减少入院分娩的紧张情绪。

● 正确对待产痛，并向过来人或医护人员学会减轻产痛的方法。

● 让有分娩经验的女性多陪陪准妈妈，并在产前、产中及产后给准妈妈生理上的支持和帮助以及精神上的安慰和鼓励，使准妈妈感到自在与轻松，进而消除紧张情绪。

● 在分娩过程中，准爸爸给予准妈妈心理及精神上的支持是其他人不能取代的。在准妈妈疼痛、不安时，准爸爸可以根据妻子的习惯和爱好给予爱抚、安慰及感情上的支持。这样就能在很大程度上缓解准妈妈紧张、恐惧的心理。

● 分娩前，准妈妈应对分娩镇痛有所了解，并要知道镇痛法在分娩时的合理应用，有利于分娩的顺利进行。

● 分娩前，很多准妈妈都十分担心分娩过程中会忍不住放屁、大便。其实，医生更愿意看到你的这些尴尬行为，因为有了大便意向就表示宝宝马上要降生了。

● 在生男生女问题上，全家人都要给予准妈妈支持，避免给她造成心理负担，让她全身心投入到分娩准备中。

● 对于产前焦虑的心理，准妈妈要学会对症进行自我调节。如果是睡眠差导致的焦虑，准妈妈应想办法改善睡眠状况，如睡前避免喝水、睡前将尿液排空、在医生指导下适当服用改善睡眠的保健品；建议准妈妈多学习关于孕育的知识，增加对自身的了解，增强孕育宝宝的信心；如果不喜欢独处，可以多与同龄的准妈妈交流，比如去孕产育儿论坛与其他准妈妈交流经验等；对于对未来担心的准妈妈，要说服自己不要想这些事，要知道，自己当前最重要的任务就是孕育健康聪明的宝宝，其他的就等完成孕育再说吧；另外，建议新妈妈临产前多做一些有利健康的活动，如编织、绘画、唱歌、散步等，既能起到胎教的效果，又能防止焦虑情绪，千万不要闭门在家整日躺在床上，这样会把注意力都集中到对未来的担忧上。

准爸助产应知道

分娩不是准妈妈一个人的事，准爸爸也要参与其中。准爸爸要知道，这可是你表现的最佳时机。聪明的准爸爸们在等什么，在准妈妈最关键的时刻应完美演绎自己合格助产准爸爸的角色。

▶▶▶ 做好产前知识储备

在妻子的整个孕期，准爸爸也应多翻阅一些孕期书籍，尽量多了解一些关于怀孕及分娩的知识，有条件的准爸爸最好能与妻子一起参加产前辅导班。

提前做好产前的知识储备，能使准爸爸避免在全部产程中手足无措。既可以有意识地想办法帮妻子最大限度地减轻疼痛，从而推进产程的进展；又能让准爸爸更从容地做好自己的助产工作，镇定自若地面对妻子分娩。

▶▶▶ 做好长时间入院待产的准备，帮助妻子放松

大多数准妈妈入院后并不会很快生产，一些医院的医护人员往往会观察一段时间，待准妈妈的宫缩变得规律后才会进产房，因此在宝宝娩出前，还要经历一段漫长

而痛苦的等待。这时，准爸爸一定要照顾好妻子。不但要照顾好妻子的饮食，还要想办法使妻子放松，在妻子阵痛时通过和她一起调整呼吸、说一些安慰的话、按摩妻子身体的不同部位、建议她换个姿势等方式转移她的注意力，这是准爸爸助产的工作重心。有时，准爸爸还需要在医院陪妻子过夜，这时别忘了给自己准备一些物品，如干净的衣服、舒适的鞋及充饥的食物。

▶▶▶ 解决突发事件，做好辅助工作

首先，在待产过程中，可能会出现一些突发事件。这时，面对各种问题，准爸爸一定要果断作出决策。其次，在此期间，还会有很多杂乱的事需要准爸爸来处理，比如办理各种手续、帮妻子准备食物、打热水等。另外，在整个产程中，妻子身体一直处在不适状态。此时，准爸爸一定要做好与医护人员的沟通。比如，发现妻子不舒服时叫医生或护士来查看妻子的情况；宝宝降生后，咨询医生或护士什么时候可以开始哺乳等。每件事都会分散准爸爸的精力，因此，准爸爸一定要沉着应对，以妻子为中心，做好各项辅助工作。

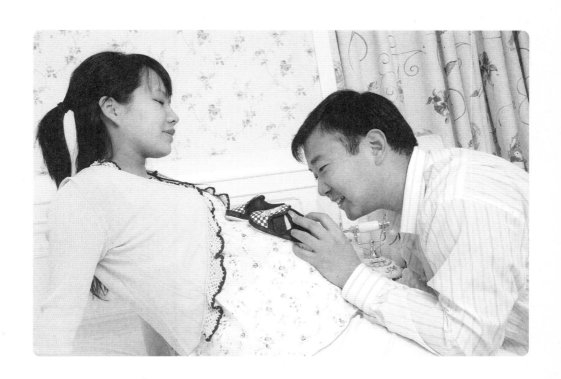

分娩进行时

分娩讯号巧识别

一般而言，宝宝将在预产期的前后两周内降生。而越接近预产期，准妈妈的身体就会透露出越多的分娩讯号。准妈妈可以根据这些讯号，掌握好入院待产的时间。

▶▶ 分娩讯号1：胎动减少

很多准妈妈在怀孕中后期都会乐此不疲地感受胎动，然而临产前，却发现胎动的次数明显减少了。其实，这是正常的分娩征兆，准妈妈不必担心。孕晚期，胎儿生长迅速，羊水减少了，胎儿活动的空间也相对小了，因此胎动也会明显减少。需要注意的是，临产前，如果胎动次数明显增加或减少50%以上，则应立即就医诊察。

▶▶ 分娩讯号2：见红

见红即阴道出血，通常在子宫开始收缩前24~48小时出现。这是因为，产前子宫颈会变薄、变软，并产生褐色或鲜红色的带有黏性含血的分泌物，这些分泌物经阴道流出体外，即俗称的见红。

如果只是淡淡的血丝，出血量也不多，一般不会马上分娩，准妈妈可以留在家里观察，但注意避免劳累，不可做剧烈运动。如果阵痛或破水等其他产兆还未出现，准妈妈可以先洗个澡，再去医院检查。但若是出血量超过生理期的出血量，且血流不止，或伴有腹痛感，则可能是胎盘的问题，应马上入院就诊。

▶▶ 分娩讯号3：破水

破水是重要的产前征兆之一，指包围胎儿的羊膜破裂、羊水流出。一般而言，破水的状况是准妈妈突然感到有大量的水从阴道持续且不自主地流出。

破水易与其他状况混淆，准妈妈要注意区分，不要将破水与阴道分泌物或尿液弄混。正常来说，羊水是清澈、无色、带有腥味的液体，流出时如果感觉像尿失禁、无法控制，且量已经达到能弄湿床单的程度，那么就是破水了。一旦发现破水，应立刻入院诊察。

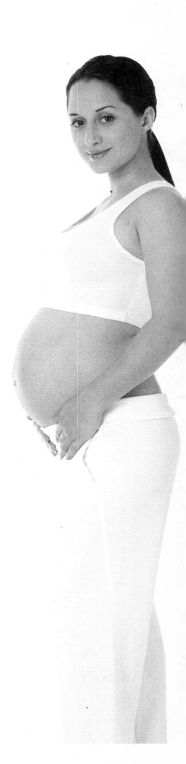

▶▶▶ 分娩讯号4：阵痛

分娩阵痛是真正进入产程的开始，产生阵痛的原因是子宫强力收缩造成暂时性的缺氧而引发疼痛因子释放。阵痛时，准妈妈的感受是腹痛、腰酸或背痛。阵痛有真性阵痛与假性阵痛之分，只有真正的阵痛才是分娩的征兆，但准妈妈并非每次都能轻易地区别开来。准妈妈可以根据两者的不同特点加以区分。

真性阵痛

真正的阵痛具有规律性，疼痛强度越来越强、阵痛频率越来越密集、收缩时间越来越久，而且收缩强度和持续时间不会因按摩、卧床、走动或药物的影响而减轻。通常，真性阵痛开始时可能每10分钟收缩一次，每次持续10～30秒；随着产程的进展，收缩会变成每3～4分钟一次，每次持续30～60秒。

假性阵痛

假性阵痛与真性阵痛刚好相反，表现为：子宫收缩不规则，收缩间隔10～30分钟不等；下腹部有轻微的酸痛不适，按摩、休息或走动后阵痛可以得到缓解。医生检查后发现时假性阵痛，通常会让准妈妈先回家休息，当出现真正的分娩征兆时再入院待产。

区别真假阵痛一览表		
	真性阵痛	假性阵痛
子宫收缩频率	规则	不规则
子宫收缩强度	渐强	不变或变弱
子宫收缩间隔时间	逐渐变短	维持长间隔
阵痛位置	整个子宫	子宫下段
子宫颈	变薄并渐渐张开	不变
不适感	休息或镇定剂无效	休息、镇定剂有效

▶▶▶ **分娩讯号5：压迫感减轻了**

大多数初产准妈妈在孕36～38周时会明显感觉到上腹部的压迫减轻了许多，准妈妈感觉轻松了。这是因为胎儿头部降到了骨盆腔，从而使上腹部的压力减小了，准妈妈感觉呼吸和饮食都变得顺畅了。

▶▶▶ **分娩讯号6：感觉有了便意**

临产前，大多数准妈妈的肛门会不自主地用力，有排便的感觉。其实，这也是重要的分娩征兆，尤其是经产妇。当准妈妈出现便意感时，应深呼吸哈气，不要用力，并立即赶往医院。

---/温馨提示/---

何时入院待产

太早入院待产，会让准妈妈及其家属等待的时间过长；而太晚入院又会造成医护人员手忙脚乱，在未经妥善处置下宝宝就降生了，在匆忙中可能会忽略一些重要问题而增加母婴的风险。那么，究竟什么时候入院待产合适呢？

一般情况下，初产妇的产程通常会比较长，阵痛发生后的三两天分娩都是正常的。因此最好等出现分娩讯号后再入院待产，否则达不到分娩标准，医生也会让准妈妈回家等待。

分娩方式选哪种

自然生还是剖宫产，这对大多数准妈妈来说的确有点难以抉择。自然生吧，怕疼，怕自己坚持不下来；剖宫产呢，又担心不利于宝宝的健康。究竟该如何选择呢？当你陷入了两难的境地时，不妨先来了解一下关于分娩的常识，再根据具体情况选择适合自己的分娩方式。

▶▶▶ **四大因素决定你的分娩方式**

骨盆

骨盆是由骶骨、尾骨和两块髋骨组成的。其中，髋骨又由髂骨、坐骨及耻骨融合而成。骨盆关节，平时一般不能活动，而怀孕后在激素的作用下，骨盆关节则会变得略松动，其实这是在为分娩作准备。

另外，骨盆在结构上分为上下两个部分，上边的是大骨盆，又称假骨盆；下边的是小骨盆，又称真骨盆，简称骨盆。大骨盆和小骨盆在怀孕分娩的过程中分别起着不同的作用。大骨盆能支持怀孕时日益增大的子宫，但与分娩无关；小骨盆则由其他众骨围成一个"产道"。

一般在分娩前，医生会为准妈妈做个骨盆检查，如果准妈妈骨盆的尺寸和形状均未有异常，那么就可以自然分娩，反之则只能选择剖宫产。

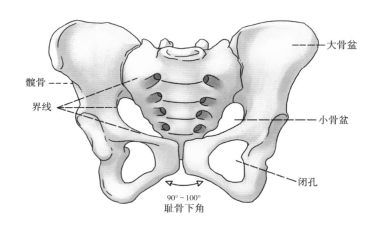

髋骨

界线

大骨盆

小骨盆

闭孔

90°~100°
耻骨下角

胎儿

单胎还是多胎、胎儿的健康状况以及胎儿在子宫内的姿势、体态、位置、体重、头围、胸围等因素，都可能对产程的进展及分娩方式产生影响。

子宫的收缩强度

准妈妈子宫的收缩力强弱也是影响分娩方式的一个重要因素。分娩时，子宫开始有规律地收缩，阵痛也会出现。在子宫肌收缩的作用下，胎膜发生破裂，受到压迫的胎儿无法继续待在宫腔内，只好慢慢地向子宫颈口移动，宫颈口也会随之开始扩张，并将胎儿向外排出。在胎儿娩出的过程中，如果宫缩力太强，会缩短产程，造成急产，从而导致产道裂伤；如果子宫收缩力不佳，则会引起产程延长，此时应及时处理，必要时可选择剖宫产。

心理因素

分娩是一种自然的生理现象，但对于准妈妈们来说，也是一个巨大的心理挑战。

对于分娩，准妈妈最怕的就是疼痛、出血过多、难产，这也是导致产前不良情绪的重要因素。临产前，准妈妈的恐惧心理与焦虑情绪，可以通过中枢神经系统抑制子宫收缩，从而造成宫缩无力，导致产程延长。研究结果表明，情绪不稳定的准妈妈难产率高于情绪稳定的准妈妈；情绪不稳定的准妈妈产程也会延长或伴有不规则的宫缩，有的甚至不得不改为剖宫产。因此，心理与情绪因素也会影响分娩方式的选择。

▶▶ 自然分娩

自然分娩即顺产，是指在助产人员的帮助下，采用新式助产法，产妇顺利生产，且母婴均健康，无并发症（会阴侧切除外）的分娩过程。

自然分娩的优势

- 产后恢复快。分娩结束后，当天就可以下床走动。一般3~5天即可出院。
- 花费较少。
- 并发症少，可能仅有会阴部位伤口。
- 腹部在短时间内容易恢复平坦。
- 产后不适感少，可立即进食，还可哺乳。
- 对宝宝来说，从产道娩出能锻炼肺的功能，并刺激宝宝的皮肤神经末梢，促进其神经、感觉系统发育。

自然分娩的不足

- 产前阵痛比较严重。
- 造成阴道松弛，产后必须通过运动帮助其恢复。
- 可能会发生急产，尤其是经产妇及子宫颈松弛者。
- 在生产过程中，可能会出现突发状况。
- 如果采取会阴切开术，会伤害会阴组织，甚至会造成感染。
- 造成骨盆腔子宫膀胱脱垂后遗症。
- 产后如果子宫收缩不佳会引起出血。

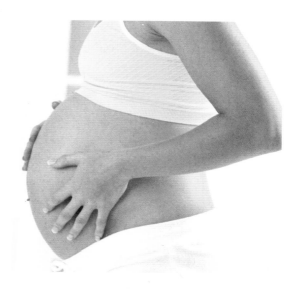

● 可能引发产后感染或产褥热，尤其是发生早期破水者及产程延长者。

● 胎儿无法顺利娩出时，需用产钳或真空吸引来协助生产，这会引起胎儿头部肿大。

● 如果胎儿过大，易造成肩难产，从而导致新生儿锁骨骨折或臂神经丛损伤。

● 在自然分娩过程中，如果羊水中产生胎便，则可能导致新生儿胎便吸入综合征。

● 可能会导致胎儿在子宫内发生意外，如脐带绕颈、打结或脱垂等现象。

走出自然分娩四大误区

虽然大多数准妈妈知道自然分娩胜于剖宫产，但对自然分娩依然有一些误解，下面就让我们一起来纠正这些错误的认识吧。

误区1：自然分娩太疼了，还是剖宫产好，用了麻醉药既不疼又能保证母子安全。

自然分娩时，只要准妈妈转移注意力，放松心情，就能在一定程度上缓解疼痛。剖宫产虽没有自然分娩那么疼，但却存在一定风险。这是因为，在剖宫产要用到麻醉药来止痛，痛虽然止住了，但可能引发麻醉意外，另外剖宫产本身也存在引发术后出血及产后感染等危险的可能。

误区2：自然分娩会改变骨盆结构，因此产后不容易恢复身材。

新妈妈在产后如果母乳喂养，注意合理的饮食，并坚持适当运动，同样能将身材恢复孕前水平。怀孕分娩虽然会让女性的盆围和臀围看上去略宽，不过这也正好符合女性丰满的审美标准。

误区3：自然分娩会使阴道及外阴极度扩张，导致阴道松弛，进而影响性生活。

自然分娩的确会使阴道及外阴扩张，不过产后在保证营养均衡的前提下，通过锻炼骨盆肌肉就可以有效改善阴道松弛现象。随着新妈妈身体的复原，性激素水平得到恢复，性功能自然会随之恢复。

误区4：如果选择自然分娩，当宝宝经产道娩出时，宝宝的头部会受到产道的挤压，从而影响智商。

其实，自然分娩并不会影响孩子的智商。这是因为胎宝宝在经过产道时，颅骨会产生自然重叠以适应产道环境，从而防止脑组织受压；相反，如果采用剖宫产，则会使胎宝宝因为从宫腔直接取出受到气压骤变的影响而可能导致损伤。另外，剖宫产的宝宝胸部未受产道挤压，呼吸道的黏液、水分均滞留在肺部，容易引发宝宝吸入性肺炎、缺氧等危险，而缺氧则可能影响宝宝的大脑发育。

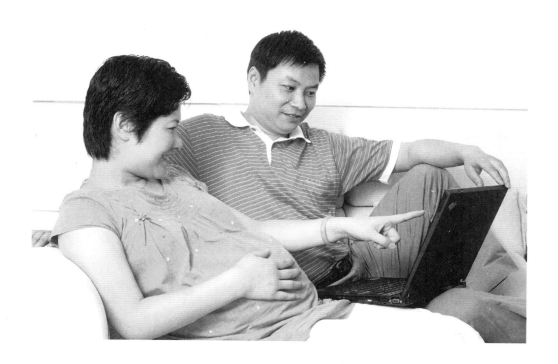

▶▶▶ 剖宫产

剖宫产的优点

● 如果自然分娩无法达成，或自然分娩可能危及准妈妈或胎宝宝的健康与生命，这时，剖宫产是唯一的也是最好的选择。

● 如果在宫缩尚未开始前就已施行剖宫产手术，可免去准妈妈遭受阵痛之苦。

● 如果准妈妈的腹腔内有合并卵巢肿瘤、浆膜下子宫肌瘤等其他疾病，可一并切除处理。

● 降低并发病及合并症对母婴的影响。

剖宫产的缺点

● 剖宫产手术会对母体造成较大创伤，且可能带来危险。例如，手术时可能造成大出血及损伤腹内其他器官；术后可能发生子宫切口愈合不良，也可能引起泌尿、呼吸、心血管等系统的合并症。

● 再次妊娠及分娩时，原子宫切口处可能会裂开而导致子宫破裂；如果原切口愈合不良，再次分娩时需要再次剖宫，对子宫造成的创伤较大。

● 手术时麻醉意外虽然极少发生，但也有可能发生。

● 术后子宫及身体康复都比自然分娩慢。

● 如果采用剖宫产，新生儿可能会发生呼吸窘迫综合征或多动症。

/温馨提示/

必须选择剖宫产的13种情况

● 骨盆明显狭小或畸形阻碍产道。

● 有先兆子宫破裂。

● 准妈妈有剖宫产史及子宫有瘢痕。

● 盆腔、阴道、软产道、宫颈出现特殊病变或畸形。

● 高龄初产准妈妈。

● 产前出血。

● 准妈妈患有妊高征、心脏病或并发症病情严重。

● 做过生殖器修补或有产道感染。

● 胎位不正，如横位、臀位。

● 胎宝宝过大，体重超过4千克；头盆不称。

● 胎宝宝出现宫内缺氧、脐带脱垂、宫内窘迫、胎心音发生变化。

● 多胎分娩。

● 前置胎盘或胎盘早期剥离。

剖宫产前，准妈妈必知的两大要点

● 剖宫产手术前，医护人员会对准妈妈做一系列检查，如体温、呼吸、脉搏、血压、病史、当前体检结果、血型、肝功能、丙肝、HIV病毒、梅毒等，以确定准妈妈及胎宝宝的健康状况。

● 在医生确定准妈妈的住院时间后，准妈妈要在约定手术时间的前一天住院，并按医嘱做好术前准备。一般要注意以下几点：手术前一天晚上晚餐要清淡，零点后不要再吃东西，以保证肠道清洁，减少术中感染；术前测生命体征，听胎心音（胎心在120～160次/分为正常）；确认准妈妈身上没有饰品；做好备皮、取血、插尿管等准备后就会进入手术室。

剖宫产，横切好还是纵切好

剖宫产的伤口一般分为横切和纵切两种，具体采用哪种方式，常根据医生的经验及准妈妈的喜好而定。值得提醒的是，不论是横切还是纵切，再次妊娠都必须在3年以后，以免引起子宫破裂等危险。

横切伤口

横切法是目前比较常用的方式。伤口在耻骨联合上方3~4厘米处，长度在10~15厘米。虽然是横切法，但只是皮肤、皮下组织、筋膜是横切，到了腹直肌处则是在中线处纵剖而进入腹腔内的。横切法的优点是，留下的伤口相对比较美观，位置大约与耻毛齐平，比较靠下，伤口愈合后的瘢痕并不明显，新妈妈产后仍然可以穿露脐装。

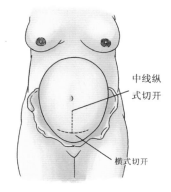

中线纵式切开

横式切开

表皮切开方式

纵切伤口

纵切法通常会在紧急情形下采用。伤口在肚脐与耻骨联合之间的正中线，长度大约15厘米。直切法简单快速，划开后进入子宫取出宝宝的速度较快。不过，与横切法相比，纵切法的伤口较大，瘢痕也较明显。

剖宫产术后应注意哪些

剖宫产手术后，不同的时段，护理及注意的重点有所不同。新妈妈在术后不同的时间内，应注意以下事项。

产后6小时内

● 去枕侧卧。手术后，当麻醉药作用消失时，新妈妈会感到伤口疼痛。而平卧位会使子宫收缩引发的疼痛变得更加敏感，因此应采取侧卧位，使身体与床呈20°~30°角；将被子垫好后放在背后支撑，以减轻身体来回移动对切口造成震动和牵拉痛；去掉枕头，以预防头痛。

● 配合医护人员的护理。新妈妈在病床上躺好后，护士会将尿管引流袋及输液管妥善固定在合适的位置，在新妈妈臀下垫好卫生巾或成人尿垫；还会定时为新妈妈按摩子宫，并观察子宫收缩和阴道流血情况；有时护士还会在新妈妈腹部放置一个沙袋，以减少腹部伤口渗血，腹部沙袋一般需放置8小时；护士会按规定每隔一段时间为新妈妈测量血压、脉搏和体温，观察小便的颜色、尿量的多少及尿管是不是通畅，查看面色等，并将具体情况记录下来。

● 恢复知觉后适当活动。3～4个小时后，新妈妈就恢复知觉了，此时可以练习翻身、坐起。

● 及时哺乳。新妈妈的初乳十分宝贵，一定要及时哺乳。另外，哺乳时，宝宝的吸吮还能促进子宫收缩，减少子宫出血，加速伤口复原。因此，当护士把宝宝抱给你时，新妈妈一定要及时哺乳。

● 术后6小时内禁食。手术易刺激肠道而抑制肠道功能，使肠蠕动减慢、肠腔内积气，从而造成新妈妈术后有腹胀感。为了减轻肠内胀气，术后6小时内不宜进食。

● 及时排便。术后，切口处的疼痛致使腹部不敢用力，常导致大小便不能及时排泄，从而造成尿潴留、便秘。为了预防这种现象，术后新妈妈应及时排泄大小便。

产后6小时至第1天结束

● 仍以侧卧为主，可以适当翻身。术后6小时以后，新妈妈最好仍然采用侧卧位，可以枕枕头。但12小时后，新妈妈可以在他人的帮助下改变一下体位，翻翻身，稍微活动一下四肢。

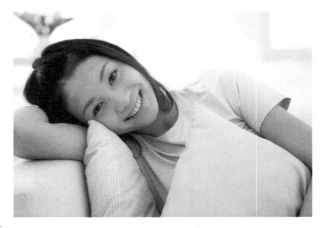

● 适当采取止痛法。麻醉药药力消失后，新妈妈如果感觉腹部伤口疼痛难忍，可以请医生开些止痛的处方药或者使用镇痛泵来缓解疼痛。

● 进食有讲究。剖宫产6小时后，新妈妈可以适当进食。但进食时应注意：可以喝萝卜汤等具有排气作用的汤品，以促进肠蠕动，有助于排气，减少腹胀，并为身体补水；避免使用发酵产气多的食物，如黄豆、豆浆、糖类、淀粉类食物，以防加重腹胀；少吃鱼类，因为鱼肉中含一种有机酸物质，会抑制血小板凝集，不利于术后止血及伤口愈合。

● 注意保暖。术后要注意保暖，防止感冒咳嗽，以免牵拉到伤口，不利于伤口愈合。

● 注意术后卫生。术后，要勤换卫生巾或成人尿垫，保持清洁。

产后第2天至第1周

● 适当活动。剖宫产24小时后，可以拔掉导尿管了，新妈妈可以练习翻身、坐起，并下床慢慢活动。这样能促进胃肠蠕动，有助于排出腹部胀气，还能防止肠粘连及血栓形成而引起其他部位栓塞。

● 注意饮食营养。新妈妈排气后，可将流质饮食换成容易消化的半流质饮食，食物一定要富有营养，较烂的稀粥、汤面、馄饨等都是不错的选择。之后再根据新妈妈的身体状况逐渐恢复正常的饮食。注意，这个阶段切不可急于喝鸡汤、肉汤等油腻的下奶汤。

● 保持卫生与清洁。术后，应保持腹部切口及会阴部清洁。另外，术后5天左右，伤口部位正处于愈合期，可能会有发痒的感觉，注意这时不要搔抓，更不要用不洁的物品擦洗。

● 多喝水。为防止便秘，术后的3～5天内，新妈妈要多喝水，最好喝温开水。

● 出院后注意观察出血量。术后5～6天伤口就会愈合，这时就可以出院了。当此时仍应注意观察阴道的出血量，一般情况下，剖宫产术后的出血量会比自然分娩多1～3倍，一旦出现不适，一定要及时就医。

产后第2周至2个月内

● 避免负重。此时，虽然新妈妈的伤口已经愈合，但一旦负重，仍然会牵拉伤口，甚至造成伤口撕裂。因此，新妈妈此时不应提举任何比自己的宝宝重的物品。

● 适当运动。产后2个月左右，新妈妈就可以适当运动了，运动量要由小到大逐渐增加，但在运动过程中一定要以舒适为原则。

● 避免开车。出了月子后，很多新妈妈觉得伤口好得差不多了，就开车上路了。注意，此时最好不要自己开车，因为开车时脚踩刹车、油门及离合器都会牵拉伤口，在遇到紧急情况时，很可能无法迅速作出反应。

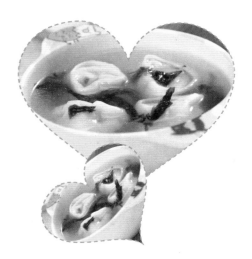

自然分娩全过程

如果决定采取自然分娩，准妈妈就要详细了解一下关于分娩的整个产程常识了。一般认为，分娩的过程是指从正式临产开始到胎盘娩出为止，分为3个产程。整个产程一般需要历时8~12小时。

▶▶ 第一产程

第一产程是指从规律宫缩开始到宫口开全的过程，即从宫口未开至宫口开大10厘米。第一产程所需的时间最长，也是比较关键的一段时间。初产妇需11~12小时，经产妇需6~8小时。第一产程分为两个时期，即潜伏期和活跃期。在潜伏期内，从规律宫缩开始至宫颈口开大2~3厘米，宫颈扩张缓慢，平均2~3小时开大1厘米，整个过程约需8小时。在活跃期内，宫口从开大2~3厘米至开全，此期宫颈扩张速度明显加快，约需4小时。

第一产程的表现

● 宫缩变得规律。进入第一产程后，开始时，每次宫缩会持续约30秒，间歇5~6分钟。随着产程的推进，每次宫缩持续的时间会越来越长，大约50~60秒；间歇期越来越短，大约2~3分钟；强度越来越强。在宫口快开全时，每次宫缩的持续时间可达60秒甚至更多，间歇期则为1~2分钟。

● 宫口逐渐开大。随着规律的宫缩，宫口会逐渐开大。在经历了潜伏期后，准妈妈就进入了活跃期，这时，宫口即将开全，医护人员就要准备接生了。

● 胎宝宝先露部位下降。随着宫口的扩张，胎宝宝的先露部位会逐渐下降。先露部位在潜伏期下降不明显，在活跃期下降增快。当宫口开全时，胎头颅骨的最低点可降至阴道内，胎头较低的甚至在阴道口就能看见宝宝的头发了。

● 胎膜破裂。随着宫缩不断增强，羊膜腔内的压力也越来越大，当压力增大到一定程度时，胎膜就会自然破裂，羊水也会随之流出。胎膜破裂后，胎头更加贴紧宫口，会引起反射性的子宫收缩，进而促进分娩。

第一产程的7个要点

● 在阵痛严重时，准妈妈可听从助产人员的指导，做深呼吸动作，听听音乐，也可用双手轻揉腰骶部酸痛的部位或小腹部，以帮助缓解疼痛。如果疼痛难以忍受，可以选择一些分娩镇痛措施。

● 保持良好的心理状态，克服恐惧心理，树立信心。

● 注意饮食营养，及时补充能量，可少食多餐，摄入高热量、易消化的食物，并注意补充水分，保持充沛的精力和体力。

● 第一产程要保存体力，尽量避免大喊大叫。

● 第一产程，可以采取自由体位，要尽量活动。如果感觉比较疲劳，可采用侧卧位和平卧位。

● 第一产程，由于膀胱充盈会影响胎头下降，因此一定要定时排尿。另外，在胎头下降的过程中，膀胱会受到挤压而变得麻痹，准妈妈就感觉不到小便的刺激，从而导致尿潴留。因此，为了预防产前和产后的尿潴留，准妈妈要定时排小便，不要等到有便意后再排。

● 在第一产程，医护人员会为准妈妈做多次检查，准妈妈一定要配合。例如，一般每隔约4小时护士要为准妈妈测一次血压，若发现血压升高，还要增加测量次数并采取相应处理；连续观察宫缩的持续时间、强度及间歇期等；每1~2小时监测一次胎心变化；为了解宫口开大情况，医护人员还会定时进行肛门检查，必要时医生还会进行阴道检查。

▶▶▶ 第二产程

第二产程是指从宫口开全至胎儿娩出的过程，又称胎儿娩出期。在这一产程中，初产妇平均约需1个多小时，经产妇所需时间会短一些。第二产程延长容易造成胎儿颅内出血，因此应避免此现象出现，必要时可用产钳和胎头吸引器助产。

第二产程的过程表现

宫口开全后，与之前比，宫缩更强，每次宫缩持续1分钟或以上，间歇期仅1~2分钟。这时胎头会下降达骨盆出口。随着产程进展，胎头会逐渐在阴道口露出，且露出的部分随着宫缩渐渐增大，当在宫缩间歇期时，胎头又会缩回阴道。当胎头越过骨盆出口且在宫缩间歇也不再回缩时，助产人员会协助娩出胎头，继而是胎肩、胎体依次娩出，羊水随之流出。

第二产程的5个要点

● 这时，疼痛会进一步加剧。另外，由于胎头已下降压迫了骨盆底组织，准妈妈会反射性地产生排便感，从而不自主地向下屏气做出排便状。

● 这个阶段，准妈妈要和助产人员配合好，用力要适当，不要乱动臀部，以免造成会阴严重裂伤，影响产后恢复。

● 进入第二产程后，多数准妈妈都有体力不支的表现。这时，补充体力就显得尤为重要。陪护人员会不断给准妈妈补充水分，喂食巧克力等高能量食品。

● 在第二产程中，虽然宫缩仍是分娩的主要产力，但准妈妈也要听从医护人员的指导正确运用腹压。腹压正确的运用法：宫口开全后，当宫缩到来时，准妈妈先深吸气，屏住呼吸，再像解大便样向下用力，以增加腹压。在宫缩间歇时，准妈妈可放松全身，安静地休息。

● 如果需要，医生还会为准妈妈行会阴侧切术，或者选择产钳助产。

▶▶▶ 第三产程

第三产程是指胎儿娩出至胎盘娩出的过程，一般需5～10分钟。如胎盘剥离超过30分钟，那么就有胎盘粘连的可能，需进行人工剥离胎盘，若粘连严重则需采取剖宫术。

▶▶▶ 第三产程的过程表现

当胎儿娩出后，准妈妈会感到一阵轻松，宫缩停止了，子宫底下降到了与脐平齐的位置。几分钟后，宫缩还会再次出现。由于宫腔的缩小，胎盘因与子宫壁发生了错位而剥离，子宫继续收缩，最后致使胎盘完全剥离而排出，胎膜也会随之排出。

第三产程的3个要点

● 第三产程，要注意子宫收缩情况和严密观察产后出血量，以免出现产后大出血。

● 新妈妈此时如果感到不适，如心慌、头晕、憋气或肚子特别疼等，一定要及时告知医生，但尽量不要动。

● 此时，可能需要缝合一下会阴部位，这时准妈妈应尽量放松，双腿张开，配合医生缝合。

---/温馨提示/---

第四产程别忽视

传统观点认为，分娩分为3个产程，但现在还有一个第四产程的概念，即从胎盘娩出到产后2小时之内。这个阶段，医护人员会让准妈妈在产房中度过，以便于产后观察。另外，由于大部分的产后出血都发生在产后2小时内，因此为了防止产后出血，护士会定期为准妈妈按揉宫底。

分娩时，催生好吗

催生的目的是让胎宝宝顺利娩出，如果科学合理地使用，催生是比较安全的。那么，是不是所有准妈妈都适合催生？使用催生的最佳时机又是什么时候呢？如果准妈妈对此心存疑虑，不妨看看下面的内容。

▶▶▶ 认识催生

催生的主要原理是通过各种方式促进子宫收缩，帮助宫颈软化，从而使宫颈扩张直至全部打开。催生通常包括人工破水、药物催生及机械式扩张等方式。其中，药物催生是最常使用的方式，比如，使用可令子宫收缩的催产素或让宫颈变软的前列腺素等。

催生之前，医生会先检查准妈妈的骨盆大小及胎位情况。如果检查结果均属正常，只是单纯子宫收缩无力，就可以决定用催生针。催生时，可以将少量催生药物加在葡萄糖内稀释，通过静脉输液的方式缓慢滴注。在滴注过程中，医护人员会守在准妈妈身旁，观察准妈妈子宫收缩、胎心及用药后分娩进展的情况。用药3~4小时后，如果分娩仍无进展或胎儿窒息，一般会改行剖宫产。

▶▶▶ 把握好催生的3个时机

过期妊娠时

如果预产期过了很久还没有分娩，准妈妈就要考虑用催生了。这是因为，过期妊娠常常会导致胎盘功能退化，使得母体子宫内的环境不再适合胎儿生长，胎儿在体内出现解胎便、羊水变少、缺氧窒息等情况。但并不是说过了预产期就要催生，由于预产期的算法可能存在一些误差，只要在适当范围内都不能算过期妊娠。一般情况下，如果过了预产期7~10天胎儿还不娩出，就应考虑催生了。

早期破水时

到了预产期，准妈妈出现破水，但却未出现阵痛等现象，这时，就要考虑接受催生了。由于破水时间过久可能引起宫内感染，因此必须通过催生让准妈妈更快进入产程，以降低感染。

母体或胎儿出现异常状况时

母体方面：在怀孕期间，如果准妈妈出现妊娠高血压、子痫前症等妊娠合并症，尤其是子痫前症，可能会危害到母体或胎儿的健康，因此在胎儿娩出后能成活的情况下需要用催产的方式使胎儿尽快娩出。

胎儿方面：如果发现有胎儿生长迟缓合并胎儿生长不全的情况，且胎盘功能较差，产科医生一般会建议把宝宝先生出来再慢慢养，以免延迟到胎盘功能无法负荷胎儿成长所需时造成更大的伤害。

/温馨提示/

胎盘功能是否退化巧识别

胎盘功能一旦退化，就对胎儿产生严重影响。要想了解胎盘功能是否正常，建议准妈妈多注意观察胎动变化，如果发现胎动异常就要小心了。另外，产科医生还会采用胎儿生长评估来检测胎儿的生长、胎心音的变化及脐带血管的阻力高低来判断胎盘是否出现了异常。

▶▶ 关于催产的Q&A

Q：使用催产素会不会有危险？

A：恰当使用催产素，能增强子宫收缩，促进分娩，一般不会产生危险。但如果使用不当，就可能对准妈妈和胎宝宝产生不利影响。比如，可能会使宫缩过强或不协调而导致胎儿在宫内缺氧窒息，甚至会因宫缩不协调反使分娩停顿；在胎位不正或骨盆狭窄的情况下使用催产素，虽然会使宫缩很强，但胎儿却无法通过产道，最后可能导致子宫破裂。

Q：哪些准妈妈不适合催生？

A：一般情况下，只要具有自然分娩条件的准妈妈或胎宝宝都可以进行催生。但不建议对药物过敏的准妈妈使用。另外，有气喘病史的准妈妈也不宜使用含有前列腺素的药物催生。

Q：催生时会不会很痛？

A：催生时，准妈妈会感觉有一点痛，但这种痛是可以适应的。比如，在自然分娩过程中，在不用催生的情况下，产程会相对长一些，那么痛感也会持续；但如果使用催产素，则能缩短产程，即使有些痛感，也不会持续太长时间。另外，如果催生药物滴注体内速度过快的话，也有可能会出现明显痛感。

克服产痛有妙招

产程开始后，随着宫缩的开始，一波一波的阵痛也向准妈妈袭来，使准妈妈身心备受煎熬。下面这些小妙招能有效缓解准妈妈的产痛，帮你顺利渡过分娩难关。

▶▶▶ 缓解产痛的10个姿势

❶ 当阵痛不太强烈时，准妈妈可以下床活动一下身体，在医院内散散步能缓和一下紧张的情绪。

❷ 阵痛时，将两腿分开面向椅背跨坐在椅子上，将身体略微前倾，把体重负荷在椅背上，头部放松地搭在椅背上，准爸爸蹲在准妈妈身后不断地用手按压准妈妈的腰部。这样不仅有利于产道的扩张，还能减轻腰部的负担，缓解产痛。但注意不要用有滚轮的椅子，也不要过度用力前倾，以免摔倒。

❸ 准爸爸坐在椅子上，准妈妈趴伏在准爸爸的大腿上，双手环绕着抱着准爸爸的腰臀部，准爸爸轻柔地上下抚摩准妈妈的腰背部。

❹ 准妈妈在床上俯卧，两手臂贴放在床面上，脸侧贴床面，双膝弯曲跪着并与大腿呈直角；抬高臀部，使胸部与肩部尽量紧贴床面；双腿分开与肩同宽。这个姿势可促进骨盆腔的血液循环，缓解产痛。

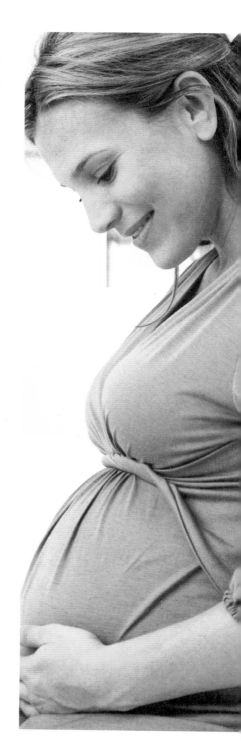

❺ 在地板上放几个松软的垫子，准妈妈跪趴在垫子上，准爸爸在一侧用双手不断地抚摩准妈妈的后背，以减轻产痛引起的腰背疼痛，使准妈妈更舒适。

❻ 准妈妈将双臂伸直，手掌压在墙壁上，将所有体重压在墙壁上。这个姿势有助于促进产程，帮助准妈妈尽快结束分娩的痛苦。

❼ 在宫缩间歇期，准妈妈双腿分开站立，双臂环抱住准爸爸颈部，头部靠在准爸爸的肩头，身体斜靠在准爸爸身上。准爸爸支撑着准妈妈的身体，双手环绕住准妈妈的腰部，并在准妈妈的背部下方轻柔地按摩。

❽ 在宫缩间歇期，准妈妈双腿分开站立，背靠在准爸爸怀里，头部靠在准爸爸肩上，双手托住自己下腹部。准爸爸的双手环绕住准妈妈的腹部，在安抚准妈妈的同时，不断地与准妈妈的身体一起晃动或一起走动。

❾ 在进入第二产程时，准妈妈蹲坐在床上，准爸爸站在床旁，准妈妈把自己的双臂搭靠在准爸爸颈肩上。这种由别人支撑体重的趴跪姿势，可以使准妈妈舒服一些，而且还有利于促进骨盆扩张。

❿ 在宫缩间歇期，准妈妈采取直坐的姿势坐在床上，后背贴在有靠垫或枕头的床背上，双膝向上曲起，双手放松地放在膝盖上。这个姿势可以使准妈妈的腹部及腰部得到放松，还能促进胎头向子宫颈下降。

▶▶▶ 减轻产痛的呼吸法

分娩的疼痛常常导致准妈妈出现肌肉无效紧张，并进一步加重产痛，最终导致产程延长。当阵痛来临时，不妨试试下面的呼吸法，不但能缓解产痛，还能将疼痛时出现的"肌肉紧张"转化为"主动肌肉放松"。

腹式呼吸

腹式呼吸能锻炼腹部肌肉，在第一产程到来时，对于缓解宫缩引起的阵痛具有不错的效果。

方法：

❶ 准妈妈仰卧，两腿轻松分开，膝盖自然弯曲。

❷ 双手放在下腹部，拇指张开、放在肚脐的正下方，其余四指并拢。

❸ 深吸气，使下腹部膨胀般地鼓起。当下腹部膨胀到最大限度时，再慢慢吐气，下腹部恢复原状。反复练习吸气、吐气。

胸式呼吸

胸式呼吸能有效缓解宫缩引发的阵痛。

方法：

❶ 宫缩来临时，在胸部吸入八成满的气。

❷ 当宫缩达到最剧烈的时候，屏气3~4秒钟，向肛门方向用力，边用力边将吸入的气呼出。

短促呼吸法

在第二产程即将结束时，放松腹部，遵医嘱采取短促的呼吸方式。这种呼吸法可使胎头缓缓露出，准妈妈还不会太痛。

▶▶▶ 音乐，分娩镇痛好帮手

研究发现，音乐的减压作用能直接作用于准妈妈大脑中的相应神经系统，使准妈妈形成兴奋、愉悦的感觉，并调整情绪和精神状态，消除准妈妈的紧张，减轻烦躁不安的情绪，使肌肉放松，呼吸、血压、心跳保持在平稳状态。在播放音乐时，准妈妈的注意力会转移到音乐的节奏、旋律上，从而分散对产痛的注意力。

拉梅兹呼吸法助分娩

分娩镇痛，除了使用麻醉药外，还可采用一些非药物的方法，而拉梅兹呼吸法就是不错的选择，让准妈妈不用麻醉也能减轻产痛困扰。

▶▶▶ 拉梅兹呼吸法，你了解多少

拉梅兹呼吸法是由法国医生拉梅兹博士在1951年发现并整理出来的，也称为心理预防式的分娩准备法。这种呼吸法，通过对神经肌肉控制、产前体操及呼吸技巧训练的学习过程，有效地让准妈妈在分娩时将注意力集中在对呼吸的控制上，从而转移对疼痛的注意力，帮助放松，并使准妈妈保持镇定，以达到加快产程并使胎儿顺利娩出的目的。

要想在分娩时更好地运用拉梅兹呼吸法，准妈妈平时就应努力练习，千万不要等到临盆前才匆匆忙忙去学习，以免因运用不熟练而影响效果。通常，准妈妈从怀孕7个月开始就应该练习拉梅兹呼吸法了，如果准爸爸陪伴进行效果会更好。

▶▶▶ 练习前先热身

第一步

　　练习前，准妈妈一边播放一些优美的胎教音乐，一边盘腿坐在床上。在音乐声中，准妈妈首先让身体完全放松，眼睛注视着同一点。

第二步

　　准妈妈坐好后，闭上眼睛，准备练习呼吸，以帮助身体放松。注意，吸气时身体紧张，呼气时身体放松；吸气时用鼻子，呼气时用嘴巴。这种帮助放松的呼吸法适合在第一产程的宫缩间歇期练习。

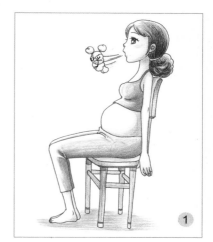

　　方法：

　　❶ 吸气的同时收紧头皮，呼气的同时放松头皮。

　　❷ 吸气的同时皱眉，呼气的同时舒展眉头。

　　❸ 吸气的同时耸肩，呼气的同时放松肩膀。

　　❹ 吸气的同时握拳，呼气的同时放松手掌。

　　❺ 吸气的同时提肛，呼气的同时放松肛门。

　　❻ 吸气的同时绷紧脚尖或扳紧脚跟，呼气的同时放松脚掌。

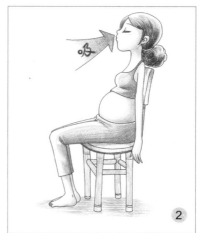

▶▶▶ 拉梅兹呼吸法的步骤

第一阶段——胸部呼吸法

　　胸部呼吸法是一种不费力而且比较舒服的减痛呼吸方式，应用于准妈妈宫颈开到3厘米左右的分娩初期。练习时，准妈妈的子宫每5~20分钟收缩一次，每次收缩30~60秒。

　　方法：用鼻子深吸一口气，随着子宫收缩开始吸气、吐气，反复练习，直到阵痛停止。

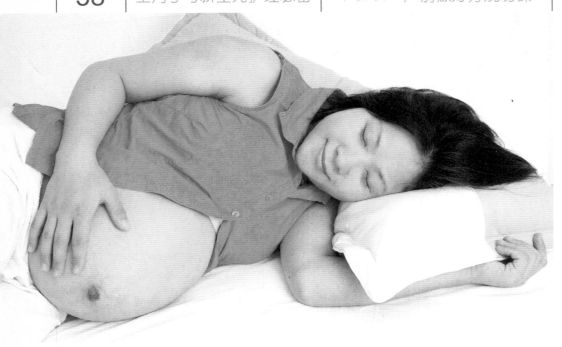

第二阶段——嘻嘻轻浅呼吸法

当宫颈开至3~7厘米时，准妈妈就要采用嘻嘻轻浅呼吸法了。练习时，准妈妈的子宫每2~4分钟收缩一次，每次持续45~60秒。

方法：用嘴吸入一小口空气，然后用嘴呼气。注意，吸入及吐出的气量要相等；保持轻浅的呼吸；完全用嘴呼吸，保持呼吸的高位在喉咙，就像发出"嘻嘻"的声音一样；在宫缩强烈时加快呼吸；宫缩不严重时则减慢呼吸。练习时，一次呼吸练习时间由最初的20秒慢慢加长到60秒。

第三阶段——喘息呼吸法

喘息呼吸法应用于产程最激烈、最难控制的阶段。这时，当宫颈开至7~10厘米时，准妈妈的子宫每60~90秒就会收缩一次，每次收缩维持30~90秒。

方法：先将空气排出，然后深吸一口气，接着快速进行4~6次的短而浅的呼气。呼气时感觉就像在吹气球，比嘻嘻轻浅呼吸法还要浅，也可根据宫缩程度调节呼吸的速度；练习时，一次呼吸练习时间由持续45秒慢慢加长至90秒。

第四阶段——哈气运动

在第二产程的最后阶段，宝宝即将从产道娩出，但此时准妈妈不能用力，否则会导致会阴裂伤。要想让宝宝快点降生，准妈妈不妨试试用哈气法呼吸。

方法：在阵痛开始时，先深吸一口气，接着短而有力地哈气，然后用力吐出剩下所有的气。练习时，应保持快速、连续的喘息式急速呼吸，每次的练习时间需达90秒。

第五阶段——用力推

在宫颈全开时，宝宝的头部即将从产道娩出。这时，助产士会要求准妈妈用力将婴儿娩出。

方法：下巴前缩，略抬头，深吸一口气，憋住气用力将肺部的空气压向下腹部，完全放松骨盆肌肉。当需要换气时，保持原有的姿势不变，呼气，同时马上吸满一口气，继续憋气、用力，直到胎儿娩出。当胎头已娩出产道时，可使用短促的呼吸来缓解疼痛。每次练习时，应至少持续60秒用力。

走近无痛分娩

对于即将临盆的准妈妈来说，无痛分娩无疑是个福音，但并不是每个准妈妈都适合采用无痛分娩。另外，无痛分娩有几种形式，打算采取无痛分娩的准妈妈先来了解一下这方面的常识吧。

硬膜外麻醉止痛法

硬膜外麻醉止痛法是通过麻醉医生在准妈妈的腰部硬膜外腔放置药管，阻断支配子宫的感觉神经，以达到减轻产痛目的的方法。药管中麻醉药的浓度较低，约相当于剖宫产的1/5剂量，比较安全。

方法是，在宫口开到三指时在放置好的药管中注入药物，药效能持续一个半小时左右，等有了疼痛感后再次注入药物。如此反复，直到分娩结束。

/温馨提示/

硬膜外麻醉止痛法的适用人群

● 宫缩强烈、产痛严重的准妈妈。
● 有妊娠高血压疾病、已用安定和镇痛药但产痛仍然明显的准妈妈。
● 合并心脏病或呼吸道疾病，无法配合屏气的准妈妈。
● 早产的准妈妈。

这种无痛分娩法效果比较理想，是当前各大医院运用最广泛的一种镇痛方法。它在阻断准妈妈感觉神经的同时，不影响其子宫收缩及运动神经。更重要的是，准妈妈头脑清醒，能自由行走，并积极配合参与整个产程。需要注意的是，硬膜外麻醉应慎重选择施行时间，应做到使麻醉药的药效在第二产程子宫颈全开后消退；使用这种方法，胎儿娩出的时间可能会长一些；极少数准妈妈会出现并发症；这种方法对麻醉技术要求比较高，需要麻醉师的全程配合和监控。

另外，需要纠正的一点是，这种麻醉止痛法不会造成日后腰酸背痛等后遗症。事实上，新妈妈产后之所以会腰酸背痛，与怀孕有密切关系，准妈妈本身体重的控制、怀孕时日常生活姿势的保持都是造成产后腰酸背痛的主因。

▶▶▶ 精神镇痛

精神镇痛是指分娩时由有过分娩经验的专业人员或家人陪产的方法，导乐陪产是精神镇痛中比较常见的方法。导乐陪产是指在分娩过程中雇请一名有过生产经历、有丰富产科知识的专业人员陪伴准妈妈分娩全程，并及时提供心理及生理上的专业知识，而这些专业人员就被称为导乐。通常情况下，导乐在分娩中的主要工作如下：

待产陪护

从入院待产开始，导乐就会向准妈妈提供全方位的、全程的"一对一"护理，为准妈妈讲解分娩常识及生理特性，消除准妈妈的恐惧、焦虑心理；随时观察准妈妈出现的各种情况，并及时通知医生；为准爸爸或其他家属解释各种问题。

协助医生

进入第二产程，导乐会先向医生介绍准妈妈的基本情况，并协助医生做好各项分娩准备工作。

精神上的支持与饮食上的照顾

在整个产程中，导乐会不断给予准妈妈心理上的支持。在宫缩间隙时喂准妈妈喝水、进食，以帮助准妈妈保持体力。

指导镇痛的用力及呼吸法

指导准妈妈如何用力、如何呼吸能避免阵痛并有效分娩，协助指导产妇参与到分娩过程中，有条不紊地等待宝宝的降生，还要帮准妈妈擦汗。

产后观察及哺乳指导

产后，通常要观察一下新妈妈的身体状况。这时导乐会陪同新妈妈一起回到病房，进行2小时的母婴健康观察，并指导新妈妈与宝宝及时进行肌肤接触及哺乳。

▶▶▶ 笑气镇痛

笑气就是一氧化二氮，是一种毒性最小的吸入性麻醉剂，人一旦吸入这种气体就会情不自禁地发笑。一般吸入30～45秒钟就可以发挥镇痛作用。

用笑气镇痛，镇痛效果比较好，显效快，能使准妈妈在分娩过程中保持清醒状态，可以很好地配合医生，帮助缩短产程；痛感的降低有助于减轻准妈妈的心理压力，有效降低了剖宫产率；无色，有甜味，不刺激呼吸道，容易接受；不会蓄积，对准妈妈和胎宝宝都没有不良反应，不会增加产后出血量，更不会抑制胎宝宝的呼吸和循环功能；准妈妈不痛就不会大喊大叫，减少了对其他准妈妈的不良刺激；由于准妈妈吸入的气体中，一半是笑气，一半是氧气，这样能提高准妈妈血液中的血氧浓度，对即将出世的宝宝十分有益；当宫口开到2～3指时，准妈妈开始自控吸入笑气，不需要特殊设备，也不需要麻醉师的监控。

但笑气镇痛也存在一定的局限性，比如镇痛效果没有硬膜外麻醉止痛法好，准妈妈还需要忍受一些产痛等。

▶▶▶ 水中镇痛

水中镇痛即水中分娩，是一种不需要使用任何麻醉药只通过水的浮力就能减轻产痛、帮助准妈妈放松紧张情绪、促进产程的方法。

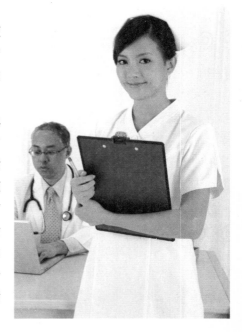

水中分娩，可以减少准妈妈在整个分娩过程中的痛苦；由于水中的环境与母体子宫内的羊水环境类似，因此胎儿在离开母体后能很快适应新的外部环境；适宜的水温能使准妈妈感到镇静，帮助放松，有利于宫颈扩张；该种分娩方式不仅分娩时出血量少，会阴的损伤也会降低；水中分娩，用力时更为自然，因此胎心不会出现异常变化；由于分娩时间相对较短，准妈妈体力消耗小，产后

恢复比其他分娩方式快。但由于水中分娩可能导致新生儿因呛水而死亡等可怕后果，同时在消毒及防止感染等方面还存在一些难点，因此并非所有医院都能提供这种分娩方式，建议打算采取水中分娩方式的准妈妈在选择医院时要慎重。

直击水中分娩全过程

做好分娩前的准备

● 水中分娩并非人人适用，这与胎儿的大小、胎位等情况密切相关。最适宜的情况是，胎儿在3～3.5千克之间，呈脸朝下的头位。如果身体各项指标都正常，一般情况下，准妈妈需要提前一周入院检查。

● 了解分娩房间。水中分娩的房间一般分为两个区域，一个是分娩的产台，可以让医护人员进行内诊与紧急状况时使用，另一个是宽敞的浴缸。在水中分娩的房间中，医护人员一般会点上香精蜡烛、播放舒缓的音乐，让身处其中的准妈妈身心自然放松，降低对分娩的恐惧与压力。

水中待产

1.浴缸中的水温一般维持在接近体温即36～37℃，环境温度保持在26℃左右，水位应低于准妈妈的心脏，以免造成虚脱。加好水后，当医生确定准妈妈的子宫颈已开至4厘米时，就会准许准妈妈进入水中待产。在浸入水中以后，由于水的浮力作用，准妈妈的疼痛感会减轻很多，而且还可以随意变换自己感到舒服的姿势，如侧趴或跪卧在池边等。大约一个半小时后，准

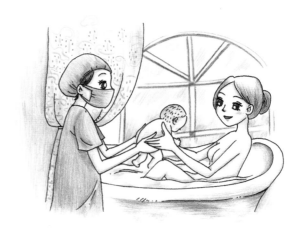

妈妈体内的激素和催产素会达到高峰，之后再非常缓慢地下降。在水中待产的同时，助产士会用温水轻轻地按摩准妈妈的肚皮和乳晕，以帮助准妈妈缓解紧张的情绪。

2.护理人员帮助准妈妈从水中起身，回到床上休息，然后医生会检查胎儿的心跳与准妈妈子宫颈的开口是否扩大。约半小时后，准妈妈可再次回到水中待产，而此时准妈妈体内的激素与催产素会再一次升高，从而加速分娩进程。

水中分娩

❶当胎头露出时，准妈妈不能放松，也不能用力过猛，以防胎儿娩出时撕裂会阴，而要用平缓而均匀的力气将胎头推出体外。

❷胎儿会从准妈妈的身体直接娩入水中，医护人员会将宝宝从水中捞出。

❸准妈妈从浴缸中出来，到分娩床上将胎盘娩出。注意，胎盘娩出必须在水外进行，以防浴缸中的水倒灌进子宫，造成伤害。

❹医护人员给宝宝称体重、量身高、检查口腔及呼吸道，并清理宝宝的第一次胎便。

这些情况不宜采用水中分娩

- 在产检中如发现胎儿不太健康、胎位不正、多胞胎等情况时。
- 有流产史的准妈妈。
- 早产。
- 过度的阴道出血。
- 需要连续监控胎儿心率时。
- 身患疾病的准妈妈。
- 胎儿过大或准妈妈过于肥胖等。
- 准妈妈发热超过38℃。
- 有尚未治疗的血液或皮肤感染情况的准妈妈。

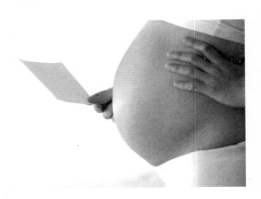

/温馨提示/

水中分娩的注意事项

- 为了避免准妈妈感染，在整个产程中，需要换几次水。
- 在分娩的每个产程中，医护人员都会用水中专用监测胎儿心跳的仪器，为在水中待产的准妈妈测量，一般胎儿在羊水中的心跳数是每分钟120～160下。
- 准爸爸要寸步不离准妈妈，并扶着准妈妈的腰背部，给予准妈妈以支持。
- 分娩过程中需要及时排尿，以免造成胎头下降延缓，延长产程。

选择分娩姿势

在自然分娩的产程中，准妈妈要采用一个适合自己的姿势，然后顺顺利利地产下宝宝。你可不要以为只有躺在产床上才能生宝宝。其实，分娩时，可供选择的姿势有很多。这些姿势能让准妈妈更舒适，还会减轻疼痛。

▶▶ 仰卧

准妈妈平躺在床上，两腿张开，这个姿势可以帮助胎儿转换胎位，便于医护人员的处理，如方便使用器械助产、对新生儿进行处理等。但不足之处是仰卧位分娩限制了骨盆的可塑性，产道较狭窄，胎儿通过产道的效率较低，增加了难产的机会；仰卧时，增大的子宫压迫下腔静脉，使心脏的回血量减少，准妈妈容易出现仰卧位综合征，从而可能诱发胎儿宫内窘迫及产后出血增多；胎儿的重力在分娩中失去应有的作用，会使产程延长，外阴更容易发生撕裂，侧切概率会更高。

▶▶ 侧卧

准妈妈侧向躺着，蜷缩背部，一只脚抬起。对于准妈妈来说，这是一种比较舒服的姿势。另外，侧卧还能使会阴放松，减少下腔静脉受压，并预防仰卧位综合征。但应用此法不便于医护人员操作。

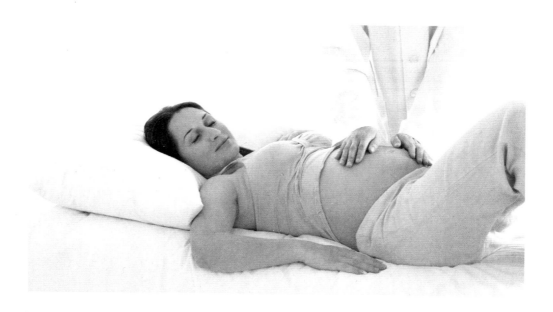

当胎儿呈现左枕横位、左枕后位时，准妈妈宜采取右侧卧位；当胎位呈现右枕横位、右枕后位时，准妈妈则宜采取左侧卧位。

▶▶▶ 半坐位

准妈妈采取半坐的姿势，将枕头垫在膝盖和背部后面，然后张开双腿。这个姿势能够有利于利用重力的作用，方便医生观察宫缩情况，可使宫缩更有利，还能降低新生儿窒息的危险。但不足之处是，准妈妈久坐后会阴部容易发生水肿。注意，有急产倾向及产程进展较快的准妈妈不应采取坐式产椅分娩。

▶▶▶ 前倾跪式

准妈妈将手放在床上或其他支撑物上，两腿分开。这个姿势可降低阴道撕裂及采取会阴切开术的概率。但准妈妈在分娩中可能会比较累，可将枕头垫在膝盖和手下面，以缓解劳累感。

▶▶▶ 站立式

站立分娩，由于重力的关系，胎儿的先露部位会直接压迫子宫下段的宫颈部，可反射性地使子宫强力收缩，而且一般不用施加麻醉药。但这个姿势会让准妈妈比较疲劳。

解密产科麻醉

适当使用产科麻醉有利于缓解产痛，大大减轻分娩的痛苦，但很多准妈妈对产科麻醉了解的并不多，甚至存在一些认识上的误区。下面就与准妈妈一起揭秘产科麻醉。

▶▶▶ 局部麻醉

局部麻醉一般用于自然分娩的会阴切开术。这种方式可避免准妈妈会阴撕裂，通过将局部神经麻醉而达到止痛目的，还能在胎儿娩出后减少缝合会阴给准妈妈带来的痛苦。

　　在行会阴切开术前，会先在准妈妈的会阴部位注射局部麻醉剂。大约1个小时后，麻醉药的药效就会慢慢消失。

　　局部麻醉在止痛的同时，不会造成准妈妈运动方面的障碍，准妈妈仍然可以感受到医护人员的触碰。另外，局部麻醉对准妈妈及胎儿造成的不良影响极少。

▶▶▶ 脊髓麻醉

　　在采取脊髓麻醉时，准妈妈仍然有清醒的意识，能自行呼吸，只是下半身会因完全失去感觉与运动能力而无法动弹，因此脊髓麻醉又称半身麻醉。

　　具体方式是，在下后背处进入脊椎关节间的位置，以细针将药物注入脊椎末端的空腔内，使药物进入脊髓腔的下半部，从而达到麻醉下半身脊髓神经的作用。

　　脊髓麻醉多用于剖宫产，对准妈妈的心肺功能影响较小，同时药量只集中在下半身，麻醉药不容易随着血流进入胎儿体内，但脊髓麻醉后也可能出现并发症。另外，在麻醉期间，需要用导尿管来协助准妈妈排尿。麻醉完成后4～6个小时，准妈妈脚部的知觉才会慢慢恢复。

▶▶▶ 硬膜外麻醉

　　硬膜外麻醉常用于无痛分娩或剖宫产前后的麻醉止痛，关于这种麻醉方式，前文已详细介绍，此处不再累述。

▶▶▶ 全身麻醉

　　全身麻醉是以静脉注射或通过口鼻吸入药物，使麻醉药物到达脑部，进而直接阻断全身知觉的方法。在全身麻醉的作用下，药物会通过胎盘影响胎儿，因此这种方式并不常用在常规的剖宫产，只在必须施行紧急生产时才会用到。实施麻醉后，准妈妈自行呼吸的能力会受到影响，因此必须借助呼吸机帮助准妈妈呼吸。麻醉后，一旦发生呕吐，还易引起准妈妈吸入性肺炎，医生可能会根据情况借助气管插管来辅助准妈妈呼吸。

认识助产器械

在自然分娩的过程中，宝宝可能会卡住生不下来。这时，先别急着改用剖宫产，不妨求助于自然分娩的辅助器械——产钳或真空吸引器。

▶▶ 产钳

产钳能帮助宝宝尽快娩出，并减少准妈妈的痛苦、缩短胎宝宝缺氧窘迫的时间。

使用产钳的时机

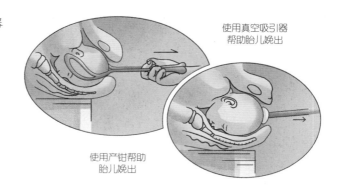

★仰产钳与真空吸引器
使用示意图

使用真空吸引器
帮助胎儿娩出

使用产钳帮助
胎儿娩出

● 准妈妈用力过久，已经疲惫无力时。

● 第二产程过长，导致胎心音开始出现不良变化、脐带脱垂或受到压迫、怀疑胎盘过早剥离、有胎儿窘迫的危险性时。

不宜使用产钳的情况

并非宝宝生不出来的所有情况都适合用产钳辅助生产。在使用产钳之前，必须确保准妈妈的宫颈口已经全开、破水、膀胱完全排空、胎头已固定在骨盆腔内、没有头盆不称的问题、胎头的高低位置能充分掌握。

产钳可能造成的危险

● 产钳可能造成准妈妈产道裂伤、伤害到准妈妈阴部的神经及骨盆底的肌肉组织而造成大、小便失禁或会阴出血感染等。

● 使用产钳会在胎头受力部位造成颜面受损、头皮下血肿、颅内出血等危险。

▶▶▶ 真空吸引器

真空吸引器的使用原理是通过真空吸引的负压帮助，将胎头牵引出来。由真空吸引辅助娩出的宝宝，一般头顶容易留下一个凸起的头皮肿块，俗称"产瘤"，一般在出生后1周左右就会慢慢消失，不会对宝宝造成影响。真空吸引器的使用时机与产钳大致相同。但如果胎宝宝属于臀位，那么就不用真空吸引器辅助生产了。真空吸引器的优势是，不占准妈妈骨盆的空间，因此一般不会造成骨盆腔肌肉和神经的伤害，失血量也少。但也存在一些不足之处，如可能造成产道裂伤、会阴出血感染等，另外，造成胎头皮下血肿、新生儿黄疸、新生儿视网膜出血的概率也很高。

/温馨提示/

不可盲目使用辅助器械

使用自然分娩的辅助器械须谨慎，必须在条件满足的情况下实施。如果确定无法通过器械辅助顺利自然分娩，则必须遵医嘱采取剖宫产，以确保准妈妈和胎宝宝的安全。

产后妈妈需注意

经历了痛苦的分娩历程后，宝宝终于降生了，新妈妈终于可以暂时休息一下了。但分娩后，新妈妈仍需留在产房中观察。在产房中观察时，新妈妈应注意以下几点：

▶▶▶ 调整好心态

产后，情绪不宜大起大落，否则会影响子宫收缩，引起产后出血。当新妈妈因看到自己的宝宝情绪激动或因宝宝的面容、性别不如意时，都要注意调整心态，避免情绪起伏。

▶▶▶ 好好休息

在分娩过程中，新妈妈们消耗了大量的体力，因此产后往往会感到疲倦，有时还想睡一会儿。这时，不妨抓紧时间休息，可以闭目养神，也可小睡一会儿。另外，这时，会阴伤口和宫缩还会引起疼痛，因此建议新妈妈采取仰卧位休息。

▶▶▶ 及时进行母乳喂养

一般情况下，在宝宝出生后的半小时内，新妈妈就要给宝宝进行第一次哺乳，同时还要跟宝宝进行皮肤接触。这些都有利于刺激乳腺分泌，促进宫缩，加速子宫的恢复。

▶▶▶ 注意观察产后出血情况

分娩后的2小时内最容易有出血的状况发生，因此要特别注意。一般，分娩后2～24小时新妈妈会留在病房观察，为了防止出血，医护人员会为新妈妈按摩子宫。

▶▶▶ 注意饮食

产后，很多新妈妈会产生饥饿感，这时可吃些不刺激又容易消化的食物，如红糖水、小米粥、红枣大米粥、汤面、煮鸡蛋等。

▶▶▶ 及时大小便

自然分娩的新妈妈，产后第一次排尿会比较困难。这是因为在分娩过程中尿道括约肌因疼痛产生痉挛性收缩还未缓解；分娩时胎儿对膀胱和尿道产生压迫，造成这些器官充血水肿，导致排尿疼痛；产后腹壁变得松弛，膀胱肌张力下降，引起排尿障碍；很多新妈妈不习惯平卧排尿。尽管如此，新妈妈还是应在产后4小时左右努力排尿，以免尿液潴留在膀胱内时间过长而引起炎症。

如果经努力仍无法排尿，可试着蹲起身来排尿，同时用手按摩膀胱的部位；也可用温热水冲洗尿道口，诱导排尿。如以上方法均无效，应将具体情况尽快告知医生。

另外，产后24～48小时新妈妈还应及时排大便。

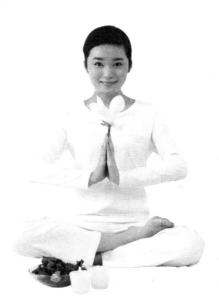

▶▶▶ 尽早下床活动

产后新妈妈要有很长一段时间不能下地，在安全的情况下，可在床上做做翻身、抬腿、收腹、提肛等动作。另外，自然分娩的新妈妈在产后8～12小时就可以下床活动了。

分娩意外巧应对

早期破水

还没到预产期胎膜就提前破裂了，出现了破水征兆，这种情况就是早期破水，也称羊水早破。这时，准妈妈不可大意，应及时就医，若有延迟就有可能并发宫内感染。另外，准妈妈最好多了解一些关于早期破水及并发感染的常识，以便能在状况突发时掌握应对方法，做到处变不惊。

▶▶ 羊水早破的危害

引发早产

胎膜是胎儿的保护膜，如果未到预产期就发生胎膜早破，就会使羊水过早地流出，失去对胎宝宝的保护作用。羊水流出后，子宫自然就会变小，不断刺激子宫收缩，导致胎宝宝不足月就必须娩出，即引发早产。而由于早产儿的身体发育还不完全，出生后很难成活。

引发宫内窘迫

如果离预产期还有一段时间就出现了早期破水，这时胎先露部位还未下降到盆腔，那么脐带就可能随着羊水流出而脱垂出来，从而引起胎儿在宫内发生窘迫。

引发滞产及胎儿缺氧

发生早期破水后，如果羊水流出过多，子宫会紧贴着胎宝宝的身体，从而影响产程进展和胎盘的血液循环，可能导致滞产，甚至胎儿缺氧。

引发母婴感染

破水发生的时间越长，并发宫内感染的概率就越大。一方面，容易造成准妈妈在分娩时感染或造成产褥感染；另一方面，如果胎儿吸入感染的羊水，就会引起吸入性肺炎。一般情况下，当准妈妈出现发热、心跳加快、肚子有压痛、羊水有异味、血常规检查有白细胞明显上升现象时，就可以判断出胎儿已发生感染。

▶▶ 预防早期破水这样做

● 坚持定期做孕期检查，怀孕4~6个月时每个月检查1次，怀孕7~9个月时每半个月检查1次，怀孕9个月以上每周检查1次，如果出现特殊情况，应随时去医院做检查。

● 整个孕期不宜走路过多或跑步，走路时应注意避免摔倒，特别是上下楼梯时不要提重物，也不要长时间在路上颠簸。另外，孕中晚期也不要进行剧烈活动，平时不能过于劳累，每天保持愉快的心情，可以适当到户外散步。

● 怀孕前3个月及最后3个月应避免性生活，尤其是临产前的最后1个月。另外，孕中期也应适当减少性生活，以免刺激子宫造成羊水早破。

▶▶▶ 早期破水的居家应对法

● 发生破水后，准妈妈不要惊慌，应安静地平卧在床上，将枕头放在臀下垫高臀部，尽量保持头低臀高的体位，以防止脐带脱垂。

● 准妈妈还应在会阴处垫上一片干净的卫生巾，注意保持外阴清洁，避免坐浴。

● 发现羊水早破后，应立刻去医院。入院后，医生会根据准妈妈的具体情况做出相应的处理。

▶▶▶ 早期破水入院后的解决方案

一般，早期破水分为两种情况，一种是还没有到37周时胎膜突然破裂，这时胎儿还不足月，需要保胎。另一种情况是37周后发生的胎膜早破，往往需要及时引产，尽早结束妊娠。入院后，除了要预防脐带脱垂、胎儿窘迫外，医生还会严密观察羊水性状及胎心情况，具体有以下两种处理方案。

● 如果早期破水接近预产期，胎儿已成熟，无胎位异常、骨盆狭窄、脐带脱垂等状况，且胎儿先露部位较低，一般不影响产程进展，可采取自然分娩。如果破膜破水12小时后仍未临产，且没有胎位不正及头盆不称的情况，可在采取抗感染治疗的情况下进行引产；如果不能完全排除感染情况，有胎位不正、胎儿窘迫等情况存在，应立即采用剖宫产，并在术后应给予广谱有效抗生素预防感染。

● 如果早期破水离预产期还有一段时间，胎儿发育还不成熟，在准妈妈迫切要求保胎的情况下，医生一般会在排除感染情况下行保胎治疗，并促胎肺成熟。此外，医生还会严密观察准妈妈的体温及脉搏、子宫有无压痛、流出的羊水有无臭味、胎心胎动的变化，并给予对胎儿无害的抗生素进行治疗。在保持外阴清洁的同时，还会避免不必要的肛查或阴道检查。一旦发现胎心不规律，就有感染的可能，这时一般会立即终止妊娠。

羊水异常

羊水是胎宝宝的生命之水，在怀孕初期羊水是透明、无色的，到了孕晚期羊水会变成乳白色。在临产前，一旦羊水出现过多、过少、浑浊等异常状况，准妈妈一定要及时就医，以防损害胎宝宝的健康。

▶▶▶ 羊水过多

正常情况下，羊水会随孕期逐渐增加，到孕34周时达到1000~1500毫升，之后便会逐渐减少。一般到足月分娩时，羊水就会迅速减少。但在孕晚期，如果羊水超过2000毫升，即为羊水过多。羊水过多危害较大，如果不及时处理，极易引发早产、胎膜破裂、胎盘早剥、脐带脱垂等状况。

发生羊水过多时，准妈妈会有明显的压迫感、气喘、心悸、无法平卧，甚至呼吸困难。

应对方案

● 如果胎儿无畸形、准妈妈症状不严重，可以继续妊娠，但一定要注意休息，并摄取低盐饮食；如果发现胎儿存在畸形，应立即中止妊娠。

● 如果症状比较严重，准妈妈可做B超检查，并在医生指导下做羊膜穿刺，通过缓慢放出部分羊水来缓解症状。如果已过了孕37周，应考虑及时采取人工破膜的方法来引产。

▶▶▶ 羊水过少

足月临产前，若羊水量少于300毫升则为羊水过少。羊水过少会造成胎儿宫内窘迫、新生儿窒息，甚至死亡。

检查时，如果发现子宫明显与妊娠月份不匹配，触诊时胎儿肢体缺乏在羊水中的浮动感，而有肢体被宫壁紧紧包裹的感觉，即可诊断为羊水过少。在诊断羊水过少后，如果发现胎儿畸形，应立即终止妊娠；如未发现有明显畸形，则应加强监护，适时选择剖宫产。

▶▶▶ 羊水浑浊

羊水浑浊一般是由于胎儿在宫内缺氧造成肠蠕动亢进，从而排出胎便、使羊水受到污染造成的。胎儿缺氧越严重，羊水的颜色越深。轻度缺氧时，羊水呈现淡黄色；重度缺氧时，羊水则是黏稠、深绿色的。

通常，医生会监测胎儿的心率变化，并根据羊水的性状、污染程度来决定分娩时机。如果宫口开大，马上可以分娩，就会促进宫缩，必要时会用产钳或真空吸引器助产。但如果羊水重度污染，胎儿严重缺氧，医生会决定剖宫产，使胎儿尽快脱离恶劣的环境。

胎儿宫内窒息

正常情况下，怀孕期间，通过子宫与胎盘的循环，能将母体的氧输送给胎儿，再将胎儿代谢的二氧化碳通过母体呼出体外。但如果因为某种意外状况导致胎儿缺氧，就会发生宫内窒息。胎儿宫内窒息即胎儿窘迫，当胎儿血液中的含氧量低到一定程度时，胎儿的心跳就会发生变化。因此通过监控胎心的变化即可判断出胎儿是否出现了缺氧或不舒服的现象。

▶▶▶ 导致胎儿宫内窒息的原因有哪些

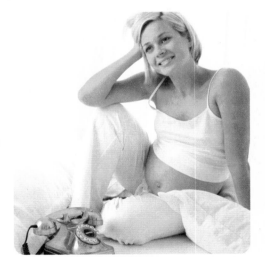

- 胎盘早剥。
- 胎盘前置。
- 妊娠高血压综合征。
- 妊娠期糖尿病。
- 妊娠期间贫血。
- 过期妊娠。
- 脐带的异常状况，如脐带脱垂、脐带打结、脐带缠绕、脐带过短。
- 宫缩过频。
- 准妈妈恐惧、紧张。
- 胎儿过大。
- 胎位不正。

▶▶▶ 胎儿宫内窒息的表现

胎儿宫内窒息最突出的表现就是胎心跳动不正常。正常胎儿的心跳应在每分钟120～160次。当宫内窒息开始出现时，心跳会突然变快，每分钟心跳超过160次；然后会逐渐变慢，降到110～120次，跳动也会逐渐变弱。

在心跳发生变化的同时，胎动也随之有所变化。开始时，会出现躁动和频繁的胎动，随着缺氧情况变得越来越严重，胎动的次数也会越来越少。而严重缺氧会引起胎儿肠道蠕动，因此在羊水中会产生胎便。

▶▶ 胎儿宫内窒息，预防是关键

● 到了孕晚期，如果出现异常胎位，准妈妈应注意休息，以免引起胎膜早破等不良后果导致胎儿宫内缺氧。

● 按时定期做孕期检查，及早发现一切异常状况，做到早发现早治疗，并避免过期妊娠。

● 产前做好分娩的心理准备，以免临产时精神过于紧张而引发难产，造成宫内窒息。

● 临产前后注意监测胎心的变化，及早发现胎儿缺氧，以便及时做出处理。

▶▶ 胎儿宫内窒息的应对策略

并不是所有的胎儿心跳变慢都属于宫内窒息，有的只是暂时的，很快就会恢复。这时，医生会给准妈妈吸氧、输注液体，并让准妈妈侧躺，这样就能改善状况了。而如果出现严重的危害到胎儿生命的宫内窒息时，医生则会采取措施，让胎儿尽快娩出。

胎盘异常

胎盘是母体与胎儿之间进行物质交换的唯一器官，同时也具有重要的内分泌功能。一旦出现胎盘前置、胎盘早剥等异常情况，准妈妈一定要警惕，应及早就医，尽量降低对胎宝宝的伤害。

▶▶ 胎盘前置

正常情况下，胎盘应附着在子宫的前壁、后壁或侧壁上。但有时也会发生异常，如果发现胎盘像个小帽子一样附着在子宫颈内口的上方，恰好戴在胎宝宝的头上或臀部，这种情况即为胎盘前置。需要注意的是，妊娠早期如果发现胎盘前置则不必惊慌，因为这不一定是真正的胎盘前置。随着孕周的增加，子宫下段逐渐形成，胎盘可能就会受牵拉上移。准妈妈可以定期观察胎盘的位置变化，注意避免剧烈活动和性生活，如果孕28周后检查仍为前置，就要小心了，一旦出现阴道流血，应立即就医。

胎盘前置的危害

● 孕晚期，如果胎盘前置并出现阴道出血，容易引起早产。早产儿可能会因生存能力差而死亡。

● 可能会因准妈妈休克而引发胎儿窘迫，当缺氧严重时就会造成胎死腹中。

● 胎盘前置常常并发胎盘粘连、植入性胎盘，使胎盘剥离不全面而发生大出血。

● 前置胎盘的胎盘剥离面接近宫颈外口，细菌容易从阴道侵入胎盘剥离面而引起感染等，从而威胁母婴健康。

胎盘前置需要注意哪些

● 性行为及性高潮会刺激宫缩并损伤宫颈，因此如有胎盘前置现象，须禁止。

● 如果出血停止，可适当走动，但运动量不要太大，避免上下楼梯。

● 如果阴道出血量较大，不能控制，且胎儿已满34周，近足月，应终止妊娠。

● 胎儿未足月时，如果是胎盘边缘前置，且出血少，则不必太担心，可以卧床休息。

● 胎儿接近足月，如果是边缘性胎盘前置或低置胎盘，可选择自然分娩，但分娩时必须备血；其他类型的胎盘前置则以剖宫产为首选。

● 产后，子宫收缩力差，常发生产后出血，因此准妈妈还要进行一段时间的产后观察与治疗。

▶▶▶ 胎盘早剥

正常情况下，在宝宝娩出前，胎盘应该是紧贴子宫壁的，直到胎儿娩出后胎盘才会从子宫壁上脱落下来。在孕晚期或临产前，如果胎盘在胎儿尚未娩出时就部分或全部从子宫壁脱落下来，医学上称为胎盘早剥。如果胎盘的剥离面不太大，胎儿仍可存活，但造成胎儿因严重缺氧而窒息的概率极高。另外，如果发生胎盘早剥，那么产后准妈妈的子宫往往收缩乏力，容易引起产后出血。

盘点引起胎盘早剥的因素

以下几点均可能导致胎盘从子宫壁早期脱落：

● 妊娠高血压综合征。

● 妊娠期糖尿病。

● 胎盘前置。

- 孕晚期，准妈妈不慎摔倒，或者腹部受到强烈撞击。
- 孕晚期粗暴的性行为。
- 脐带绕颈。

胎盘早剥这样识别

准妈妈腹部剧烈疼痛，腹肌发硬，并伴有阴道出血。如果剥离面较大，出血量也会很大，子宫会因此而增大并变得发硬，有压痛感。如果准妈妈出现以上症状，那么可能已经发生胎盘早剥了。

如何预防胎盘早剥

- 孕期注意安全，尤其是孕晚期更应谨慎。避免过量运动；上下楼梯时要十分小心；不要去拥挤的场所；尽量避免坐公交车，也不要开车，以免摔倒而使腹部受到撞击和挤压。

- 妊娠高血压综合征是引起胎盘早剥的重要诱因，而孕中晚期又非常容易发生妊娠高血压综合征，因此准妈妈一旦出现高血压、水肿和蛋白尿等症状，就应及时就医治疗。

- 在整个孕期，特别是孕晚期，如果出现突发性腹痛、阴道流血等症状，准妈妈应马上去医院。如果确定是胎盘早剥，应尽快终止妊娠，并在胎盘早剥6小时内结束分娩。

- 孕期检查可及早发现胎盘的异常状况。如果确实出现了胎盘早剥，可通过超声波检查和分娩监视装置早期发现，并尽快采取相应措施。

胎盘早剥的应对策略

由于胎盘早剥对胎儿的危害极大，造成胎儿死亡的概率也很高，因此为了挽救胎儿的生命，医生会实行急诊手术。如果准妈妈是在临产前发病，那么通常会立即进行剖宫产。

胎位不正

俗话说：头过身就过，因此头位最有利于自然分娩。可是，临产前，一旦出现不正的胎位该怎么办？真的有方法

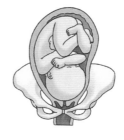
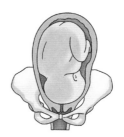

能将不正的胎位转正吗？如果胎位转正失败，必须得采取剖宫产吗？作为待产准妈妈，如果你有这些疑问，就看看下面的内容吧！

▶▶▶ 什么是胎位

通常，胎位是指胎儿的先露部位，即在临产前胎儿最靠近准妈妈的宫颈口处的部位。一般正常情况下，在28周以前，胎儿浮游在羊水中可自由活动；但过了8个月后，胎儿身体变大，胎头会渐渐变重而朝下，临近分娩时大都固定为头朝下的姿势，因此到了分娩时，绝大多数胎儿都是头部先出来的。

正常的胎位应是胎体纵轴与母体纵轴平行，胎头在准妈妈骨盆入口处，并俯屈，颏部贴近胸壁，脊柱略前弯，四肢屈曲交叉在胸腹前，整个胎体呈椭圆形，这种体位称为枕前位，是最容易顺利生产的头位正常姿势。除此以外，其余胎位均为异常胎位。到了孕晚期，如果胎位仍未转为枕前位，那么就属于胎位不正。

▶▶▶ 详解10种胎位不正

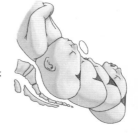

枕后位

胎头枕骨位在准妈妈骨盆的后半部，胎脸朝上，由于胎头无法适当地嵌入子宫下段，产程将被拉长。

颜面位

胎儿的先露部位是下巴，由于胎头完全仰伸，从而使胎头后枕骨向胎儿背部靠拢，阴道内诊时可以摸到胎儿的嘴、下巴、鼻、眼等面部器官。

额位

胎头呈不完全仰伸姿势，额头部位成为胎儿的先露部。在阴道内诊时可摸到胎儿的额头，有时也会发现有脐绕颈或颈部有囊性淋巴瘤。

单臀位

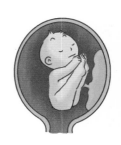

两腿朝上，放在腹部处，臀部在下面。有可能实现自然分娩。

腹臀位

两膝弯曲，臀和脚在下面。依情况有可能实现自然分娩。

全膝位

膝盖弯曲，两膝都朝下。

不全膝位

两膝弯曲，其中一脚在前方，另一脚在后方。

全足位

两脚都在最下面，这是一种非常罕见的胎位。

不全足位

一只脚朝下，另一只脚朝上。

横位

如果胎儿的身体纵轴与母体纵轴互相垂直，且胎儿的肩膀或手为先露部位，这种胎位即为横位。胎儿过小或多胎的情况，比较容易呈现横位，一般又分为胎儿臀位接近准妈妈的骨盆和胎头接近准妈妈骨盆两种。

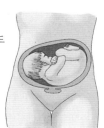

▶▶▶ 胎位不正的矫正法

通常，在妊娠7个月前发现的胎位不正，只要加强观察即可。因为在妊娠30周前，胎宝宝还比较小，而且准妈妈宫内羊水较多，胎宝宝有活动的余地，可以自行纠正胎位，在妊娠30周后大多能自然转为头位。但是，如果到了妊娠30～34周时，仍是胎位不正，就需要准妈妈想办法矫正了。通常矫正胎位不正的方法有以下3种，但准妈妈不可自行矫正，必须在医生指导下进行，以免造成危险。

胸膝卧位法

胸膝卧位可使胎臀退出盆腔，增加胎臀转为头位机会。准妈妈先解尽小便，放松裤带，然后跪在铺着毛毯或被子的硬板床上，双手前臂伸直，胸部尽量与床贴紧，臀部上翘，大腿与小腿垂直。每天矫正两次，开始时每次进行3～5分钟，以后可逐渐增至每次10～15分钟。

激光转胎法

激光转胎即用激光照射准妈妈的至阴穴（小足趾外侧），每日1次，每次10分钟。当出现胎动时，立即采取胸膝卧位，以利于转胎。

艾灸转胎位法

准妈妈取平卧或坐位，解松裤带，艾灸双侧至阴穴。每日艾灸1～2次，每次15分钟。

矫正胎位法并非万能

如果发现胎位不正，准妈妈可以在医生指导下采用各种矫正法予以矫正，但不能完全依赖于矫正法，因为这些方法并非一定就能将胎位转为正常胎位。如果矫正不成功，最后可采取医生的建议行剖宫产。

宫缩乏力

宫缩是自然分娩的必备条件。临产时，如果准妈妈出现宫缩乏力，那就有点麻烦了。不过，好在发生宫缩乏力时并非无计可施。如果准妈妈担心自己临产时宫缩乏力，就看看下面的内容，做好应对宫缩乏力的准备吧！

▶▶ 什么是宫缩乏力

正常情况下，随着产程的进展，宫缩会逐渐增强，而且收缩时间越来越长，间隔时间越来越短。但有时，一些准妈妈的宫缩并不随着产程的进展而增强，最终导致产程延长，这种情况即宫缩乏力。

▶▶ 引起宫缩乏力的原因

● 精神方面的因素。尤其初次生产的准妈妈，对分娩过于恐惧、紧张，扰乱了中枢神经系统的正常功能，从而导致宫缩乏力。

● 多胎分娩、羊水过多、巨大儿等情况，都会将子宫撑大，导致子宫弹性变差，因此自然无法正常宫缩。

● 子宫畸形，引起不协调宫缩。

● 胎位不正、头盆不称、胎先露不能紧贴子宫颈部，这些情况均不能引起有效的反射宫缩。

● 膀胱、直肠充盈，也会影响子宫收缩。

● 孕晚期，准妈妈内分泌出现异常，会影响子宫肌的兴奋性，从而导致宫缩乏力。

● 在分娩过程中，如果过早过量使用镇静剂，就可能引起子宫收缩乏力。

● 准妈妈进食少、休息护理不当，也会影响宫缩。

▶▶▶ 宫缩乏力应对有方

● 心理因素是决定自然分娩成功与否的关键。凡是准备自然分娩的准妈妈，一定要树立克服困难的信心，听从医护人员的指导，解除心理压力，正确看待分娩，避免不必要的恐惧与紧张心理，从而使宫缩协调，加快产程。

● 分娩前，准妈妈要适当进食，必要时可通过静脉补充营养。

● 避免过多使用镇静药物，注意检查是否存在头盆不称等情况。

● 在分娩过程中，应及时排便，防止直肠和膀胱充盈，必要时可用温肥皂水灌肠及导尿。

● 如果宫缩乏力是由准妈妈身体疲惫导致的，那么，可适当用药，并注意休息，吃点东西恢复体力。

● 当子宫口全开时，宫缩逐渐减弱，可以适当使用催产素，使宫缩加强。

产程延长

产程延长是准妈妈们的分娩噩梦，不但会增加准妈妈痛苦的时间，还会增加感染、产后出血、肾衰、贫血、心衰、子宫破裂甚至死亡的概率。每个准妈妈都想避而远之。可是，当噩梦真的降临时，准妈妈又该如何应对呢？

▶▶▶ 走近产程延长

由于每个人的分娩进度不同，因此产程稍有拖延并不一定就是异常，但如果超过

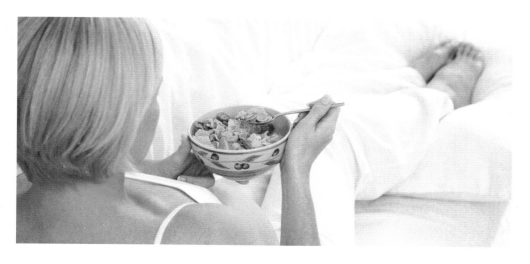

平均时间过多胎儿仍未娩出，也就是说强烈的宫缩也不能达到预期的临盆状态，那么就是产程延长了。在分娩过程中，医生会仔细监控每个分娩阶段的时间，一旦发现准妈妈所用的时间超过了一般正常水平，就会迅速地采取相应的措施，如借助产钳生产或者改行剖宫产。

▶▶▶ 哪些因素会导致产程延长

- 宫缩乏力，腹肌及膈肌收缩力较差，肛提肌收缩力也不佳等。
- 胎位不正、头盆不称，造成胎头进入骨盆腔的方向异常，使胎头无法下降。
- 宫颈水肿或太过坚韧，使宫口无法完全张开，或脐带缠绕，妨碍分娩。

▶▶▶ 产程延长怎么处理

产程延长出现的时间不同，处理方法也有所区别。一般，医生会根据不同的情况采取不同的处理方案。

- 如果是第一产程的潜伏期延长，除头盆不称的情况外，一般会采用人工破膜、注射缩宫素的方式来加速产程。
- 如果是第一产程的活跃期延长，一般会观察是否为异常胎位、头盆不称、胎儿窘迫等情况。如果属于这些情况，会立即进行剖宫产。
- 如果在其他阶段出现产程延长，一般会根据具体情况决定是坚持顺产还是立即转剖宫产。

/温馨提示/

这些准妈妈要小心

以下这些准妈妈是产程延长的高发人群，分娩时要格外警惕：

- 高龄准妈妈。
- 有骨盆外伤、脊髓灰质炎后遗症、佝偻病等骨骼异常的准妈妈。
- 身材矮小，尤其是脖子较短的准妈妈。
- 阴道、宫颈及子宫发育异常的准妈妈。
- 患有盆腔肿瘤的准妈妈。
- 孕期睡眠时间过少的准妈妈。
- 在非正规医院分娩的准妈妈。

子宫破裂

子宫破裂，听起来是一件十分可怕的事，这让很多准妈妈都十分担忧。其实，并不是每个准妈妈都会发生子宫破裂，而且子宫破裂可防治。只要准妈妈做好孕期检查，分娩时听从医护人员的指导，一般都可避免子宫破裂的发生。

▶▶ 子宫破裂是怎么回事

子宫破裂指的是子宫壁撕裂。绝大多数子宫破裂都发生在分娩过程中，但也可能会在孕期发生。子宫破裂的最初症状通常是胎儿心跳速度出现异常，准妈妈可能会有腹部疼痛、阴道出血、脉搏加快，甚至可能出现胸部牵涉性疼痛。

▶▶ 导致子宫破裂的元凶有哪些

● 以前做过剖宫产，再次妊娠分娩时，伤疤可能在宫缩的压力下被撑开而引起子宫破裂。不过，子宫破裂较多见于纵切式剖宫产，而横切式剖宫产较不易发生子宫破裂。

● 做过其他类型子宫手术的准妈妈也容易出现子宫破裂。

● 胎位外倒转术或较为困难的产钳助产导致子宫外伤，再加上较为困难的手工剥离胎盘，都可能引发子宫破裂。

● 子宫虽然没有伤疤，但如果有分娩超过5次、胎盘在子宫壁上植入过深、子宫过度扩张、宫缩过频或力度过大、胎儿过大导致产程延长等情况，也可能会导致子宫破裂。

▶▶ 子宫破裂，预防很关键

准妈妈如果发生过子宫外伤，或做过剖宫产手术及其他子宫手术，都要及时告知医生。另外，大多数子宫破裂前一般都会有一些预兆，准妈妈要留心，一旦发现症状，要及时告知医生，并听从医生的建议。

▶▶ 子宫破裂了，怎么办

● 一旦发生子宫破裂，应尽快通过紧急剖宫产将宝宝产出。

● 如果子宫破裂不是很严重，医生可能会对子宫进行修复；但如果损伤比较严重，且无法控制出血，可能会切除子宫。

● 如果准妈妈大量失血，则需要输血。

● 为防止感染，医生往往会给准妈妈注射静脉抗生素。

● 术后，妈妈要尽量放松，多休息，避免下床。出院后仍要注意休息，加强营养，多吃补铁补血的食物、多喝水，并严格遵从医嘱。

羊水栓塞

羊水栓塞是指在分娩过程中大量羊水物质进入母体血液循环，从而引发栓塞现象，并大量消耗掉凝血因子，造成凝血功能障碍，使准妈妈发生休克及大出血，甚至死亡。羊水栓塞的发病率低，但病死率高，因此准妈妈要警惕，必须及早防范。

▶▶▶ 羊水栓塞的症状表现

通常是在即将分娩或分娩刚结束的一段时间内，准妈妈会突然出现缺氧、抽搐、血压降低、血崩、休克，甚至出现死亡等危险。

常见的临床症状包括呼吸困难、低血压、缺氧、全身痉挛、凝血异常、发绀、胎儿心跳变慢、准妈妈心跳停止、宫缩无力、心肺功能停止等现象。

▶▶▶ 避免引发羊水栓塞的危险因素

宫缩剂使用不当

宫缩剂使用不当可能会导致宫缩过强，进而增加羊水栓塞的机会。因此，宫缩剂的使用必须小心谨慎，严格掌握适应证。

胎膜早破

发生胎膜早破时，尤其是在宫缩过强和急产情况下发生的胎膜早破，往往会造成宫颈黏膜血管扩张和损伤，而羊膜腔内的高压使羊水通过宫颈黏膜血管进入母体，从而引起羊水栓塞发生。另外，人工破膜时的羊膜腔内穿刺或者穿刺时操作不当会引起胎膜后血肿，分娩时胎膜破裂处也易引起羊水栓塞。因此，要想降低羊水栓塞的风险，就要预防胎膜早破。

高龄分娩及多胎妊娠

高龄产妇及多胎妊娠，羊水栓塞的发生机会相对较高。因此，高龄及多胎准妈妈临产时要严密观察，一旦出现异常现象就要果断采取措施终止妊娠，以减少羊水栓塞的发生机会。

过期妊娠、巨大儿、死胎

过期妊娠、胎儿过大易使产程延长，增加胎儿宫内窘迫的概率；死胎则会使胎膜的渗透性增强，这些都是造成羊水栓塞的高危因素。要预防羊水栓塞，应做到以下3点：

- 定期孕检，加强孕期保健，重视防治妊娠合并糖尿病，避免胎儿过大。
- 过期妊娠时，应及时检查胎儿状况，如有必要应终止妊娠。
- 如果发现死胎，应及时引产。

早产

早产是指妊娠已满28周但未满37周就提前分娩，早产儿各个器官组织发育还不够成熟，体重一般都小于2.5千克。早产儿护理起来需要特别谨慎，护理时稍有不当便可能导致多种病症，也有可能留有智力障碍及神经系统的后遗症，甚至死亡。

▶▶ 早产的征兆

还未到达预产期，但腹部却出现类似阵发性的疼痛，继而阴道会有少量出血，胎膜早破，羊水流出，胎儿和胎盘相继滑出。

腹痛程度及出血多少因人而异，一般情况下，疼痛越严重，出血量也越多；反之，疼痛越轻微，阴道的出血量越少。

▶▶ 预防早产这样做

生活中做好安全防护

避免长时间做压迫腹部的家务活，以免撞击腹部；走路和起坐时要避免摔倒，避免长时间持续站立或下蹲的姿势，以防使腹压升高压迫子宫而引起早产；不要到人多的场所或在上下班高峰期外出，以免因拥挤而跌倒，特别是上台阶时，一定要注意走稳；避免拿重物或拿高处的物品，以免碰到腹部；避免剧烈活动；孕晚期避免开车，也不要坐飞机或搭乘震动较大的交通工具。

注意孕期卫生及性生活

怀孕期间，准妈妈应注意个人卫生，避免各种可能引起早产的因素。另外，孕期应减少性生活，如果出现早产征兆，则应禁止性生活。

注意休息

怀孕期间避免过于劳累，保证睡眠，每天按时起居，特别是曾有流产或早产史的准妈妈。注意保持精神上的愉快，情绪不佳、噪声等都可能引起早产。

防治各种疾病和异常情况

孕期很多疾病和异常情况都可能引起早产，因此准妈妈应积极进行防治。例如，防治妊娠高血压综合征，以免引起早产；预防便秘和腹泻，以免导致宫缩而引起早产；有宫颈功能不全、子宫畸形等异常情况的准妈妈应格外注意；有双胞胎或多胎妊娠、前置胎盘、羊水过多等情况的准妈妈应遵医嘱活动；如果发现胎位异常，应积极矫正。

及早就医

一旦出现早产征兆，就应及早就医，不可延误时机。

急产

急产通常是指整个产程少于3小时的分娩。可能会有准妈妈认为，急产大大缩短了产程，能减少自己痛苦的时间。但事实并非如此，因为急产可能引起准妈妈产道撕裂或造成胎宝宝因缺氧而窘迫。因此，生得太快并不是什么好事，只有遵循正常的分娩过程，让宝宝平平安安地降生，才是最幸福的。

▶▶ 躲开急产，预防有方

经产妇

经产妇是急产的高发人群，因此更应积极预防。经产准妈妈在产前诊断中如果发现胎儿体重较轻或有早产的可能，那么最好在产兆或早产征兆发生时，尽快去医院，以便医生对可能的急产及时给予处理。

初产妇

初产准妈妈应充分了解分娩的前兆，如见红、破水、规律宫缩等，一旦出现这些征兆，应尽快入院。

▶▶ 家中急产怎么办

一旦遇到急产，准妈妈及家人一定要冷静，并按以下方法进行处理。

对妈妈的处理

1.急产发生时，家人可尝试一手拿小毛巾压住准妈妈的会阴，另一手挡着胎儿，并稍微向上引导，让胎儿慢慢地挤出阴道口。这样可以避免胎头冲出产道太快，从而防止产道和会阴被严重撕裂。

2.分娩后几分钟内，通常会有一股血流出来，然后胎盘自动娩出，同时伴随强烈宫缩。这时，可按摩妈妈腹部，将子宫推到肚脐以下，以免引起大出血。

对宝宝的处理

1.刚刚降生的新生儿身体表面会有一层胎脂和羊水，很滑，不容易抱住，因此娩出时家人要避免使宝宝滑落而碰撞头部。

2.家中急产，断脐也是关键，最简单的方法是将脐带对折，然后用消过毒的橡皮筋或绳子绑紧，以阻断血流。再用消毒过的剪刀剪断脐带，并用酒精消毒断端。

3.将新生儿脸上的血清除干净后，抓住新生儿的双脚倒提过来，轻拍脚底或按摩背脊，以帮助宝宝排出口鼻内的羊水，让宝宝哭出声音，以保持呼吸顺畅。

4.宝宝一旦离开母体，就会感受到温暖急剧下降的变化。为了防止宝宝着凉，应在清洁后尽快用大毛巾包裹宝宝。

难产

经过了10个月的孕育历程，宝宝终于要降生了。然而，准妈妈在兴奋地盼望宝宝降生的同时，难免会对难产有一些不安与恐惧的情绪。难产真有那么可怕吗？它会对妈妈和宝宝造成哪些伤害？究竟怎么做才能避开难产呢？下面将一一为你揭晓。

▷▷▷ 什么是难产

难产是指当分娩进行到一半时胎儿无法顺利通过产道娩出的情况。通常，难产分为两种情况：一种是肩难产，即胎头出来了，但胎儿的肩膀却卡住了。这种难产容易导致新生儿锁骨骨折或臂神经丛拉伤。另一种难产是在胎位不正的情况下尝试自然分娩，胎儿的身体出来后胎头却被卡住了。这种情况较少见，但与肩难产一样，也容易拉伤宝宝的臂神经丛，甚至导致皮肤裂伤。

▷▷▷ 避开难产的6个良方

孕期饮食要合理

怀孕期间，准妈妈要注意摄取充足而均衡的营养，以保证胎宝宝的健康生长。但怀孕期间并不是吃得越多越好，胎宝宝也不是长得越胖越好。正确的做法是，饮食合理，并将胎宝宝的体重增长控制在合理的范围内。

防治妊娠期糖尿病

妊娠期糖尿病常常会使胎宝宝长得过大，体重超标。因此一旦患有妊娠期糖尿病，一定要及时防治，良好的血糖控制可有效降低产生巨婴、发生难产的机会。

适当运动

怀孕期间，不宜剧烈运动，但不等于避免运动。在整个妊娠期间，准妈妈们还是该坚持每天正常的散步与行走，尤其在妊娠中后期，这对自身身体的协调与分娩时的产力都大有裨益，还能在一定程度上预防难产。

定期做好超声波检查

超声波检查能帮准妈妈及时发现胎儿异常，如胎儿过重、胎位异常等情况，以便及时采取措施。

确保产道正常

怀孕前，准妈妈应做完善的检查，以发现是否存在骨盆腔肿瘤及产道肿瘤、产道是否正常。

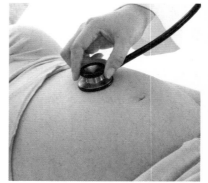

保持愉快的心情

负面情绪也可能影响产程，造成难产，因此，在分娩过程中，准妈妈应时刻保持愉快的心情，坚定分娩的决心。

脐带异常

脐带是母体向胎儿传送营养的重要通道，堪称胎宝宝的生命线。然而，在宝宝降生前，这根至关重要的脐带却可能发生各种意外状况，常见的脐带异常包括脐带绕颈、脐带打结、脐带脱垂等。

▶▶▶ 脐带绕颈

胎儿在母体子宫内是不断活动的，如果准妈妈子宫内的羊水量增多，同时脐带又过长，那么就可能发生脐带缠绕胎儿身体的现象，其中又以脐带绕颈最为常见。

如果脐带绕颈不严重，不会阻碍血流通过脐带，那么就没有什么关系。但是，如果脐带缠绕较紧，影响了脐带血流的通过以及氧气和二氧化碳的代谢，就会使胎儿的心率减慢，严重者可能会造成胎儿宫内缺氧，甚至死亡。

脐带绕颈1周或2周是比较常见的，绕颈3周及以上者则较少见。对于有绕颈1~2周情况的胎儿，大部分都能顺利分娩。

在待产过程中，医生会利用胎儿监护仪监控胎儿是否出现异常状况，如有必要就会及早采取处理措施，可能会行剖宫产。

▶▶▶ 脐带打结

脐带打结分为真结和假结两种。

脐带真结较少见，是怀孕3~4个月时因脐带过长在宫腔内形成环套，胎儿活动时穿越环套所导致的。真结形成后，如未拉紧则一般没有任何症状；如拉紧后胎儿血液循环受阻，则常常会导致胎死宫内。

脐带假结是指因脐血管较脐带长，血管卷曲起来像打结了一样；也因为脐静脉比脐动脉长，形成迂曲像打结一样。脐带假结一般不会造成大的危害。

▶▶▶ 脐带脱垂

脐带脱垂是一种产科急症，指破膜时由于胎先露部位没有完全占据整个产道空间，脐带便从旁边的缝隙脱出的情况。脐带脱垂后，当宫缩时，脐带在先露部位与盆壁之间受到挤压，从而使脐带血液循环受阻，胎儿缺氧，引发严重的宫内窘迫，甚至导致胎儿窒息死亡。

一般情况下，产前超声波检查可能会发现脐带位于胎儿先露部位的旁侧或前方。一旦发现这种情况，为防止破膜后出现脐带脱垂，可事先安排剖宫产。

产中及产后大出血

生产时，出血是很自然的，但如果在生产中及产后大量出血，就可能威胁到妈妈的健康与生命了。如何能将产中及产后大出血的危害降到最低呢？还是先看看下面的内容吧！

▶▶▶ 产中大出血

在胎儿、胎盘娩出后子宫内出血是正常现象。然而，在整个分娩过程中，如果出血量超过400毫升，那么就可认为这是产中大出血了。导致生产中大出血的常见原因是子宫收缩不良。

产中大出血的处理方式

在大出血发生时，如果胎儿仍无法尽快娩出，医生通常会考虑到准妈妈的安全而施行剖宫产，然后再寻找出血点，采取止血措施；在大出血发生时，如果胎儿已经娩出，医生一般会采取伤口缝合、促进子宫收缩、将不完全剥离的胎盘刮干净等措施来达到止血目的。

如果在做止血处理后仍继续流血，医生就会打开腹腔，将妈妈的子宫动脉或某些特殊的大血管绑住，做血管结扎手术以减少出血量。

如果仍未找到出血点，必要时，可能会采取子宫切除手术来止血。

在采取子宫切除手术后，如果止血依然无效，那么就要采取压迫性的止血方式，甚至会用血管摄影来做血管栓塞性的止血。

▶▶ 产后大出血

医学上将胎儿娩出后24小时内新妈妈阴道出血量超过500毫升的情况称为产后大出血。产后大出血是目前国内产妇死亡的重要原因。产后大出血对新妈妈的危害十分严重，在短时间内大量失血，若处理不及时，会使新妈妈抵抗力降低，导致产褥感染，并发休克、凝血功能障碍等。休克严重、持续时间长，还可能继发腺垂体功能减退后遗症，表现为产后无乳、闭经、性欲减退、毛发脱落等。尽管如此，只要注意预防和处理，绝大多数产后大出血还是可以避免的。

/ **温馨提示** /

提防晚发性产后大出血

一般情况下，医生及准妈妈都会重视生产后24小时内发生的产后大出血。然而，在生产24小时后到产后6周内的这段时间，也可能因为胎盘残留或子宫复旧不良而导致大出血。症状发生的时间相对较晚，因此常常被忽视。事实上，这种晚发性的产后大出血也会威胁到新妈妈的生命安全，因此应予以提防，一旦发现异常应及早就医。

导致产后大出血的五大因素

宫缩无力

在胎盘剥离后，子宫内的小血管需依靠子宫肌肉层良好的收缩来压迫血管及局部血块形成，以达到止血效果。而如果产后子宫收缩无力，就无法达到止血效果，从而引发产后大出血。宫缩无力是导致产后大出血最常见的原因。

产道裂伤

整个产道甚至连邻近器官，如膀胱、直肠及肛门等，都有可能在生产时受伤出血。每位准妈妈都有可能发生不同程度的产道裂伤，尤其是胎儿过大、使用产钳生产、产道明显水肿或静脉曲张、急产、难产等情况，更是会增加严重裂伤的机会。产道裂伤有时失血速度很快，因此常常会引起产后大出血。

子宫内胎盘残留

胎儿娩出后，胎盘不久也会发生剥离。但有时胎盘没有完全脱落或是发生不同程度的胎盘植入或是多长出副胎盘，那么就有可能引起部分胎盘残留在子宫内，从而引发产后大出血。

子宫破裂

子宫破裂多发生在怀孕后期或待产过程中，但也可能发生在产后。如果产后发生子宫破裂，那么必然会引起严重的腹腔内出血。

凝血功能异常

新妈妈有凝血功能障碍或因某种疾病使用了抗凝血剂，也会增加产后大出血的风险。

产后大出血的预防与处理

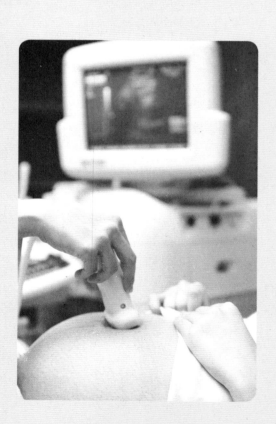

● 为防止出血，产后要按摩子宫，并给予静脉收缩剂，以刺激子宫收缩。

● 产道裂伤者需立即手术缝合止血。

● 子宫内胎盘残留需尽快移除胎盘。

● 子宫破裂者，需尽快修复子宫，甚至移除整个子宫。

● 对于子宫发炎者，需使用抗生素治疗。

● 若是凝血功能异常，应视当时情况给予凝血因子或输血。

分娩裂伤

分娩裂伤是准妈妈在分娩过程中的难言之痛。如果恢复得不好，会因阴道和会阴受损严重而发生子宫脱垂，甚至裂伤到肛门括约肌和直肠，导致大便失禁；还可能造成阴道松弛，影响日后的"性福"生活。

▶▶▶ 关注两种分娩裂伤

阴道裂伤

阴道裂伤分为两种，一种是在自然分娩时胎头或先露部位冲撞阴道组织所造成的一些小损伤，伤口较小，有时为了止血可能要缝1针，产后2天左右即可自行愈合，无须特殊护理。另一种是阴道撕裂伤，较大、较深，有时甚至会连通肛门。裂伤比较严重，容易发生感染，需注意护理。造成阴道裂伤的因素一般有以下几点：

● 胎位不正，再加上产力不强，胎头在会阴部位受到阻挡，容易引起裂伤。

● 阴道口狭小或会阴部有炎症、水肿等情况，胎儿娩出时就会导致会阴部严重的撕裂。

● 高龄准妈妈是阴道裂伤的高发人群，另外急产也会增加阴道裂伤的风险。对于轻度裂伤，约需3~6天即可恢复；而对于比较严重的裂伤，如三度裂伤，需要的时间则长一些。

子宫颈裂伤

子宫颈裂伤发生的概率较低，造成子宫颈裂伤的因素一般有以下几点：

● 针对宫颈糜烂的电烫治疗会导致宫颈弹性变差，分娩时易发生子宫颈裂伤。

● 宫缩过强，胎儿通过产道过快，易导致子宫颈裂伤。

● 高龄准妈妈初次分娩，若胎儿过大、胎位异常就可能使宫颈遭受强力而致伤。

▶▶▶ 分娩裂伤护理五要点

● 恶露未净时，应坚持每天至少用流水冲洗外阴两次。大便后冲洗一次，冲洗时要从前往后，以免引起裂伤处感染。

● 睡觉或坐着时重心都应侧向伤口对侧，既可避免恶露污染伤口，又可避免伤口受压。

● 解便时，可先收敛会阴和臀部，然后再慢慢坐到马桶上。一旦便秘，不要太用力，可暂时使用开塞露。

● 勤换卫生巾及内衣裤，以避免伤口发生感染。

● 恢复性生活后，爸爸要温柔一些，避免再次造成阴道撕裂。

过期妊娠

漫长的孕期就要结束了，可是准妈妈等了一天又一天，预产期都过去两周了，宝宝还没有要出来的动静，这让准妈妈们又担心又着急。遇到这种情况，准妈妈们首先要保持冷静，然后尽快就医检查。

▶▶▶ 超过预产期分娩 ≠ 过期妊娠

预产期是从月经第一天向后计算280天，但由于排卵日期有可能提前或延后，再加上胎儿的成熟及分娩又存在一定的个体差异，因此实际上真正在预产期那天分娩的人很少，大多数准妈妈都会在预产期前3周内及后两周内临产。因此，在妊娠37～42周之间分娩都属于足月生产，即使超过预产期分娩，也不算过期妊娠。

真正的过期妊娠是指月经周期正常的准妈妈，如果预产期超过两周以上，孕期大于或等于42周而仍未能临产的情况。

▶▶▶ 过期妊娠的危害

● 过期妊娠意味着胎盘已经老化，胎盘的物质交换和传输能力也已经下降，会直接影响对胎儿的供氧和营养物质输送，从而致使胎儿处于慢性缺氧和营养不良的状态。

● 过期妊娠时，胎儿的颅骨变硬，顶骨隆突凸起，囟门变小，因此在临产时胎头适应产道的变形能力也减弱了，这样就导致准妈妈的并发症明显增多，甚至引发难产。

▶▶▶ 过期妊娠怎么办

● 在接近预产期时，准妈妈应到医院进行产前检查。如果超过预产期仍未出现宫缩，应到医院做进一步的B超检查，以了解胎盘的钙化程度、羊水的多少及胎儿的状况。如果胎盘钙化在3级以上，则为胎儿过熟，提示过期妊娠，应引起注意，并按医生的建议采取应对措施。

● 超过预产期越久就越可能会增加围产期并发症，因此一般过了预产期1周左右，医生就会建议准妈妈住院定期密切监测胎儿的健康状况。如果超过预产期10天仍未分娩，则应住院引产。

● 如果确诊为过期妊娠，在胎儿较大、胎儿颅骨较硬、羊水较少的情况下，尤其是患有妊娠并发症及高龄准妈妈，医生可能会建议通过剖宫产的方式来终止妊娠。

产妈妈的私房话

产房里的尴尬事

分娩的过程可不像你挺着大肚子时憧憬着宝宝降生后的情景那样甜蜜、温馨。因为在产房里你可能会遇到一些尴尬事，比如，你会被脱光光、会被剃阴毛、会遭遇男医生、会大喊大叫……甚至将便便拉在产床上。别担心，事先告诉准妈妈这些，就是为了让准妈妈们做好思想准备，以便在事情发生时你能从容面对。

▶▶▶ 衣服脱光光

不管你平时多么体面，到了分娩时，都要将衣服脱光光，乖乖地躺在产床上将私处长时间暴露在外。这件事，想想就让人很难为情呢。

不过，分娩时如果不脱衣服，宝宝怎么能顺利娩出呢？医生又如何帮你接生呢？因此，为了宝宝的安全与健康，准妈妈还是暂时牺牲一下吧。不要觉得脱衣服有多耻辱，想一想你能在这么多人面前为了宝宝脱光衣服，这样的母爱多么伟大呀！

▶▶▶ 剃阴毛

分娩前，护士会将准妈妈下身的毛毛全部剃光，这可能会让准妈妈感到很"囧"。你也许会想，要是能自己动手就好了。

剃除阴毛的学名为会阴备皮，是分娩的必经程序。会阴备皮的好处有两点，一是在自然分娩时如果准妈妈采取了会阴侧切术，医生便于对准妈妈的会阴伤口进行消毒、缝合；另外，由于阴毛里容易滋生细菌，胎儿经过会阴时可能会被感染，因此剃除阴毛可避免胎儿因感染而引发疾病。

▶▶▶ 被"戳屁眼儿"

进产房之前，护士每隔几分钟戳一下准妈妈的"屁眼儿"，这让准妈妈既难受又难堪。

其实，"戳屁眼儿"是护士在为准妈妈进行肛检，以了解宫口打开的情况，便于确定分娩的时间。而反复肛检，则是为了更准确地了解胎儿的位置。准妈妈对此要理解哟。

▶▶▶ 遭遇男医生

分娩时，居然是男医生为自己接生！这让很多准妈妈都羞愧难当。难道就没有女医生吗？将自己的私处暴露在陌生男人的面前，让自己情何以堪呢？

面对这种情况，准妈妈不妨就将男医生当成女医生吧。另外，不要把别人都想象成"色狼"，这位男医生可是帮助你的宝宝顺利降生的"贵人"呢！换一个角度而言，与女医生相比，男医生力气更大，在处理突发情况时更冷静，更有助于分娩的顺利进行。

▶▶▶ 大喊大叫

分娩时，产痛折磨得准妈妈们不仅不顾形象地大喊大叫，而且说话也很刻薄呢。孩子生完了，回头想想自己的举动，你也许还会感到脸红呢！

要知道，大喊大叫不是你的错，都是激素惹的祸。因为在分娩过程中，准妈妈体内雌激素和孕激素的水平会发生一些变化，这常常会让准妈妈做出一些异常的举动。更何况医护人员对产妇的大喊大叫举动都习以为常了，如果你不喊叫，医生可能还会认为你的身体出现了异常状况呢。

▶▶▶ 大小便失禁

分娩时，大小便难以控制，甚至将便便拉到了产床上，这实在是太尴尬了！

对于自然分娩的准妈妈，为了采取会阴侧切及术后伤口缝合，分娩前一般都会进行硬膜外麻醉。麻醉后，膀胱及肛门附近的括约肌都会变得麻痹，因此对大小便的控制力自然就会减弱，即使将便便拉倒产床上也是正常的。另外，医生也会很客观地看待这件事，准妈妈不必担忧。

▶▶▶ 被灌肠

分娩时，将根管子插在"屁眼儿"上可真不舒服。难道生孩子一定要灌肠吗？

很多准妈妈在怀孕期间都有便秘的毛病，而灌肠是为了稀释肠道内的便便，并将便便尽快清除，以免大量堆积的硬便便影响胎头的顺利下降及内旋转，从而妨碍产程的进展。

▶▶▶ 被插导尿管

在嘘嘘的地方插根管子让人既难受又难为情，为什么一定要插导尿管呢？在分娩过程中，随着胎头的下降，准妈妈的膀胱会因受到压迫而导致功能暂时丧失，因此产后无法及时排尿。然而，产后如果不及时排尿，可能会引发严重的炎症，所以只好借助导尿管了。

直击会阴切开术

有些准妈妈一想到生宝宝时下身会被剪开一刀，除了不安和恐惧外，可能还会感到有一些难堪。那么，让准妈妈们顾虑重重的会阴切开术到底是怎么回事呢？又是如何进行的呢？想了解这些问题，就看看下面的内容吧。

▶▶ 为什么要切开会阴

会阴是指阴道到肛门之间的长2~3厘米的软组织。在自然分娩的过程中，由于阴道口相对较紧，会影响胎儿顺利娩出，再加上准妈妈用力不当、产程进展太快、胎儿过大等因素，都会造成阴道处的分娩裂伤。如果让会阴部自然裂伤，那么伤口处就会像炸开般，很不规则，又不利于缝合。有时，分娩裂伤还会延伸至肛门处，因此日后可能会并发感染。

而如果采取会阴切开术，就会使切开的伤口边缘齐整，比裂伤易于缝合，也有利于愈合。如果能及时行会阴切开术，还能避免产后尿失禁等后遗症的发生。此外，会阴切开术还能缩短分娩时间，帮助胎儿顺利娩出。

▶▶ 哪些准妈妈需要切开会阴

会阴切开术并非人人都适用，对有些经产准妈妈或有急产现象者来说，有可能不需要或来不及切开，宝宝就已经降生了。但对初产准妈妈来说，会阴切开术还是必要的。除了初产准妈妈外，以下人群也需要采取会阴切开术。

● 会阴弹性差、阴道口狭小以及会阴部有炎症、水肿等情况时，胎儿娩出时可能会引发严重的分娩裂伤。

● 宫口已开全，胎头已下降到盆腔，但胎儿有明显的缺氧现象，胎心跳动发生异常变化或心跳节律不匀，并伴有羊水浑浊或混有胎便。

● 胎儿过大，胎头的位置不正，子宫收缩力度不强，胎头下降可能会受阻。

● 需要借助产钳助产时。

● 35岁以上的高龄准妈妈以及合并有心脏病、妊娠高血压综合征等高危妊娠的准妈妈，当胎头下降到会阴部时，需要做会阴切开术。这样可减少准妈妈的体力消耗，缩短产程，降低分娩对母婴的威胁。

▶▶▶ 直击会阴切开术全过程

第一步：麻醉

准妈妈取仰卧位，双腿张开，屈膝。医生采用双侧阴部神经阻滞麻醉。采取这样的方式，会阴的切口较小，只需局部浸润即可。医生用一手的食指和中指在阴道内触摸坐骨棘，另一手将麻醉针由准妈妈坐骨结节与肛门连线中位处皮肤刺入，然后向坐骨棘方向进针，直达其内下方，注入适量麻醉药，再向切口周围皮肤、皮下组织及肌层作扇形浸润麻醉。必要时，也可从阴道内进针，这样更易达到坐骨棘。

第二步：切开

切开会阴的时间要把握好，切开过早可能造成不必要的失血，过晚又失去了切开的意义。一般，在胎头露出会阴部5～6厘米的直径时即可切开会阴。

医生将左手的食指和中指插入胎头露出部与阴道壁之间，二指略展开，使会阴稍隆起，然后将阴道侧边剪开。剪开后，要用纱布压迫止血，必要时可结扎止血。

会阴切开有两种方式，一种是会阴侧切开，另一种是会阴正中切开。

● 会阴侧切开：从会阴后联合向左侧或右侧的坐骨结节方向剪开，剪开处与会阴正中切线呈45°～60°角，切口长3～4厘米。会阴侧切是临床上应用最普遍的切法，能避免严重的会阴裂伤，切口容易愈合。

● 会阴正中切开：在会阴正中线切开，切口长2～3厘米。这种方式出血少，缝合简单，愈合良好。但如果保护不好，有向下延伸造成三度会阴撕裂的危险，而且对技术要求较高，因此使用较少。

第三步：缝合

用左手拇指和食指将阴道分开，找到切口创缘的顶端上约0.5厘米处开始缝合。

▶▶▶ 术后护理六要点

一般来说，在术后的两三天内准妈妈会因伤口组织产生愈合反应而有点不舒服的感觉，但大约一周后就会感觉好一些。术后，对会阴部伤口的护理应注意以下事项：

● 术后的两三天内，准妈妈不论选择哪种姿势，伤口都会痛。准妈妈不妨试试坐在橡胶表面上，虽然不会减轻疼痛，但却可以减轻会阴的压力。

● 术后前两天通常较不舒服，易出现疼痛、肿胀等现象，建议术后24小时内采取冰敷的方式，以麻痹疼痛、缓和肿胀。

● 术后24小时后，如果已经返家休息，则建议准妈妈采取盆浴，以温开水加上碘酒，每天早晚泡洗10～15分钟。

● 每次大小便后，一定要仔细清洁会阴部，可先在会阴冲洗器中加入温开水在如厕后喷洗会阴部，再用消过毒的棉纸由尿道口向肛门方向擦拭，切忌反复擦拭。

● 产后，恶露会持续将近一个月的时间。为了避免会阴伤口处感染，每天应勤换卫生巾。

● 产后，伤口若持续有红肿或刺痛感，甚至出现脓状分泌物或发热等现象，可能是伤口愈合不佳。一旦发现，应立即就医。

▶▶▶ 关于会阴切开术的Q&A

Q：会阴缝合时，是不是很痛？

A：会阴缝合时，一般麻醉药的药效还未过，准妈妈不会感到疼痛；如果药效已经消失，那么缝合时会带来疼痛，但这种疼痛并非到了不能忍受的程度。会阴缝合后的疼痛，一般在产后2～3天后逐渐减弱并安定下来，一个多月后疼痛感基本会消失。

Q：侧切处的伤口需要多长时间才能完全愈合？

A：表皮愈合通常很快，一般侧切伤口的皮肤3天就能长好了。但皮下组织、肌肉愈合后还要与周围的组织重新生长在一起，并软化到像其他组织一样的程度，这就需要几个月的时间了。在产后42天检查时，医生会为新妈妈检查侧切伤口愈合的状况。

Q：会阴切开术会不会影响日后的性生活？

A：如果不采取会阴侧切，胎儿就会将准妈妈的阴道口长时间撑扩，这样阴道即使不发生裂伤，也会因长时间撑扩而导致弹性变差，对于恢复原来的紧缩程度有很大的阻力。而剪切齐整的刀口，缝合后，经过一段时间的生长复原，就能使阴道及阴道口的弹性更好地得到恢复。因此，会阴切开术更利于产后阴道弹性的恢复，不会影响日后的性生活。

做个受医生欢迎的产妈妈

分娩时，与医生良好而默契的配合，不仅能让有效促进产程、减少准妈妈的痛苦，还能让医生满意。那么，分娩时，怎样才能做个受医生欢迎的产妈妈呢？下面就为准妈妈们支支招。

▶▶▶ 对自己的身体充满信心

如果在产前检查结果显示胎位、骨盆大小等各项指标都很正常，那么恭喜你，医生会告诉你完全符合自然分娩的标准，也会建议准妈妈自然分娩。这时，准妈妈要对自己的身体充满信心，坚定自然分娩的决心。如果对自己的身体没有这种自信，即使拥有再好的身体条件都将很难完成自然分娩。而这些能听从医生建议、对分娩充满信心的准妈妈也是最受医生们欢迎和喜爱的。

▶▶▶ 与医生很好地配合

要想完美地实现自然分娩，除了对自己的身体充满信心外，与医生很好地配合也是顺利分娩非常关键的因素。这是因为在分娩过程中，准妈妈看不到分娩的具体情况，必须依赖医生的指导，听从医生的建议，在该用力的时候用力、该呼吸的时候呼吸、该放松的时候放松。只有很好地与医生配合，才能将宝宝安全、顺利地娩出。

▶▶▶ 避免过度依赖医生

调查结果显示，目前产妇在生产过程中越来越依赖医生。事实上，在分娩过程中，只要一切顺利，没有任何异常状况，准妈妈就应尽量依靠自己的体力和能力将宝宝娩出，只有在出现危险和需要指导时才需要医生的参与。而对于医生而言，他们欢迎的正是那些不过分依赖医生的准妈妈。

▶▶▶ 懂得放松自己

在分娩过程中，很多准妈妈因极度缺乏安全感而导致情绪高度紧张，进而带动身体也紧张成一团。即使在医生告知放松的时候，这些准妈妈依然在浑身较劲，不能放松身体。

事实上，在各个产程中，放松与用力一样重要。如果在该放松时不知道如何放松，那么极有可能会导致产程延长。

产科医生建议准妈妈多参加产前培训，学习呼吸与放松的技巧，以便在临产时使自己尽快放松下来。

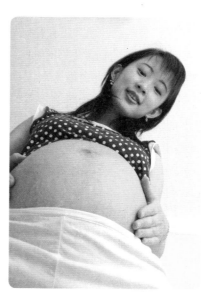

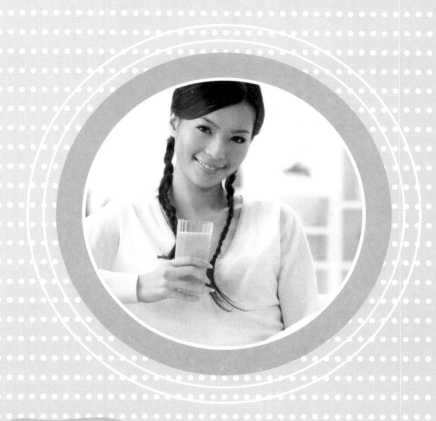

Part 2

老观念+新方法，
这样坐月子更科学

月子到底该不该坐

中国妈妈历来有产后坐月子的传统，而且坐月子期间规矩也很多。对于新时代的女性来说，坐月子实在是有些束缚。那么，月子到底该不该坐？传统坐月子的方式是否还适合新时代的妈妈们呢？要想知道答案，我们还是先了解一些关于坐月子的知识吧。

▶▶ 月子到底指哪段时间

很多人认为月子就是指产后1个月的时间。事实上，这种说法并不准确。月子是民间的俗称，在医学上，月子就是产褥期，即新妈妈从分娩结束至身体逐渐恢复到孕前状态的这段时间，一般需要6～8周。

▶▶ 月子该不该坐，中医西医这样说

传统中医的月子观

中医认为，在分娩过程中，产妇体内的气血消耗较大，大多数新妈妈产后处于气血两亏的状态，一般需6～8周的时间才能基本恢复到孕前的生理状态。而6～8周的这段时间就是月子期间，这段时间的调养非常重要，关系到新妈妈未来的身体健康状况，因此产后应重视坐月子。

现代医学的月子观

现代医学认为，妊娠、分娩对女性身体的影响较大，因此产后的新妈妈身体往往都发生了巨大的变化。

妊娠期间，随着胎儿不断成长，胎儿会顶到准妈妈的膈肌，并使准妈妈的心脏发生了移位，给心脏造成负担；鼻、咽、气管黏膜可能会充血水肿，肺脏负

担也加重了；另外，肾脏负担也会加重，内分泌系统、关节等都会发生相应的改变。月子里的精心调养就能使这些器官的功能复原。

在分娩过程中，待产准妈妈往往要遭受严重的产痛，消耗大量的体力与精力，从而导致准妈妈身体虚弱，抵抗力也会下降，需要月子里的休养才能复原。另外，宝宝娩出后，新妈妈的子宫颈和会阴部位会变得充血、水肿、松软，子宫内膜表面也会出现创口和剥落。对于自然分娩的新妈妈来说，会阴部位的复原需要十几天，子宫复原需要约42天，而子宫内膜的完全复原则需要约56天。因此，月子里是新妈妈身心调养、复原的重要阶段。

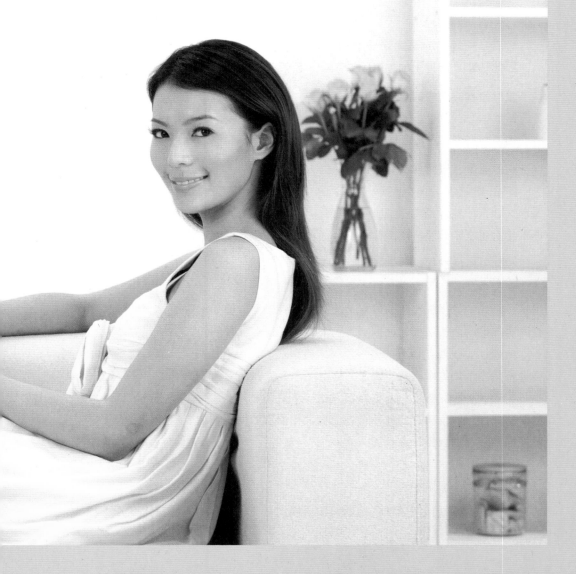

坐月子的五大基本原则

坐月子对于产后的新妈妈来说十分重要, 是新妈妈身体健康的转折点。月子坐好了, 身体健康就有了保障; 要是坐不好呢, 日后各种不适和疾病就很有可能找上你哟! 那么, 坐好月子应该遵循哪些基本原则呢?

▶▶▶ 原则1: 防寒

产后, 新妈妈的身体处于虚弱、气血两亏的状态, 这时极易感染寒凉之气而致病, 因此防寒是坐月子的关键问题之一, 新妈妈在起居时要多加注意。

月子里感染寒凉之气的危害

新妈妈如果因感染寒凉之气而致病, 可能导致头痛、牙齿寒痛、关节痛、浑身痛、怕凉、血淤、血脉不畅通等后果, 而且月子病不易医治。

月子房的温度、湿度标准

新妈妈坐月子的房间, 应该保持温度、湿度适宜。冬天室温应保持在18℃~25℃, 相对湿度在30%~50%; 夏天室温应保持在23℃~28℃, 可将房间内不直接对着新妈妈和宝宝的窗户打开通风, 另外相对湿度应保持在40%~60%。

新妈妈月子里的起居注意事项

● 初春、深秋及冬季等季节睡觉时、给宝宝喂奶时、上厕所时、外出时都要注意防寒, 新妈妈应根据个人抗寒能力比平时多穿一些。喂奶时, 可披一件棉袄或直接在被窝里哺喂; 上厕所或起来照顾宝宝时, 也要披上保暖的外衣。

● 洗头、洗澡前最好先开浴霸将浴室暖热, 然后再洗头、洗澡, 避免身体受寒, 但也不要用过热的水洗头、洗澡, 这会使毛孔大张, 更容易受寒着凉。

● 夏天, 新妈妈在注意防暑的同时也要注意防寒。由于新妈妈产后身体虚弱, 更易受寒凉之气的伤害, 因此不要过分贪凉爽少穿衣服, 不要长时间接触凉性的物品, 避免吃生冷食物以免伤害肠胃。

▶▶▶ 原则2: 防风

防风, 主要是指防自然风对新妈妈的损伤。产后, 新妈妈的身体十分虚弱, 常人能忍受的自然风都可能对新妈妈造成伤害，严重时可能引发感冒、头痛、筋骨受风造成的关节痛、浑身痛、不耐风寒等病症，而且这些症状一旦出现，很难治愈。因此，新妈妈日常起居时，要适当注意防风，尽量避免外出。如果实在需要外出，夏天一定要戴个薄帽子，并穿上防风的外套。这样看来，民间对于坐月子期间的一些禁忌也是有一定道理的，比如不能开窗、新妈妈起居时裹头扎腿、盖被要捂得严等。但需要注意的是，防风并非是将室内捂得太严、密不透风，如果室内空气不流通反而容易引起产褥热。另外，夏天坐月子的新妈妈，如果捂得太严、穿得太多，甚至可能引起中暑。因此，月子里防风应适度，不可太过。

▶▶▶ 原则3：防劳累

妊娠期间，准妈妈为了给胎儿输送营养已经消耗了大量精力，在经历了艰苦的分娩历程后，新妈妈的身体状况更是非常虚弱、疲乏。产后的新妈妈生殖道的伤口和肿胀充血情况需要调整恢复，各个脏器也处于较虚弱待调理休养的状态，全身内分泌也将经历一场重大调整，因此这时的新妈妈最需要的就是充分的休息，不能过于操劳。然而产后的新妈妈往往要肩负照顾新生宝宝的重担，为不时醒来哭闹的宝宝喂奶、换尿布，这让新妈妈感到殚尽力竭。研究表明，疲倦是造成产后情绪低落与抑郁的主要因素。因此，如果新妈妈过度操劳，就会导致睡眠不足，从而引起心情烦躁，严重者将可能导致产后抑郁症。这对宝宝的生长发育也十分不利。

要想避免让新妈妈太劳累，新妈妈和家人一定要多动脑筋。对于新妈妈而言，月子里应利用好一切时间休息，比如尽可能利用宝宝睡着的时间打个盹，避免为家中的其他杂事操劳。对于家人而言，则应尽量减少新妈妈的劳累。比如晚上让新妈妈早点入睡，家人先照顾宝宝，等到夜里宝宝醒来需要吃奶时，再将宝宝抱到新妈妈身边哺乳，然后再由家人安抚宝宝入睡；白天家人可以帮新妈妈为宝宝换尿布、洗澡等；避免吵闹，为新妈妈提供一个安静舒适的休息环境，让新妈妈好好地休息。

▶▶▶ 原则4：防营养过偏过剩

随着生活水平的提高和物质供应的日益丰富，现在月子里的新妈妈一般不用担心营养不足，营养补充反而十分讲究，各种补品一应俱全。这时，不得不提醒一下新妈妈，适当的营养补充是必需的，但同时也要防止补过了头。

营养学讲究各种营养摄取应均衡，如果人体内因缺少某种营养物质就会失去平衡而致病。同样的道理，人体内的某种营养物质过多，也会因失去平衡而致病，有些营养物质过量摄取不但起不到进补的效果，甚至反而会产生毒副作用。因此，月子里的新妈妈在饮食上应做到均衡摄取各种食物，防止某种营养缺失或过量。

另外，月子里的进补还容易造成新妈妈营养过度。有些新妈妈及家人为了加强营养，天天大补特补，再加上新妈妈产后胃口大开，使营养严重超量，有些新妈妈还会因不加节制地进食而导致体重猛增、变胖、腰围急速变粗。更为严重的是，新妈妈产后因过度进补导致的过胖很有可能会引发日后的多种疾病，如心肺功能异常、血管疾病及糖尿病等。因此，月子里的营养补充应适当，谨防过度。

▶▶▶ 原则5：防营养不良

产后的新妈妈由于身体本身的损耗比较大，再加上哺乳的需要，因此月子里对营养的需求比平时多得多。这时新妈妈身体的吸收能力极强，胃口也很好，如果顺其自然的摄入饮食，并不会造成营养不良。但有些新妈妈产后为了保持身材，而刻意减少食物的摄取量，肉蛋类食物吃得很少，甚至不吃营养丰富、产后必需的炖鸡、炖肉。这对新妈妈产后康复十分不利，会使身体一直处于更加亏空的状态，造成营养不良，甚至导致日后的身体虚弱。

从保健的角度来看，产后是个关键的进补时刻，不要为了漂亮而牺牲了自己一辈子的健康。产后适当发胖是正常现象，也是身体在积蓄体力精力、为日后长期照顾宝宝打基础。如果想恢复怀孕前的苗条身材，新妈妈可以等到过了月子阶段或哺乳期通过合理的运动锻炼来实现。月子里，新妈妈还是正常进食，补充体力和精力吧。

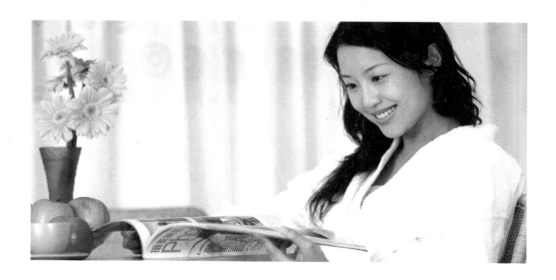

趁坐月子改善体质

随着生活方式的西化，很多新妈妈觉得中式坐月子很麻烦，甚至觉得月子坐不坐无所谓。其实，对于女性来说，产褥期的调养十分关键，能帮你改善不良的体质，让你变得更健康，还能改善孕前小腹不够平坦、胸部发育不良等问题。

▶▶▶ 改善体质的三大黄金时期

中医认为，人的体质是先天形成的，但与后天调养也有密切关系。在女性的一生中，有3个重要的改善体质的黄金时期，即青春期、产褥期和更年期。产褥期就是产后坐月子的阶段。如果你错过了青春期，不妨趁着坐月子时补一补，以帮助你改善不良体质、促进身体再次发育。与青春期、更年期相比，产褥期可以说是用时最短、调养效果最佳的阶段。

▶▶▶ 产褥期改善体质的原理

● 中医认为，分娩过后，女性体内的气血亏虚较多，特别是产褥期，由于身体处于较为虚弱的状态，而身体吸收能力更强，因此这时调养效果更好。

● 怀孕后，女性身体的各个系统为了宝宝的生长发育需要而产生了一系列的变化，其实这是在为坐月子期间改善体质创造条件。比如，怀孕期间，女性体内的激素分泌发生变化，尽管很多女性孕期会长斑。但一旦妊娠结束，在体内激素的作用下，很多女性产后皮肤都变得更细嫩、更有弹性。

● 怀孕期间时，女性的乳房会有经历再次发育的过程，再加上产后哺乳，很多产后的新妈妈乳房都比孕前大了许多，因此产褥期的适当调养还能起到丰胸的效果呢。另外，在怀孕期间，女性的子宫也会发生一些改变，因此痛经情况在产后也得到了改善。

▶▶▶ 月子里调养体质三项须知

产后进补不等于产后立即大补

在妊娠期间，为了保证胎儿的营养供给，准妈妈的新陈代谢都较为旺盛，属多气多血的热性体质。经历分娩之后，虽然准妈妈的气血损耗极大，但在产后一周左右，恶露仍未排净，体内的余热也未完全退去。而大多数补品又属于大热之物，因此在体内余热未消的情况下并不适合立即开始大补。

中药调养并非人人适用

产后，由于每个新妈妈的体质、身体状况均不相同，如果对于中药知识并不了解，那么调养时切不可道听途说地使用中药，以免因用错中药而对健康不利。

对于身体素质较好的新妈妈，适当调养就能让身体逐渐恢复，没有必要用中药。而对于气血损伤较大、身体很虚弱、产后恶露未净、气血未通、因感受外界邪气而引起各种产后病症的新妈妈，应先咨询中医医师再遵医嘱适当用药调养。

根据体质来调养

体质分为寒、热、虚、实4种，大部分人的体质类型是重叠的，但会随其他因素的变化而改变。而中医调养的重要原则是虚则补之、实则泻之、寒者热之、热者寒之。也就是说，调养身体要依据寒、热、虚、实不同的体质来进行。产后的新妈妈多数体质偏虚，因此调养时不用考虑实性体质。

● 寒性体质的新妈妈通常会有腹泻、四肢冰冷等表现，月子里进补需选温补的食物或中药。平时可适当多吃苹果、樱桃、草莓等水果，不宜吃绿豆、西瓜、苦瓜、梨、菠萝、杨桃、椰子、西柚、哈密瓜、冬瓜等寒凉食物，尤其是在北方或者寒冷的冬季分娩的新妈妈，更要注意避免多吃寒凉的食物。

● 热性体质的新妈妈，通常会有脸红、口干、手脚心热等表现，月子里进补需选择偏凉的补方药。饮食上，可适当多吃丝瓜、莲藕、橙子、葡萄、枇杷、油菜等食物，但不宜过多摄取酒、姜、荔枝、桂圆等热性食物。

● 体质偏虚的新妈妈，通常会有疲倦、腰膝酸软、精神疲惫等表现，可根据中医医师的意见选用中药。饮食上，可适当多吃些小米、糯米、黄米、红薯、山药、胡萝卜、香菇、豆腐、鸡肉、鲢鱼、黄鱼等食物加以调养。

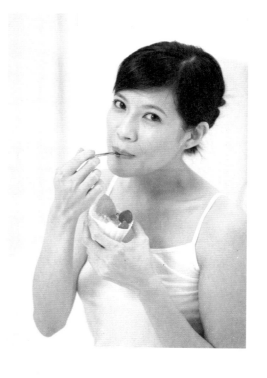

错误的月子老观念

分娩之后，新妈妈们随即面临的就是坐月子的问题。毫无疑问，月子还得坐，但是否要按照婆婆、妈妈的老规矩来坐就不一定了。因为传统坐月子也有不科学之处。下面就同新妈妈一起揪出传统月子的"小辫子"。

门窗紧闭不通风

传统观点认为，坐月子期间，不能受风受凉。因此，在坐月子时，家人就把屋子封得严严实实的，不但门窗紧闭，连窗帘都要拉上。另外，不论什么季节，长衣、长裤、帽子、围巾一样都不能少，就连炎热的夏季都不例外。之所以会这样做，主要原因还是老人们年轻时的经验和习惯。月子里防风防寒没错，但人们生活的环境也已经发生了很大变化，如今新妈妈坐月子的房间里密封性很好，也比较暖和，无论什么气候，只要避免对风直接吹就不会出现受风受凉造成的月子病。如果此时还像老一辈那样"捂月子"，则对新妈妈和宝宝都不利。

▶▶▶ 正确做法

● 保持室内空气流通。污浊的空气对新妈妈和刚出生不久的宝宝的健康都是有害的。分娩后新妈妈的身体虚弱，需要呼吸新鲜的空气；宝宝出生后生长发育很快，不仅需要充足的营养，也需要良好的环境，因此应保证宝宝在空气新鲜、通风良好、卫生清洁的环境中生长。

● 夏季每天至少通风1小时。夏季，门窗紧闭，必然会造成室内潮湿，并产生大量细菌，对人体十分有害。新妈妈和宝宝身体虚弱、娇嫩，抵抗力差，容易因病菌侵蚀而生病，因此应保持空气流通。通风时，新妈妈和宝宝可以暂时去其他房间，这样能避免对流风直吹身体。

● 注意保暖，但不要捂得太厚。坐月子时可以比平常多穿一点，但没必要捂得太多太严，尤其是夏季，更不要穿太多，以免影响汗液蒸发，不利于体内散热，从而造成产后中暑。

● 适当晒太阳。无论新妈妈还是宝宝，都需要经常晒太阳。这是因为阳光能促进身体的新陈代谢。如果整日不见阳光，就会阻碍新妈妈的恢复以及宝宝的发育，宝宝长期晒不到太阳，还容易患佝偻病。新妈妈坐月子期间，可以在窗户紧闭的情况下，多穿些衣服到窗前晒晒太阳。等到出了月子就可以到户外享受"日光浴"了。

月子妈妈不下床

新妈妈在经历了辛苦的分娩后，身体比较虚弱，机体功能暂时失调，通过充分的休息才能尽快恢复元气。传统观念认为，月子里的新妈妈必须卧床休息，并要在床上躺1个月才能出房门，吃喝拉撒全在床上解决，不离床、不下地。产后卧床休息的确很重要，但这并不等于就完全不下床。

▶▶▶ 正确做法

事实上，无论是自然分娩还是剖宫产，新妈妈在产后都应尽快下床活动，以防下肢血液循环不畅，从而导致下肢静脉血栓。另外，月子期间长期不下床活动，还可能导致下肢肌肉产生废用性萎缩，给今后正常生活带来很多麻烦。正确的做法是：

● 自然分娩的妈妈，可于产后6～8小时坐起来，12小时后可自己到厕所排便，第二天便可随意活动及行走；会阴侧切的新妈妈可以稍晚一些下床活动。自然分娩的新妈妈尽早下床活动，可促进身心恢复，并有利于子宫的复旧及恶露的排出，降低感染概率，有助于早日康复；另外，还可减少产褥期感染，促进膀胱排尿功能恢复，减少泌尿系统的感染，促进肠蠕动，增强胃肠功能，增进食欲、预防便秘。

● 剖宫产的新妈妈术后平卧8小时后，可以翻翻身，采取侧卧，术后24小时可以坐起，48小时后可以在床边活动，并开始哺乳。至于下床活动的时间，要根据新妈妈的身体情况而定。体质较差或经历难产手术后的新妈妈不可勉强过早下床活动。剖宫产术后早期下床活动，可减少肠粘连的发生，但注意开始时的活动时间不宜过长，因避免过度疲劳，之后再逐渐增加活动量。

/温馨提示/

早期下床活动并非过早进行体力活动

产后提倡早期下床活动，是指轻微的床边活动，并不是指进行体力活动，当然更不是过早地从事体力劳动。这是因为过早的体力活动或劳动易导致阴道壁膨出或子宫脱垂等不良后果，月子里新妈妈必须规避。

不梳不洗免受寒

传统观念认为，新妈妈月子里不能梳头，否则头发会大量脱落；也不能洗头、洗澡，以免因受风而引起头痛、生病。这种说法过于绝对，但也不是完全没有科学道理。

▶▶▶ **正确做法**

● 妊娠期间，准妈妈体内的激素水平发生了变化，头发的正常生长周期也延长了，不易脱落，因此头发会显得比孕前多；而分娩后，由于激素水平激素下降，头发的生长周期又缩短了，因此会有较多的头发脱落。这是正常现象，并不是因为梳头导致的。所以，月子里是可以梳头的。经常梳理头发，能促进头皮血液循环，使头发长得更好、不易脱发。

● 在产后1～2天内，由于新妈妈体力消耗较大，身体亏虚，易受寒凉，再加上排出的恶露量较多、会阴部损伤，因此不能马上洗澡。产后第3～4天，新妈妈的皮肤被汗水浸湿，全身发黏，阴道分泌物较多，容易引起细菌繁殖，从而致病，此时自然分娩的新妈妈可以用温水洗淋浴，但要保证浴室温度；还可用温开水或高锰酸钾洗液冲洗会阴部，以清除残留在外阴皱褶里的恶露、尿液等；产后乳腺分泌旺盛，新妈妈的乳头周围会有乳汁流溢，适时用温水洗澡擦身，可在一定程度上防止乳房细菌感染和乳腺炎。

● 产后，除身体及四肢外，头部的清洁也不容忽视。头部出汗后，若不及时清洗，新妈妈自己会感到有汗味、头发发黏，还容易造成头皮感染。但月子里的前几天并不宜洗头，最好过一段时间再开始洗头，一般隔五六天洗一次即可。洗头时注意要用温热水，不能吹风，清洗干净后，及时把头发擦干，梳理整齐。

月子期间禁刷牙

传统观点认为，坐月子期间不能刷牙，否则会造成牙齿酸痛、松动，甚至脱落。其实，这种说法毫无科学道理。

▶▶▶ **月子里不刷牙危害大**

新妈妈在月子里每天要进食大量的高糖、高蛋白食物，这些食物大多比较细软，食物残渣容易进入齿缝积存在牙齿的周围，从而为牙菌斑的形成提供条件。如果不刷牙，这些食物的残渣在细菌的作用下就会发酵、产酸、侵蚀牙齿，导致牙齿脱钙，引起牙周炎、牙龈炎、龋齿等疾病。另外，长期不刷牙，还容易造成口臭、口腔溃疡等。

▶▶ 正确做法

● 新妈妈在月子里一定要天天刷牙。只要体力允许，从产后第2天开始就应该刷牙，最好不超过3天。每天早晚、睡前各刷一次，如果有吃夜宵的习惯，吃完消夜后再刷一次，饭后应及时漱口。

● 新妈妈身体较虚弱，正处于调整中，对寒凉刺激较敏感。因此，刷牙时要用温开水，最好在刷牙前先将牙刷用温开水泡软，以防刺激牙齿、齿龈。

● 新妈妈产后如有牙齿松动的现象，一定要用软毛的优质牙刷刷牙。

● 从产后第3天开始可采用指漱的方法清洁牙齿，即先将食指洗净，再将纱布缠在食指上，把牙膏挤于食指的纱布上，再将食指放在牙齿上来回、上下擦拭，最后用手指按压齿龈几次。这样做可活血通络、坚固牙齿，防止牙齿松动。

● 从孕期开始一直到产后都应注意对钙的摄取，避免使牙齿受到损害。

产后早喝催奶汤

传统观点认为，产后新妈妈奶水较少，为了让宝宝早点吃上奶，新妈妈要多喝营养汤，以便尽快下奶。事实上，刚刚完成分娩的新妈妈催奶应慎重，并不适合马上进补猪蹄汤、鸡汤等营养汤。

分娩后，要想顺利下奶，必须让乳腺管全部畅通。如果在乳腺管没有全部畅通时，就开始进补各种催奶营养汤，而此时宝宝吃得较少，那么分泌出的多余乳汁就会堵在乳腺管内，严重者甚至会引起发热、急性乳腺炎等。因此，在产后的最初一段时间，必须先通过新生儿吸吮乳头使乳腺管全部畅通，同时宝宝的吸吮还能促进生乳素的分泌，新妈妈的乳汁量会逐渐增加。等到新妈妈的乳腺管全部畅通后再进补营养汤也不迟。另外，分娩中新妈妈的体力消耗很大，胃肠肌张力及蠕动也会减弱，往往需要一周左右的时间才能恢复，在这段时间里，新妈妈不宜进食油腻的鸡汤、鱼汤等营养汤。之后，再增加富有营养的汤品，以帮助下奶。注意，在煲汤时，应除去汤中的浮油，这样既能避免引起宝宝肠胃不适，也有助于新妈妈保持身材。

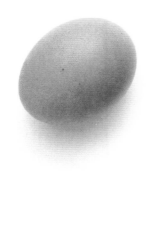
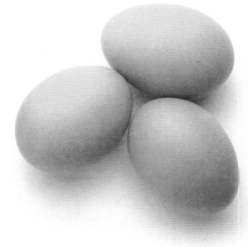

蔬菜水果不要吃

　　老一辈的人认为，蔬菜、水果较生冷，水气大，不适合月子里的新妈妈食用。但实际上，蔬菜、水果富含人体必需的多种维生素、矿物质和膳食纤维，有助于恢复胃肠道功能，增进食欲，促进人体对糖分、蛋白质的吸收利用，还能预防便秘。因此，月子里不吃蔬菜水果是不对的。产后，可以先从每天半个水果、每餐100克蔬菜开始，之后逐渐增加到每天1～2个水果、每餐200克蔬菜，最后逐渐过渡到正常饮食。需要注意的是，产后一周内暂时不宜吃寒性大的蔬果。

新妈妈免盐多鸡蛋

　　传统观点认为，新妈妈在产后头几天不能吃盐，否则身体会浮肿；鸡蛋可以补血，是滋补身子的最好食品，因此吃得越多越好，会促进新妈妈元气恢复。

　　产后，新妈妈的身体还存在一定程度的钠潴留，需要尽快排泄出来。如果新妈妈吃盐多，过多地摄入了钠离子，就会加重肾脏负担，加重水肿。因此新妈妈饮食应清淡、少盐，但一点盐都不吃就不对了。这是因为产后出汗多，乳腺分泌旺盛，新妈妈身体本身需要一定的水和钠盐。另外，饭菜过淡会影响新妈妈食欲，会使新妈妈感到身体无力，这样必然会影响身体恢复和乳汁分泌。因此，产后适当少吃盐，但并非越淡越好甚至完全无盐。家人在给新妈妈准备饮食时，可适量放一些盐，以免月子里出汗过多造成身体脱水。另外，可以把家里的普通钠盐换成低钠盐，这种低钠盐口感比普通钠盐相对重一些，既不会丧失食物的口感，又不会使新妈妈摄入过多的盐分。

在生活水平不高的年代，营养丰富、容易消化吸收的鸡蛋是公认的月子里的理想食物，这种观点一直被延续到现在。鸡蛋的确营养丰富、易于吸收，适合新妈妈适量食用，但并非吃得越多就越好。鸡蛋如果摄入过多，不但无法吸收，还会导致消化不良，加重肝肾负担，引起身体发胖，还会影响对其他食物的摄取。一般来说，每天给新妈妈吃2~3个鸡蛋就足够了。

月子必备麻油鸡

麻油鸡历来是我国南方民间坐月子的主食。一般认为，产后多吃麻油鸡可以补充气血、填补身体的亏虚，能使身体尽快恢复元气。麻油中富含的不饱和脂肪酸，在人体内可以转化为前列腺素，前列腺素能促使宫缩及恶露排出，帮助子宫尽快复原，同时还能软化粪便，预防产后便秘。虽然麻油鸡的确对产后滋补具有积极意义，但并非人人适用，也并非任何时候坐月子都必须食用。

有些新妈妈产后胃口不开，一时还吃不下麻油鸡，这时不必强迫新妈妈食用，不妨考虑其他营养丰富的替代品。如果坐月子赶上了盛夏时节，也不必非要让新妈妈吃麻油鸡。另外，需要注意的是，由于月子里新妈妈普遍运动较少，如果在产后进补麻油鸡过多，就会因摄入大量油脂而造成营养过剩，因此食用麻油鸡不可过量。

奶不胀不抱仔

老一辈人认为，"奶不胀不抱仔"，意思是说奶胀了才能喂奶。

这种做法并不科学。新妈妈应按需哺乳，只要宝宝要吃，就应满足。尤其是产后5~7天内分泌的乳汁具有高营养和高免疫力的双重优势，宝宝吃了有助于建立起最初的免疫功能，日后不容易形成肥胖体质，也不易患糖尿病、冠心病以及湿疹、哮喘等过敏性疾病。

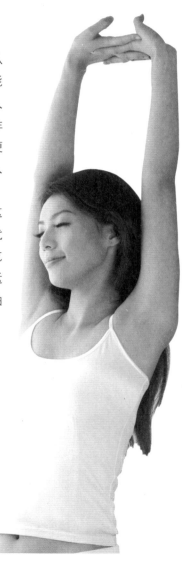

月子里的起居常识

妈妈宝宝多亲近

医学研究发现，新生儿对亲人，尤其是对母亲的抚爱有一定的警觉和反应。由于刚刚出生不久的新生儿在感情上还处于一个敏感阶段，因此早期的情感交流对培养新生儿的良好情感和情绪十分有益，还能养成宝宝对亲人的感情依恋，促进亲子关系。现代医学主张，产后，新妈妈应尽快与新生宝宝进行皮肤接触，最好是在产后30～45分钟内进行。

目前，国内的大多数医院都能做到产后母婴同室。因此新妈妈在产后，在条件允许的情况下，如果医护人员将宝宝抱到你身边，要立即抓住时机与宝宝亲近一下，可以抱抱他、吻吻他的额头、轻轻地呼唤他、用手轻轻碰碰他的脸颊、与宝宝温柔地对视等，或者也可以解开衣服让宝宝贴一贴自己的肌肤。

对于宝宝而言，这种声音、气味、肌肤接触以及爱抚不仅能增进与妈妈之间的感情、培养宝宝良好的情绪情感，还能帮助宝宝更好地适应环境。对于新妈妈，这样的感情交流有助于新妈妈的出血情况较早停止，并促进宫缩，保持心情平静，更有利于内分泌的尽早调整，还有助于乳房更好地泌乳，对日后的哺乳十分有益。因此，建议新妈妈千万不要错过产后最初几个小时与宝宝的亲近时机。

新妈妈的身体状况

一般情况下，产后的新妈妈身体都处于比较虚弱的状态，有些新妈妈还会有些疼痛和不适。具体表现如下：

● 新妈妈产后一般会疲劳无力，还比较嗜睡。

● 会感觉有些腹痛，这是胎盘剥离子宫后留下的伤口造成的，一般会在愈合过程中疼痛几天。

● 采取剖宫产分娩的新妈妈腹部伤口也会感觉疼痛。

● 做过会阴行侧切术的新妈妈，会阴部会有肿胀感和疼痛，起身或坐起时疼痛会加剧。

● 乳房开始有肿胀感，这是乳腺管在为开始泌乳作准备。

● 产后，身体处于调整状态，在最初几天内，新妈妈食欲也会不太好。

以上这些都是产后的正常表现，随着身体的复原，这些不适很快便会消失。如果产后新妈妈出现发热、大出血以及难以忍受的疼痛等情况，那么一定要马上找医生检查。

新妈妈要多休息

产后，大多数新妈妈都会极其疲乏，加上产后马上又会经历内分泌的大调整，因此身体十分脆弱，急需通过休息来恢复体力精力，并保证内部各器官功能的平衡。

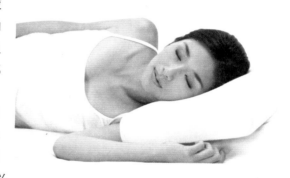

如果宝宝不在身边，新妈妈要利用条件赶紧休息，以便尽快恢复体力。如果宝宝在身边，则应在宝宝睡着时抓紧时间休息，不要因为过度兴奋或不安而睡不着觉，要努力保持平静。刚出生不久的新生儿一般每隔20～40分钟就会醒来一次，醒来时会不时哭闹，往往会影响新妈妈休息。因此，除了让家人帮忙外，新妈妈自己也要学会抓紧时间睡零觉，不要指望有足够的时间能让你好好地睡上一觉。

乳头异常早矫正

有些女性的乳房存在一些先天的缺陷，如乳头扁平、凹陷等。产后，这样的乳头常导致宝宝无法含住，不能吸吮，造成哺乳困难。另外，乳汁分泌旺盛的新妈妈，还容易造成乳汁淤积，引起乳腺炎。

要想改善乳头扁平或内陷，在怀孕期间就应该注意矫正。比如，在平时清洗乳房时，可经常用手夹住乳头向外牵引，久而久之，乳头自然就向外凸出了。如果产后乳头仍然扁平或内陷，新妈妈可经常用玻璃乳头罩将乳头罩住，不断用力捏、松橡皮头，以便将乳头向外吸出。

妈妈开奶宜早些

宝宝一降生，便已经具备了觅食、吸吮和吞咽反射。这时，只要将宝宝抱到新妈妈身边，宝宝自然会吸吮乳头吞咽乳汁，这样，新妈妈的泌乳、排乳反射也形成了。新妈妈的这两个反射应尽早建立，因为反射建立得越早、越快，下奶就越早，奶水也越多。以前主张在宝宝出生后4～6小时才开奶的哺乳方法是不科学的，不利于母乳喂养。如果不尽早开奶，很多宝宝，尤其是早产儿、巨大儿，可能会出现低血糖现象，甚至危害健康。现在，不仅认为应该早开奶，而且只要宝宝想吃，新妈妈就应立即给他吃。只有这样，新妈妈时时受到宝宝吸吮乳头的刺激，泌奶量才会越来越多。

出院前的准备

很多新妈妈出院前，由于缺乏经验，在面临出院时往往会感到紧张，不知道该怎么做。那么，新妈妈出院前到底该做哪些准备呢？

▶▶▶ 向医护人员咨询

对于自己不懂的问题，在出院前要详细咨询医护人员，比如，出院后个人卫生的注意事项有哪些、如何防治月子病、该吃些什么药、怎样保健、平时日常起居要注意哪些问题、什么时候来医院检查、什么时候给宝宝预防接种等。另外，还要咨询各种哺乳和护理方法。例如，怎样给新生儿洗澡，怎样给新生儿穿衣换尿布，新生儿的房间环境应该注意哪些，母乳喂养时应该注意哪些，怎样防治新生儿期的常见疾病等。

▶▶▶ 准备好出院回家的物品

出院前还要准备好新妈妈自己的衣物以及新生宝宝的衣服物品。

新妈妈

● 如果出院时天气比较寒冷，新妈妈要给自己准备一身棉质的对襟内衣，这样便于途中给宝宝喂奶。

● 由于新妈妈身体还未完全复原，因此穿的衣服要宽大一些，不要过紧过小。

● 为防止风吹，可适当加一件风衣或宽大的外套，最好备一顶帽子或一条围巾。

- 新妈妈穿的鞋子一定要柔软舒适，最好穿宽松舒适的平底鞋，避免穿沉重的皮鞋或高跟鞋，以免身体不稳或双脚不舒服。

小宝宝

- 小宝宝穿的内衣也一定要是柔软的纯棉质地的，避免有太硬的纽扣，以防硌到宝宝。

- 回家途中可以使用纸尿裤，也可以使用纯棉布的尿布。如果用纯棉布的尿布，捆绑时最好用松紧带，而且不要捆得太紧。

- 刚出生不久的小宝宝不必穿鞋，只要用一块小方被包裹起来就可以了。天气寒冷时，要用小棉被；暖和时，用一个小夹被就行了。但注意包裹时不要包得太紧，以免宝宝不舒服。

回家途中免颠簸

在分娩过程中，新妈妈的子宫、会阴都会留有创伤。到了产后出院回家时，新妈妈的这些伤口虽然已初步愈合，但还未来得及复原。因此在回家的路上要注意不要让新妈妈过于颠簸，以免导致子宫、会阴部的伤口再出血。可以让司机慢点开，尽量避开坑洼不平的道路，以减少颠簸；另外，最好在新妈妈的座位上垫个软垫或软被，以减少途中颠簸。

关注恶露流出量

产后3天内，新妈妈的恶露流出量较多，一般相当于平时月经较多时的量。如果发现量特别大、恶露颜色鲜艳、有哗哗流个不停的现象、新妈妈自身出现头晕无力症状，就要马上通知医生。因为这可能是阴道伤口没有缝合好或子宫有出血伤口引起的，严重时可能会引起产后大出血，甚至危及生命，因此不可大意。

清洁会阴保卫生

产后，大多数新妈妈的会阴部会有不同程度的损伤，尤其是做了会阴侧切术的新妈妈，会阴部位的创伤更为严重。产后最初的几天，会有恶露不断流出，这本身就是对会阴的刺激；再加上会阴部离肛门和尿道较近，更易受到大小便的污染刺激。因此，会阴部十分容易受感染。这样看来，做好会阴部的卫生清洁护理就显得尤为重要。

每天用1∶5000的高锰酸钾溶液冲洗会阴部的伤口至少两次，大小便后也要用温开水从前向后清洗外阴部。新妈妈用于清洗的器皿应消毒干净，不可与其他人混用，以防交叉感染。另外，还要勤换卫生护垫。产后42天内应禁止性生活。

慎用空调和电扇

新妈妈产后身体耗损较大，正处在重大调整状态中，身体虚弱，对风寒的适应能力差，如果不慎被风直吹或者室内温度太低，都有可能导致习惯性头痛、关节痛等病症。因此，一般情况下，不建议新妈妈居住的房间使用空调、电扇。

如果是在盛夏坐月子，屋里太过闷热会导致新妈妈中暑。这时，家人可将窗户斜着开半扇，让自然风斜着吹进来，这样既可保持室内通风，又可使室内的空气随时保持新鲜。如果开窗通风依然没有效果，可将电扇打开对着墙扇风，以便使室内空气得以流通，但一定不能吹着新妈妈和宝宝；也可以将空调调到稍低于常温的温度，但不能调的太低，也不要对着新妈妈吹。不论是风扇还是空调，吹一会儿后，等到温度降下来了就要关上，不要吹得太久。

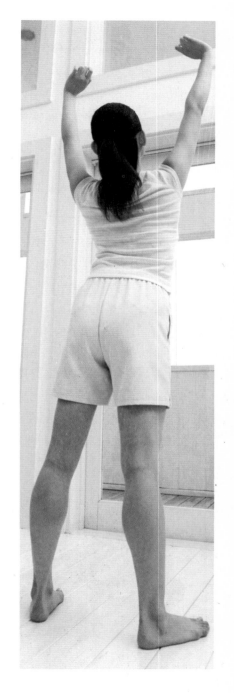

妈妈月子少外出

产后，新妈妈身体较虚、对外界风寒暑湿的耐受能力较差，一旦外出，容易受风、着凉或中暑致病。另外，外出还会耗费新妈妈的较多精力和体力，而新妈妈本身已消耗很大，更需要休息和静养。因此，月子里如果没有特别的原因，最好不要外出，以免惹病上身。

少看电视和书籍

新妈妈在产后最初的几天里，应以卧床休息、充分睡眠、合理膳食为主，以便尽早为身体补充体力，尽早痊愈。产后三天左右，如果新妈妈感觉恢复了一定的体力时，除了哺乳、照顾宝宝、饮食与休息外，也可以适当地增加一些文娱活动，如看看书、看看电视等。通过看书或欣赏一些自己喜欢的娱乐节目，可以调节紧张不安的情绪，时刻保持愉快开朗的心情。另外，适当看电视还可以帮助新妈妈了解一些最新发生的事件，不至于因为和社会、工作脱节而变得抑郁。因此，适当看看书、看看电视，对新妈妈是有好处的。但需要注意的是，一定要把握好度。

看书不仅需要新妈妈集中注意力，使身体处于相对静止的状态，还需要开动大脑进行思考，本身耗费精力比较多，这对正处在调整状态的新妈妈会有一定影响。因此，还是建议新妈妈产后少看书为好。

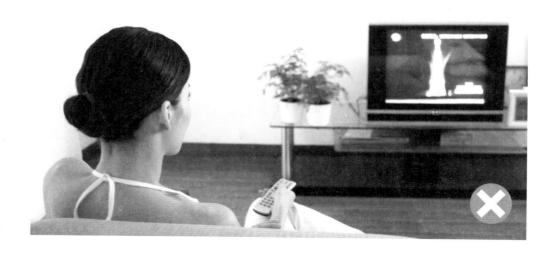

另外，新妈妈看电视的时间也不宜过长，距离不能太近，避免使眼睛过于疲劳；饭后不要立即看电视，以免造成供给胃肠的血流减少，影响新妈妈的消化吸收；避免看惊险恐怖类的电视节目，以免扰乱新妈妈的情绪和内分泌；小宝宝的神经尚未发育成熟，不能受到任何刺激，因此不要让电视的噪音影响到宝宝。总之，为了新妈妈的健康，最好是少看电视。

月子里免碰凉水

新妈妈在月子里最好不要碰凉水，这是因为寒凉可能会通过关节侵入体内，从而导致日后关节疼痛，严重者甚至会出现关节屈曲。更不能喝凉水、吃冷饮，否则后果更为严重。因此，建议产后的新妈妈最好不要碰凉水，是虚寒体质者更应注意。

给双脚做好保暖

月子里要注意脚部的保暖，脚部穴位较多，尤其是脚底的涌泉穴，是足少阴肾经的源头，而肾最怕寒凉，因此要想保持肾脏健康，就要做好双脚的保暖工作。月子里，如果在冬天和春天寒气较重的时候，新妈妈下床活动，应穿上袜子，这样有助于防风防寒；如果是在夏天，可以不穿袜子，直接穿柔软的能包住脚跟的布拖鞋即可，注意一定不要让光脚暴露在风下，更不要光脚在地板上走。另外，最好能经常用温热水洗洗脚，这样不仅有利于卫生，还有助于保持体内血脉畅通，使新妈妈更舒适，但洗脚水一定不能过凉。

生冷水果要少吃

月子里，新妈妈虽然可以适量吃些蔬菜水果，但对于梨、西瓜等生冷水果一定要尽量避免食用，以免让新妈妈本来就虚寒的身体雪上加霜。另外，即使是属性不太寒凉的水果，最好也不要直接生吃，对于怕冷的新妈妈而言，将蔬果煮熟了连汤带果肉一起吃下会更好。

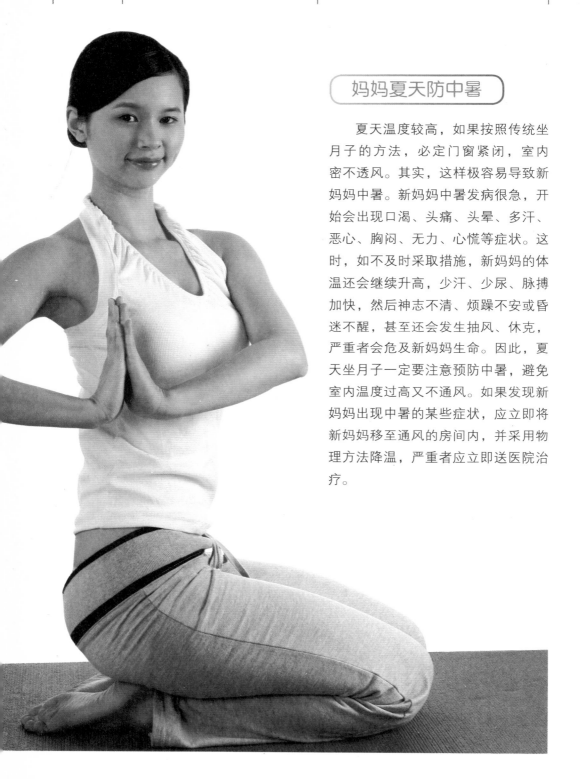

妈妈夏天防中暑

夏天温度较高，如果按照传统坐月子的方法，必定门窗紧闭，室内密不透风。其实，这样极容易导致新妈妈中暑。新妈妈中暑发病很急，开始会出现口渴、头痛、头晕、多汗、恶心、胸闷、无力、心慌等症状。这时，如不及时采取措施，新妈妈的体温还会继续升高，少汗、少尿、脉搏加快，然后神志不清、烦躁不安或昏迷不醒，甚至还会发生抽风、休克，严重者会危及新妈妈生命。因此，夏天坐月子一定要注意预防中暑，避免室内温度过高又不通风。如果发现新妈妈出现中暑的某些症状，应立即将新妈妈移至通风的房间内，并采用物理方法降温，严重者应立即送医院治疗。

新妈妈的月子饮食

坐月子，饮食非常关键。吃好了，妈妈健康，奶水足，宝宝也白白胖胖；吃得不好，妈妈宝宝健康都会受到影响。那么新妈妈在月子里究竟应该怎么吃呢？

▶▶▶ 产后饮食这样安排

● 产后第一餐，以易消化的流食或半流食为主，如牛奶、红糖水、藕粉、蒸蛋羹、小米粥等。

● 产后第二餐，如果新妈妈胃肠消化功能较好，就可开始进食普通饮食，如煮鸡蛋、蒸蛋羹、较软的汤面、蔬菜汤等。但要注意，烹饪食物时不能加太多油，以免乳汁中脂肪含量过高而引起宝宝腹泻。

● 每天应少量多餐，可以在原来一日三餐的基础上加早点、午点和夜宵。

▶▶▶ 产后饮食五要点

每餐饮食量不宜过多

产后经常饮食过量，并不利于产后恢复，而且还会让新妈妈在孕期体重增加的基础上进一步肥胖。对于母乳喂养的新妈妈而言，饮食量比孕期稍增即可，千万不要每顿饭都吃到撑。

多摄入流质及半流质饮食

对于哺乳的新妈妈而言，乳汁的分泌会增加新妈妈对水分的需要量。此外，新妈妈大多出汗较多，体表的水分挥发也比平时多。因此，新妈妈饮食中的水分可以多一点，如多喝汤、牛奶、米粥等。

食物种类应多样化

产后饮食不宜过于单一，不要偏食，以免造成营养过偏或营养不良。除了过于寒凉、刺激的饮食外，其他各类食物最好都能摄取一些。进食的品种越丰富，营养就越均衡和全面。因此，新妈妈每周的菜谱应有多种花样且不断翻新，这样才有利于新妈妈的恢复以及宝宝的成长。需要提醒的是，在烹调方法上，最好选择蒸、炖、焖、煮等方式，避免采用煎、炸的方法。

食物应细软、易消化

产后由于体力严重透支，很多新妈妈会出现牙齿松动的情况，如果吃的食物过硬，不但不利于牙齿，也不利于消化吸收。因此，新妈妈的饭要煮得软一点，忌油炸及坚硬、带壳的食物。

饮食宜清淡

产后，新妈妈胃肠虚弱，不宜再像怀孕时那样为了满足口欲而无所顾忌。这时如果再吃一些重口味的食物，将会严重影响新妈妈的健康。比如，辛辣、酸涩的食物会刺激新妈妈虚弱的胃肠，引起便秘等不适；摄入过多甜食，会影响食欲，并造成脂肪堆积而引起产后肥胖；过咸以及盐渍的食物会影响新妈妈体内的水盐代谢；咖啡及含香辛料的食物可通过乳汁进入宝宝体内，影响宝宝的健康发育。

▶▶▶ 产后多吃哪些食物

含铁丰富的食物

产中及产后出血、哺喂等，都容易造成新妈妈贫血，因此月子里补铁显得尤为重要。平时可在日常饮食中多吃一些富含铁质的食物，如动物血、动物肝脏、瘦肉、蛋黄、鱼类、菠菜等，可在一定程度上预防产后贫血。

富含蛋白质的饮食

蛋白质是新妈妈月子里必需的营养物质，也是乳汁的主要成分之一，因此新妈妈要比平时多摄入一些蛋白质。饮食中可多一些鸡、鱼、瘦肉、动物肝脏等富含优质蛋白的食物。但蛋白质不可过量摄取，否则会加重肝肾负担，还易造成肥胖，一般每天摄入90～95克蛋白质就足够了。

含钙丰富的食物

采取母乳喂养的新妈妈对钙的需求量很大，因此应注意补充。建议新妈妈每天至少喝250毫升牛奶，也可适量饮用酸奶；还要适量食用豆类食品；多选用奶酪、海米、芝麻等食物。

如果对钙的需求较大，最好在医生的指导下补充钙剂。另外，新妈妈月子里还应适当晒太阳，以促进钙的吸收。

富含必需脂肪酸的食物

必需脂肪酸是宝宝大脑发育所必需的物质，尤其是不饱和脂肪酸，对婴儿中枢神经的发育特别重要。因此，哺乳妈妈为了保证必需脂肪酸的摄取，一定要多吃富含必需脂肪酸的食物，如鱼肉、牡蛎等。但必需脂肪酸的摄取也不能过量，否则会使乳汁中脂肪含量过高，造成宝宝腹泻、肥胖；哺乳妈妈本身也会发胖，甚至产生脂肪肝。

月子里的饮食禁忌

民间坐月子，在饮食方面的讲究颇多，新妈妈往往这不能吃，那也不能吃。于是，很多新派妈妈嫌老式月子忌口太多，饮食太单调，她们更主张月子里饮食丰富。那么，月子里到底该不该忌口？又有哪些饮食禁忌呢？还是先看看下面的内容吧！

▶▶▶ 忌食辛辣燥热的食物

产后新妈妈大量失血、出汗，再加上组织间液也较多地进入血液循环，因此机体阴津明显不足，而辛辣燥热的食物却会伤津耗液，使新妈妈上火，导致口舌生疮、大便秘结或痔疮发作，而且还会通过乳汁使婴儿内热加重。因此新妈妈应忌食辣椒、胡椒、葱、大蒜、韭菜、小茴香、酒等。

▶▶▶ 忌坚硬、粗糙、生冷及易引起过敏的食物

新妈妈脾胃功能尚未完全恢复，如果饮食过于坚硬粗糙，人体很难消化吸收，不利于新妈妈产后恢复；而过于寒凉的食物则会损伤脾胃，影响消化，更可怕的是生冷食物易致淤血滞留，可引起新妈妈腹痛、产后恶露不绝等；海鲜等容易引起过敏的食物最好也不要吃，否则可能引起过敏或是细菌感染，直接影响到接受母乳喂养的宝宝的健康。另外，新妈妈尽量也不要吃存放时间较长的剩饭菜。

▶▶▶ 忌过于酸咸的食物

咸味食物容易使水分积聚，影响身体水分排出，咸味食物中的钠离子更易增加血液的浓稠度，导致血液循环减缓，从而影响新妈妈的新陈代谢。因此，新妈妈坐月子期间最好避免过咸的食物。

由于新妈妈身体各部位都比较弱，需要有一个恢复过程，在此期间极易受到损伤，而酸性食物会损伤牙齿，使新妈妈日后留下牙齿易于酸痛的隐患。食用醋中含3%~4%的醋酸，若仅作为调味品食用，与牙齿接触的时间很短，不至于引起不良反应，反而可以促进食欲。但有些新妈妈为了产后迅速瘦身，喝醋减肥，这样就会严重影响健康。

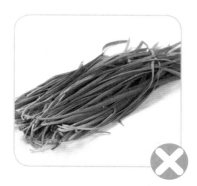

▶▶▶ 忌食过于油腻的食物

产后的新妈妈胃肠蠕动功能较弱，活动也较少，如果食用太多油腻的食物，可能会引起消化不良等问题，尤其是在产后的最初几天。此时，应避免吃难以消化的油炸食物以及鸡、猪蹄等含脂肪较高的食物，以免增加肠胃负担。

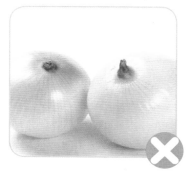

▶▶▶ 忌产后立即服用人参

人参是大补元气的药物，含有多种有效成分，这些成分不仅能促进血液循环、加速血液流动，还能对人体产生广泛的兴奋作用，其中对人体中枢神经的兴奋作用会导致服用者出现失眠、心神不安、烦躁等不良反应。如果新妈妈产后急于用人参进补，那么不仅无益反而有害。这是因为，在分娩过程中，女性内外生殖器的血管多有损伤，服用人参，有可能会影响受损血管的自行愈合，造成血流不止，严重者甚至出现大出血；另外，刚生完孩子的新妈妈，精力和体力消耗很大，最需要卧床休息，如果此时服用人参，反而会因人参的兴奋作用而难以安睡，影响精力的恢复。

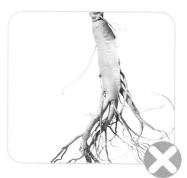

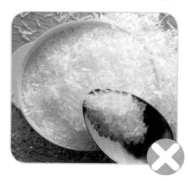

因此，新妈妈在产后一周内，都不要服用人参。一周后，如果新妈妈的伤口已经愈合，此时适量服点人参，有助于体力恢复，但不可过量，用药前最好咨询中医医生。

▶▶ 忌吃味精

味精的主要成分是谷氨酸钠。一般，成人摄取谷氨酸钠是无害的。但对于婴儿来说，尤其是12周内的婴儿，过量摄取谷氨酸钠会严重影响其发育。这是因为谷氨酸钠能与婴儿血液中的锌发生特异性的结合，生成不能被机体吸收的谷氨酸，同时使锌随尿排出，从而导致婴儿缺锌，这样一来，婴儿不仅易出现味觉差、厌食等症状，而且还可能造成智力减退、生长发育迟缓等不良后果。

对于产后哺乳的新妈妈，如果饮食中摄入了过多的味精，谷氨酸钠就会随乳汁进入宝宝的体内。因此，为了宝宝的健康，哺乳期的新妈妈应忌吃味精。

▶▶ 忌食大麦及其制品

大麦以及大麦芽、麦乳精、麦芽糖等大麦制品，具有回乳作用，如果产后新妈妈正在采取母乳喂养，那么应忌食此类食物。

月子里的最佳食材

▶▶ 红糖

红糖是从甘蔗和甜菜中提取的粗制糖，营养丰富，含有核黄素、胡萝卜素及锌、铁等营养成分，比较适合新妈妈产后进补。红糖的主要成分是蔗糖，进入人体后，蔗糖会被分解成葡萄糖和果糖，对新妈妈十分有益。

优势功效

新妈妈月子里适量摄入红糖对产后恢复较有益处。红糖具有祛风散寒的功效，可驱散新妈妈体内的寒凉；红糖富含铁质，具补血作用，尤其适合产后失血过多的新妈妈；红糖具有活血化瘀、镇痛的作用，对产后淤血导致的腰酸、小腹痛、恶露不净具有不错的改善效果；红糖有健脾暖胃化食的功效，可增进新妈妈食欲、促进消化；红糖具有利尿作用，可使新妈妈排尿通畅。

注意事项

● 红糖不宜直接食用，最好是煮成红糖水饮用。由于红糖中杂质较多，因此应先将红糖放在容器中隔水蒸45分钟，经高温消毒后再给新妈妈服用。

● 服用红糖不可过量，时间也不可过长，否则会增加血性恶露，而且如果是在夏天，还会使新妈妈出汗增多而导致体内盐分不足。

▶▶▶ 生姜

生姜中所含的成分与其他食物所含的营养成有所不同，并不以维生素、矿物质等见长，生姜最具代表性的成分就是姜烯、姜油醇以及姜油酚。这些成分使生姜具有极强大的杀菌力，能中和自由基、抗氧化，还能促进胃液分泌、帮助消化、活化新陈代谢，对妊娠高血压比较有效。另外，中医认为，生姜有疏风散寒、祛风保暖、健胃止呕的功效，能促进血行。生姜对产后因体虚血弱、风多血少、肢体恶寒的新妈妈十分有益，可温阳散寒，从而减轻不适。

新妈妈摄取生姜时需要提醒以下几点：

● 生姜属于辛温之物，因此新妈妈每次吃姜不宜过多。如果恶露突然增多或颜色变鲜红，应暂时停止吃姜或减少姜的摄取量。

● 生姜表皮中含有大量的营养成分，食用时应尽量少去皮，避免损失营养。

● 为产后新妈妈炖汤、炒菜时，都可配姜使用。

▶▶▶ 鸡蛋

鸡蛋营养丰富，尤其是蛋白质的含量特别高，此外还含有卵磷脂、卵黄素及多种维生素和矿物质，能很好地满足产后新妈妈的营养需求。而且鸡蛋比较容易消化，适合产后胃肠虚弱的新妈妈食用。需要注意的是，鸡蛋虽然营养，但不可过多食用，以免造成体内蛋白质过剩，引起其他营养素的缺乏，从而造成生理失调，增加肝、肾的负担。月子里长期大量吃鸡蛋还会引起消化不良，甚至导致胆固醇增高，诱发胆囊炎。一般情况下，新妈妈每天吃2~3个鸡蛋就足够了。

▶▶▶ 小米

我国民间坐月子，小米是必备的传统食物。中医认为，小米具有养心安神的功效，能帮助产后的新妈妈稳定情绪、促进睡眠。现代营养学认为，与大米相比，小米中B族维生素和铁的含量更高，对新妈妈恢复体力、刺激肠蠕动、增进食欲大有裨

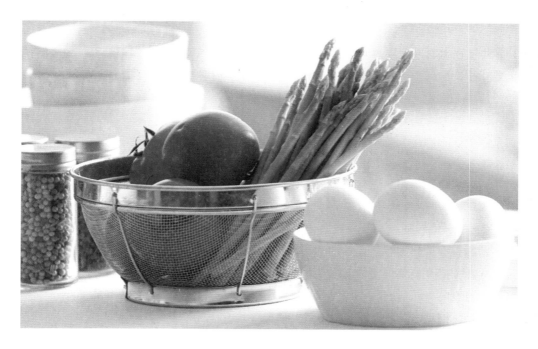

益。不过，虽然小米比较有营养，但也不可让月子里的新妈妈只吃小米粥，否则无法满足其他营养需要。另外，给月子里新妈妈吃的小米粥不宜熬得太稀。

▶▶▶ 炖汤

各种汤品是产后新妈妈的必备饮食。在产后的最初几天并不适合给新妈妈进补各种荤汤，最好以豆腐汤、蔬菜汤为主。过一段时间后再逐渐添加鸡汤、猪蹄汤、鱼汤、排骨汤等滋补汤，这些汤不仅能促进新妈妈的体能恢复，还有助于刺激乳汁的分泌而起到催乳的作用。如果新妈妈某一种汤喝腻了，还可将多种汤品互相调换着喝。

▶▶▶ 鱼肉

鱼肉味道鲜美，还含有丰富的蛋白质、钙、维生素A、维生素D等营养成分，对新妈妈产后恢复大有助益。

产后催乳首选鲤鱼、鲫鱼。鲤鱼富含人体必需的氨基酸、矿物质、维生素A、维生素D，能促进新妈妈子宫收缩，还能催乳、利尿；鲫鱼含大量的钙、磷以及蛋白质、维生素A等，易于消化吸收，对产后新妈妈来说，具有补虚下乳的作用。炖汤是烹制鱼肉不错的方式，最好连汤带肉一起吃。

▶▶ 动物肝脏

中医历来有"以脏养脏"的说法，在妊娠、分娩过程中，新妈妈的肝脏发生了较大变化，产后急需调养以恢复功能。而动物肝脏具有养血补肝、清心明目、补益五脏的作用，无疑是产后新妈妈最理想的补血佳品之一。

现代营养学认为，动物肝脏含有丰富的铁，适量食用可调节和改善产后贫血者造血系统的生理功能。动物肝脏含有大量的维生素A，可维持生殖功能，保护眼睛，维持正常视力，防止眼睛干涩、疲劳，而产后的新妈妈生殖器官损伤较大，正好可以通过摄取动物肝脏来修复。另外，哺乳妈妈适量摄取富含维生素A的动物肝脏，对小宝宝的视力发育具有较好的促进作用。因此，建议产后有气血虚弱、营养不良、面色萎黄、贫血及贫血导致的视力减退、眼睛干燥等症状的新妈妈适量食用动物肝脏。

新妈妈食用动物肝脏时需要提醒以下两点：

● 肝脏是动物体内最大的毒物中转站和解毒器官，买回来的鲜肝不要急于烹调，而应把肝在水龙头下冲洗10分钟，再放在水中浸泡30分钟，然后再开始烹调，以免肝脏内残留的毒素进入新妈妈体内，影响母婴健康。

● 动物肝脏中的胆固醇含量很高，过多摄入可能会导致动脉硬化。因此，新妈妈食用动物肝脏应适量，而患有高血压、高胆固醇血症、肝病、冠心病的新妈妈最好避免食用。

▶▶ 海带

海带富含膳食纤维和碘。其中，膳食纤维能促进胃肠蠕动，防止产后便秘；碘则是制造甲状腺素的主要原料，新妈妈适当吃些海带，可增加乳汁中碘的含量，有利于新生儿身体的生长发育，还可预防因缺碘引起的呆小症。

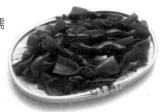

▶▶ 胡麻油

胡麻油是由胡麻榨取而来的，其主要成分是维生素A、维生素E以及油酸、亚油酸等不饱和脂肪酸。这些不饱和脂肪酸在胡麻油中的含量极高，进入人体内还可转化成前列腺素，从而促进新妈妈子宫收缩，调节体内脂质代谢，预防血栓形成。新妈妈适量摄取胡麻油，可促进产后恶露排出及子宫复旧。胡麻油的特殊香味及不油腻的特性，还可使新妈妈胃口大开，保持良好的食欲。我国南方民间坐月子最常食用的麻油鸡就是用胡麻油制成的。

▶▶▶ 海参

中医认为，海参是一种优质滋补品，具有滋阴补肾、养血益精的功效，非常适宜产后体虚和产后便秘的新妈妈使用。另外，营养学研究表明，海参是一种高蛋白低脂肪的食物，产后新妈妈适量食用，对身体恢复十分有益。

▶▶▶ 鸡肉

鸡肉是新妈妈月子里不可缺少的食物。鸡肉营养丰富，适合新妈妈进补。鸡肉富含磷脂类，是人体磷脂的重要来源之一，而磷与钙是一对好搭档，适当补磷有助于钙的吸收，可预防新妈妈缺钙；鸡肉的蛋白质含量较高，而且容易被人体消化吸收，可增强体力、强壮身体；鸡肉含有大量的维生素A，对保护视力、维护皮肤及黏膜健康具有不错的效果。

中医认为，鸡肉有温中散寒、补虚益气、健脾胃、活血脉、强筋骨的功效，尤其适合产后有营养不良、贫血、虚弱、畏寒怕冷、乏力疲劳等症状的新妈妈食用。

新妈妈食用鸡肉时需要提醒以下几点：

● 相比较而言，乌骨鸡的调理功效更为显著，因此如果条件允许，新妈妈可选择乌骨鸡。

● 由于鸡肉与鲫鱼性味不合，因此喝鸡汤时要与鱼汤间隔开。

● 煲鸡汤时，如果在汤中加些党参、枸杞子、西洋参、黄芪等中药，滋补效果更好。

● 鸡皮脂肪含量较高，如果新妈妈摄入过多脂肪，可能会使乳汁中脂肪含量过高，从而导致宝宝腹泻。因此，煲鸡汤时，建议先去皮，出锅前再将汤面上的油撇去。

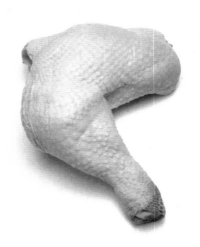

▶▶▶ 猪蹄

猪蹄含有大量的胶原蛋白，具有催乳作用，对哺乳期新妈妈能起到催乳和美容的双重作用。另外，新妈妈适量猪蹄还有利于减轻中枢神经过度兴奋，对焦虑状态及产后神经衰弱、失眠等也有改善作用。

红小豆

红小豆以利尿、消肿、催乳的功效著称，十分适合产后的新妈妈食用。红小豆中富含的钾元素，可以促进体内多余盐分和代谢废物尽快排出体外，具有很好的利尿作用，对新妈妈产后小便不利、浮肿具有不错的改善效果。红小豆还含有大量的维生素B_1，维生素B_1能促进碳水化合物代谢，防止糖分转化为脂肪在体内囤积，因此可预防新妈妈产后肥胖；另外，人体之所以会感到疲劳主要是体内的乳酸累积过多，而维生素B_1能防止人体内乳酸的累积，从而赶走疲劳，这对月子里的新妈妈来说大有裨益，可帮助新妈妈赶走分娩带来的疲劳感，并尽快恢复体力。红豆皮中含有皂素，皂素是一种多酚类化合物，具有抗氧化、活化细胞、净化血液和血管的作用，还能抑制皮肤炎症、促进母乳分泌。因此，建议将红豆煮汤食用，尤其适合产后水肿、小便困难的新妈妈食用。

花生

花生是一种高营养食物，富含蛋白质及不饱和脂肪酸，不含胆固醇和反式脂肪酸，且易被人体消化吸收，对产后新妈妈较有益处。

花生富含油酸、亚麻酸、卵磷脂等营养成分，具有极好的健脑功效，新妈妈适量食用花生，不但对自身的

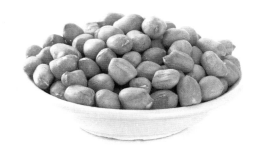

脑保健具有积极意义，还能通过哺乳将这些健脑成分传递给宝宝，从而促进宝宝的脑发育；花生中的植物性脂肪含量较高，进入人体后可润滑肠道，预防并缓解新妈妈产后便秘；花生红衣具有不错的止血效果，产后新妈妈吃花生时最好不去皮，这样可促进产后血凝，防止因失血过多而导致贫血；另外，花生与猪蹄是一对黄金组合，两者都具有极好的催乳效果，因此新妈妈可常喝猪蹄花生汤。需要注意的是，花生不可吃的过多，以免增加胃肠负担，导致消化不良，甚至造成产后肥胖。

桂圆

桂圆又称龙眼，具有补血益脾、健脑益智、养心安神的功效，尤其适合产后身体虚弱的新妈妈进补之用。食用时，可以吃鲜桂圆，可以吃干桂圆肉，也可用桂圆煲汤。

▶▶ 木瓜

木瓜营养丰富，补身功效显著，是新妈妈月子里不错的食物选择。

木瓜的营养功效

- 木瓜中的木瓜蛋白酶，可分解肉食，将脂肪分解为脂肪酸，一方面可以减少胃肠的工作量，预防便秘；另一方面，由于脂肪被分解，因此可防止新妈妈产后变胖。
- 木瓜酶能消化分解蛋白质，有利于人体对食物进行消化和吸收，因此有健脾消食的作用。
- 木瓜酶对女性乳腺发育十分有益，尤其在产褥期更有催奶的效果，因此乳汁缺乏的新妈妈食用可增加乳汁。
- 木瓜能消除体内过氧化物等，帮助身体净化血液，可调节产后肝功能障碍，对妊娠高血压综合征也有改善作用。
- 木瓜具有淡化脸部黑斑、色斑的作用，可消除新妈妈脸上的妊娠斑，使皮肤更白嫩。

注意事项

- 木瓜不能和胡萝卜一起食用，否则会破坏木瓜的营养。
- 每次木瓜的食用量不可过多。
- 过敏体质的新妈妈应慎食。
- 胃寒、体虚的新妈妈应少吃木瓜，否则易导致腹泻。

▶▶ 当归

当归味甘、辛，性温，自古以来一直为妇科、产科的要药。当归具有补血活血、润肠通便的功效，适用于产后血虚引起的头晕、乏力、耳鸣、心悸等症，可改善产后血行不畅引起的腹痛、关节麻木疼痛等症状，对产后气血生化不足或气血运行迟缓以及血虚肠燥引起的产后便秘也有不错的辅助疗效；当归能增加冠状动脉血流量，减慢心率，改善心脏功能，防止心肌缺血、缺氧，可有效调理产后新妈妈心脏功能；当归具有镇静、镇痛、抗炎作用，可缓解各种产痛，并能在一定程度上预防产后感染；当归对子宫具有不错的调节作用，既可以使子宫收缩更强烈，又能有效抑制子宫的节律性收缩，使子宫弛缓。

需要注意的是，当归容易引起新妈妈上火，因此产后有出血倾向、阴虚内热、血虚火旺、大便溏泄的新妈妈都不宜服用，以免用药不当导致出血、腹泻等症状加重。

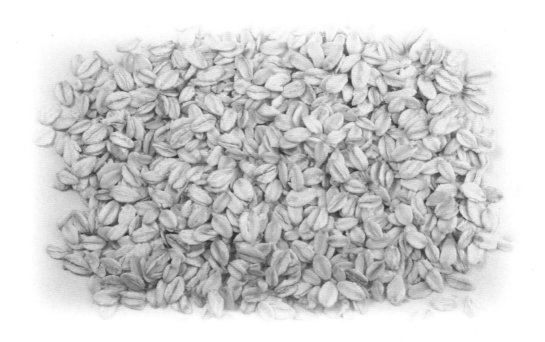

▶▶▶ 燕麦

中医认为，燕麦具有益气补虚、健脾养心、敛汗的功效。月子里的新妈妈适量食用燕麦食品，可改善产后体质虚弱、多汗、盗汗、缺乳、便秘、水肿等症状。月子里，可将燕麦做成燕麦粥给新妈妈食用。

▶▶▶ 牡蛎

牡蛎又称海蛎子，不仅具有护肤美容、保健防病的作用，还适用于产后进补。

牡蛎的营养功效

● 牡蛎含有丰富的钙质，可预防产后骨质疏松，还能随母乳进入宝宝体内，从而起到强化宝宝骨骼的作用。

● 牡蛎中丰富的锌，不仅能提高新妈妈的抵抗力，还有助于促进宝宝成长，提高宝宝的免疫功能。

● 牡蛎种含有一定量的叶酸及维生素B_{12}，可在体内制造红细胞，从而预防新妈妈产后贫血，还能防止口腔发炎。

● 牡蛎中含有多种氨基酸及海洋生物特有的多种活性物质，可促进新妈妈的新陈代谢，有助于产后康复。

- 牡蛎中含量丰富的牛磺酸，可促进大脑发育，因此哺乳妈妈多吃牡蛎，可增进宝宝的智力发育。
- 牡蛎具有制酸作用，对胃酸过多或患有胃溃疡的新妈妈更有益处。
- 牡蛎能促进脂肪的消化与吸收，防止产后发胖。

注意事项

- 牡蛎肉通常可以生吃，但产后的新妈妈一定要做熟后再吃，否则可能引起剧烈腹痛、腹泻、呕吐、发热，甚至导致感染性腹泻、急性肠胃炎、痢疾等疾病。
- 脾胃虚弱的新妈妈禁吃牡蛎。
- 牡蛎肉不宜与糖同食，因此喝完红糖水后要间隔一段时间再吃牡蛎。

▶▶▶ 芝麻

芝麻分为两种，即黑芝麻和白芝麻。其中，黑芝麻的补益效果更佳，产后新妈妈可适量摄取。中医认为，黑芝麻具有补肝养肾、补血益精、润肠通便的功效，适量食用对产后体虚、便秘、缺乳等症状均有不错的改善效果，还可以预防产后钙流失。另外，黑芝麻中富含不饱和脂肪酸，对智力发育十分有益，新妈妈适量摄取黑芝麻，可使不饱和脂肪酸随乳汁进入宝宝体内，从而促进宝宝的脑发育。

▶▶▶ 黄花菜

黄花菜又称金针，具有利尿消肿、清热止痛、补血补身、健脑益智的作用，尤其适合产后有腹部疼痛、小便不利、面色苍白、睡眠不佳等症状的新妈妈食用。但需要注意的是，黄花菜含粗纤维较多，胃肠功能不良的新妈妈不宜多吃。另外，黄花菜不能食用鲜品，以免中毒。

▶▶▶ 莴笋

莴笋富含钙、磷等矿物质，有助于产后新妈妈补钙。另外，新妈妈适量食用莴笋，能通过哺乳将钙、磷等成分传递给宝宝，从而促进宝宝的骨骼与牙齿发育。

中医认为，莴笋有清热、利尿、活血、通乳的功效，尤其适合产后小便不利及缺乳的新妈妈食用。

▶▶▶ 大枣

大枣含有蛋白质、多种氨基酸、胡萝卜素、维生素A、维生素B_2、维生素C、铁、钙、磷等营养成分，能满足产后新妈妈的营养需求。比如，维生素C能提高新妈妈的抵抗力，帮助预防感冒等疾病；铁能预防新妈妈产后贫血等。

中医认为，大枣是水果中最好的补药，具有益气补血、健脾养胃、补虚生津、调整血脉的作用，尤其适合产后脾胃虚弱、气血不足、倦怠乏力、心绪烦乱的新妈妈食用。

因此，一般认为，产后常吃大枣，可以增强人体免疫力，保护肝脏；对产后贫血、气血虚弱具有较好的调养作用，可帮助恢复精力与神气；可减轻因心血不足引起的心跳加速、夜睡不宁及头晕眼花等症状；另外，可在一定程度上缓解产后烦躁的情绪，预防产后抑郁。

食用大枣时应注意以下几点：

● 食用大枣的方法较多，可生食、可煮、可蒸、可制甜羹，也可加入到各类补汤中。

● 食用大枣不可过量，否则不但会有损消化功能，引起胃酸过多、腹胀便秘等症，而且如果没有喝足够的水，还容易引起龋齿。

● 由于大枣味甜，多吃容易生痰生湿，因此产后腹胀、浮肿湿重的新妈妈不适合食用大枣，以免因水湿积于体内而导致情况变得更严重。

▶▶ 黑木耳

黑木耳脆嫩可口，营养价值极高，是一种产后不可多得的食物。

黑木耳的营养功效

● 黑木耳中钙、铁含量极高，新妈妈常吃黑木耳能预防产后贫血，保持肌肤红润、容光焕发，还能促进宝宝的骨骼发育。

● 黑木耳中含有一种特殊胶质，这种胶质是膳食纤维的一种，能吸附人体消化系统的灰尘并将其排除，帮助消化纤维类物质，从而净化胃肠。另外，这种胶质还能促进胃肠蠕动，帮助新妈妈预防产后便秘，还能防止发胖，易于恢复身材。

● 黑木耳中含有一种多糖体，可减少血液凝结而有助于减少动脉硬化，保护心脏。这种多糖体还具有免疫特性，可提高妈妈和宝宝的免疫功能。

● 黑木耳还具有清肺、润津、祛瘀生新的功效，经常食用，可以预防新妈妈肺部疾病。

● 新妈妈适量食用黑木耳，还能在一定程度上化解胆结石、肾结石、膀胱结石等内源性异物。

注意事项

● 很多人以为黑木耳营养丰富，如果直接吃鲜木耳营养价值会更高。但实际上，鲜木耳含有毒素，不能食用，因此新妈妈切不可吃鲜木耳，以免中毒。

● 干黑木耳不宜用热水发，因为热水的温度较高，会使黑木耳中的胶质水解形成果胶酸，降低营养价值，失去脆感。

● 黑木耳泡发后仍然紧缩在一起的部分应扔掉不吃。

▶▶▶ 黄豆芽

黄豆芽中含有大量的蛋白质、多种维生素、膳食纤维等成分，可促进新妈妈产后恢复，对预防产后出血有不错的效果。另外，黄豆芽中的膳食纤维还可促进胃肠蠕动，为肠道补水，从而防止产后便秘的发生。

▶▶▶ 莲藕

莲藕营养丰富，清淡爽口，具有健脾益胃、润燥养阴、清热生乳等功效，非常适合产后胃口不开的新妈妈食用。另外，莲藕是祛瘀生新的理想食物，产后的新妈妈由于腹内积存有瘀血，适量食用莲藕，有助于尽早清除瘀血。

月子妈妈的最佳食谱

▶▶▶ 月子里的进补食谱

猪肝羹

材料：猪肝200克。

调料：高汤、盐、料酒、姜汁各适量。

做法：1.猪肝洗净，切小块，用清水浸泡30分钟，然后捞出沥干。

2.将猪肝放入榨汁机中，加入高汤一起打碎，倒入碗中。

3.将盐、料酒、姜汁加入猪肝高汤中，拌匀，上锅蒸10分钟至凝固即可。

特点

猪肝营养丰富，具有补血功效，可预防贫血。如果没有猪肝，也可用其他动物肝脏代替。

银耳山药鸡汤

材料：鸡半只（约250克），山药100克，银耳50克，枸杞子5克。

调料：盐适量。

做法：1.鸡肉洗净，切成小块；银耳用清水浸泡后切成小块；山药去皮，洗净，切块。

2.将所有材料一同放在煲里，加6碗清水，煲大约两个小时，熟前加盐调味即成。

特点

此汤有补血益气、滋阴润燥的作用，特别适合产后津亏血少的新妈妈食用。

桃仁鲜藕汤

材料：莲藕250克，桃仁10克。

调料：红糖适量。

做法：1.莲藕洗净，切成片；桃仁去皮尖，打碎。

2.将打碎的桃仁、莲藕一同放入锅内，加500毫升水煮汤。

3.熟前加红糖调味即可。

特点

此汤富含铁质、膳食纤维，能预防产后贫血，还能保持肠道通畅，预防新妈妈便秘。

山药排骨汤

材料：山药250克，排骨250克，大枣6颗，生姜两片。

调料：盐适量。

做法：1.山药去皮，切小块；排骨洗净，放入沸水中氽烫后去血水，备用。

2.锅中加清水煮滚后，放入排骨、山药煮5～10分钟。

3.待煮熟前，放入大枣、姜片、盐，再稍微煮一会儿即可出锅。

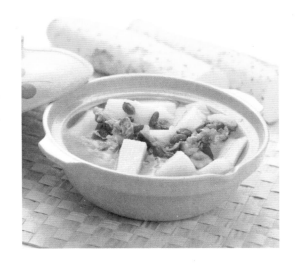

特点

山药含有淀粉及多种维生素等成分，具有清虚热、固肠胃的作用；大枣味甘，性平，可健脾胃。此汤十分适合新妈妈产后进补之用，但身体虚弱同时兼有实热症状的新妈妈应避免食用此汤。

红豆薏仁消肿汤

材料：红小豆30克，薏仁20克。

调料：红糖适量。

做法：1.将薏仁、红小豆洗净，放入水中浸泡半天，沥干备用。

2.将薏仁放入锅中，加适量水煮至半软，然后加入红豆继续煮。

3.熟前加入红糖，待红糖溶解后熄火即可食用。

特点

　　红小豆、薏仁都是利水消肿的理想食物，非常适合产后新妈妈消肿之用。适量食用此汤还可益气血、健脾胃、养容颜。

红糖小米粥

材料：小米100克。

调料：红糖适量。

做法：1.将小米淘洗干净。

2.锅中加适量水煮沸，将小米放入开水锅内，先以大火烧开，再转小火煮至黏稠。

3.出锅前，加红糖搅匀，待红糖溶解后即可食用。

特点

　　小米是月子里新妈妈的主要食物之一，可健脾胃、补虚损。小米与红糖搭配，还可排除淤血、调养气血。

鱼片猪血粥

材料：猪血500克，净草鱼肉250克，粳米250克，干贝25克，腐竹50克，姜丝适量。

调料：料酒、酱油、盐、胡椒粉各少许，香油适量。

做法：1.猪血洗净，切成小方块；净草鱼肉切成薄片后放入碗内，加入料酒、酱油、姜丝拌匀；干贝用温水浸软，撕碎；粳米淘洗干净；腐竹浸软，撕碎，备用。

2.锅置火上，加入适量清水，放入粳米、干贝、腐竹。

3.熬煮至粥将成时，加入猪血块，煮至粥成。

4.最后再放入草鱼片、盐，再次煮沸，撒上胡椒粉，淋香油即可出锅。

特点

　　此粥具有益气补血、补肝祛风的功效，尤其适合体质虚弱、产后亏虚及头痛眩晕的新妈妈食用。

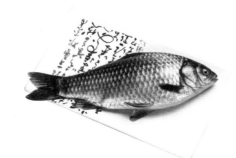

▶▶▶ 哺乳妈妈的催乳食谱

花生猪蹄汤

材料：猪蹄两个（约500克），花生仁200克，葱段、姜片各适量。

调料：盐、料酒各适量。

做法：1.猪蹄洗净，用刀划几道口。

2.将猪蹄、花生放入沙锅中，加适量清水，放入葱段、姜、黄酒，用大火煮沸后，再用小火熬至烂熟。

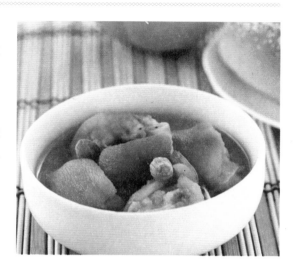

特点

此汤具有催乳功效，尤其适合阴虚少乳的新妈妈。

猪骨鲫鱼汤

材料：鲫鱼2条（约400克），猪骨头适量，姜少许。

调料：盐少许。

做法：1.将鲫鱼清洗，去鳞去腮；姜洗净，切小块。

2.将鲫鱼、猪骨头放入砂锅内，加适量水，先以大火烧开，加姜，再改小火慢炖。

3.当汤汁呈奶白色时，加入盐调味，稍煮即可出锅。

特点

鲫鱼是催乳良品，与猪骨头搭配食用，不但能改善产后乳汁缺少的状况，还能滋补身体。由于此汤较为油腻，因此产后最初几天不要饮用。

丝瓜猪蹄汤

材料：猪蹄1个（约250克），嫩丝瓜100克，大枣10个，当归10克，生姜10克。

调料：盐、胡椒粉、料酒各少许。

做法：1.将红枣洗净；生姜、当归洗净，切片；嫩丝瓜洗净，去皮，切条；猪蹄洗净，斩成块。

2.砂锅置火上，加入适量水煮沸，放入猪蹄，用中火煮15分钟。

3.待猪蹄约八成熟时，放入姜片炒香，加入大枣、当归，加入适量清汤、料酒，煮沸，再下入丝瓜条，调入盐、胡椒粉，煮5分钟即可。

特点

此汤具有养血、通络、下奶的功效，尤其适用于产后体质虚弱、奶水不足的新妈妈。

黄豆芽排骨汤

材料： 猪肋排500克，黄豆芽 200克，葱结、姜块各适量。

调料： 料酒适量，盐少许。

做法： 1.将猪肋排洗净，切成段，放入沸水中汆烫，捞出，用清水洗净。

2.将排骨放入砂锅内，放适量清水，放入料酒、葱结、姜块，用大火烧沸，改用小火炖 1 小时。

3.投入黄豆芽，用大火煮沸，改用小火熬 15 分钟，放入适量盐，将葱、姜拣出。

特点

猪肋排是产后滋补强壮的养生佳品；黄豆芽具有清郁热、健脾胃的作用。两者搭配煲汤，不仅营养鲜美，还具有催乳作用。

山药花生大米粥

材料： 大米100克，山药50克，花生仁50克，生姜、葱各适量。

调料： 盐少许。

做法： 1.山药去皮，洗净，切成小块；花生仁洗净；大米淘洗干净；生姜洗净，去皮，切成末；葱去皮，洗净，切成葱花。

2.砂锅置火上，加入适量清水煮沸，然后加入大米、花生仁、生姜，煲约30分钟。

3.加入山药，调入盐，用小火再煲10分钟，撒上葱花即可。

特点

此粥具有开胃健脾、养血通乳、润肺止咳的功效，适合产后缺乳的新妈妈食用。

通草猪骨汤

材料： 猪腔骨500克，通草6克。

调料： 酱油少许。

做法： 1.猪腔骨洗净，放入沸水中汆烫，捞出沥干。

2.将猪腔骨放入沙锅中，加适量水，放入通草，先以大火煮沸，再改小火熬1～2小时直至煮熟。

3.待熬至剩下一碗猪骨汤时，加入酱油调味即可。

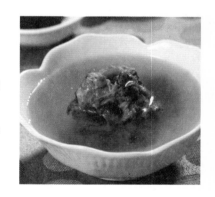

特点

猪腔骨有补气血、生乳的作用；通草具有通络下乳的功效。两者搭配熬汤对产后缺乳、乳汁不下具有改善效果，此外还能补益身体、促进恢复。建议此汤一次喝完，每日一次，连服3～5天。

莴笋肉末粥

材料:猪肉150克,莴笋30克,粳米50克。

调料:盐、酱油、香油各适量。

做法:1.莴笋去叶,去皮,洗净,切成丝;猪肉洗净,切成末,放入碗内,加少许酱油、盐腌制10~15分钟,备用;粳米淘洗干净。

2.锅置火上,加适量清水,放入粳米煮沸,加入莴笋丝、猪肉末,转小火煮至米烂汁黏时,放入盐、香油,稍煮片刻后即可食用。

特点

这道鲜美的粥品能为新妈妈提供蛋白质、钙、磷、铁及多种维生素等多种营养成分,还具有益气、养血、下乳的功效,有利于新妈妈产后康复。

黄花菜猪蹄汤

材料:猪蹄1个(约250克),干黄花菜100克。

调料:盐少许。

做法:1.将干黄花菜用温水浸泡半小时,去蒂头,洗净,切成小段;猪蹄洗净,用刀斩成小块。

2.将猪蹄放入砂锅内,加适量清水,以大火煮沸,加入泡发好的黄花菜,加盖,用小火炖至猪蹄烂时加盐调味即可食用。

特点

此汤具有养血益精、壮筋壮骨、催奶下乳的功效,对新妈妈乳汁分泌有良好的促进作用。

麻油鸡

材料:净老母鸡1只(约800克),老姜80克,米酒800毫升,胡麻油80毫升。

做法:1.将净老母鸡用米酒略腌,然后切成块状;老姜洗净,连皮一起切成薄片。

2.锅置火上,将胡麻油倒入锅内,用大火烧热。

3.放入老姜,转小火爆香至姜片两面均皱起来,呈褐色,但不焦黑。

4.转成大火,将鸡块放入锅中翻炒至约七分熟。

5.将米酒由锅的四周往中间淋,盖锅煮滚后转小火再煮上30~40分钟即可。

特点

麻油鸡对新妈妈产后补身调理效果极佳,还能润肠通便,新妈妈可常吃。

鲤鱼粥

材料：鲤鱼1条（约250克），小米100克。

做法：1.鲤鱼去鳞，去腮及内脏，洗净，切成小块；小米淘洗干净。

2.将鲤鱼块、小米一同放入砂锅中，加适量水，先以大火煮沸，再转小火熬成粥，待鱼肉熟烂粥黏即可出锅。

特点

中医认为，鲤鱼有开胃健脾、消除寒气、催生乳汁的功效，新妈妈适量食用可使乳汁更加充盈；小米具有健脾暖胃的功效，适合产后虚寒体质的新妈妈食用。两者搭配煮粥，滋补、催乳效果更佳。

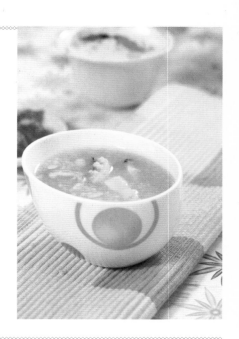

茭白猪蹄汤

材料：猪蹄250克，茭白100克，生姜两片，葱段适量。

调料：料酒、盐各适量。

做法：1.猪蹄洗净，斩成块；茭白洗净，切片，备用。

2.将猪蹄放入砂锅中，加清水、料酒、生姜片及葱段，以大火煮沸，撇去浮沫，再改用小火炖至猪蹄酥烂。

3.最后投入茭白片，再煮5分钟，加入盐调味即可。

特点

此汤具有养血生精、益髓健骨、滋补催乳的作用，可有效促进乳汁分泌，还能起到丰胸效果，适合产后乳汁不足或无乳的新妈妈饮用。每日饮用1～2次，每次150～200毫升。

山药豆苗鱼头汤

材料：鲢鱼头1个（约250克），山药150克，豌豆苗、海带结、姜片各适量。

调料：盐、胡椒粉各适量。

做法：1.将鱼头洗净，去鳃；山药去皮，洗净，切块；豌豆苗洗净。

2.起锅热油，下鱼头煎至两面微黄时取出。

3.另起一锅，放入适量水、鱼头、山药块、海带结、姜片，先以大火煮沸再转小火慢熬半小时。

4.放入豌豆苗煮1分钟，最后放入盐、胡椒粉调味即可。

特点

此汤不但能起到通络催乳的效果，还能滋补身体，有利于宝宝的视力发育。

薏仁紫米粥

材料：紫米100克，薏仁100克，糙米50克。

调料：红糖适量。

做法：1.将紫米、薏仁、糙米分别洗净，然后用冷水浸泡2～3小时，捞出沥干。

2.锅中加适量水煮沸，再将紫米、薏仁、糙米放入，先用大火煮沸，再转小火熬煮45分钟。

3.米粒烂熟时加入红糖调味，待红糖溶解后即可食用。

特点

紫米营养丰富，具有健脾开胃、活血益中的功效，对产后虚弱、贫血、肾虚有不错的补养作用；薏仁具有利水消肿、美容养颜的功效；糙米可提高新妈妈免疫功能，促进血液循环，消除沮丧烦躁的情绪，预防便秘。

核桃阿胶大枣羹

材料：阿胶250克，大枣1000克，核桃500克。

调料：红糖500克。

做法：1.核桃去皮，捣烂；大枣洗净，备用。

2.将大枣放入锅中，加适量水煮烂，然后用干净纱布滤去皮核，取汁。

3.另取一锅放火上，加入大枣水，放入红糖、核桃仁，以小火炖熟。同时，将阿胶放碗内上屉蒸烊化，然后将阿胶加在大枣锅内熬成羹即成。

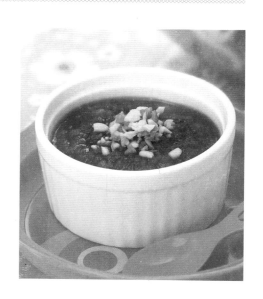

特点

此羹具有补气血、调脾胃、滋阴润燥的作用，对新妈妈的产后康复、身体功能调理、通络催乳都十分有效，尤其适合冬天坐月子的新妈妈食用。月子里每天早晨服2～3大匙。

参芪武昌鱼

材料：党参、黄芪各10克，武昌鱼1条（重约750克），水发蘑菇、冬笋各20克，白糖、黄酒、酱油、植物油、猪油、葱、蒜、淀粉、姜末、盐各适量。

做法：1.武昌鱼洗净，背上划十字花纹；水发蘑菇一刀两瓣；姜、葱、蒜洗净备用。

2.将鱼放锅内炸成金黄色捞出，沥干油，再放旺火上下猪油加白糖炸成金红色。

3.将炸好的鱼、党参片、黄芪片加水适量同煮，烧开后，加入调味料至汤浓鱼熟后捞出勾芡淋上麻油即成。

特点

参芪武昌鱼有清胃热、益气健脾、补胃之功效，新妈妈食用还有通乳增乳作用。

木瓜煲鳅鱼汤

材料：木瓜1个，鳅鱼2条（约600克），生姜4片，杏仁5克，蜜枣8个，猪油、精盐各适量。

做法：1.将木瓜去皮，去核洗净，切成厚块；鳅鱼去鳞、鳃，清除内脏，洗净；杏仁、蜜枣洗净，备用。

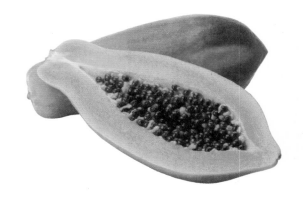

2.炒锅刷洗净，置于火上烧热，下猪油，放入鳅鱼煎香至透，盛出。

3.将清水适量放入煲内煮沸，放入姜片、鳅鱼、杏仁、蜜枣，煲加盖，用小火煲1小时。

4.把木瓜放入上述材料中，再煲半小时，加入少许精盐调味，便可供饮用。

特点

此汤补虚，通乳。木瓜煲鳅鱼汤是我国民间传统的催乳验方，是有效的发奶剂，专治新妈妈产后乳汁缺乏等症。

炖豆腐猪蹄香菇

材料： 豆腐、丝瓜、香菇、猪前蹄、精盐、姜丝、葱段各适量。

做法： 1.将猪蹄洗净斩成小块；豆腐放盐水中浸泡10～15分钟，洗净切成小块，备用；丝瓜削去老蒂头，清水中洗净，切成薄片，备用。

2.将猪蹄置于锅内，加水约2500克，于炉火上煎煮，煮至肉烂时，放入香菇、豆腐及丝瓜，并加入精盐、姜丝、葱段，再煮几分钟即可离火。

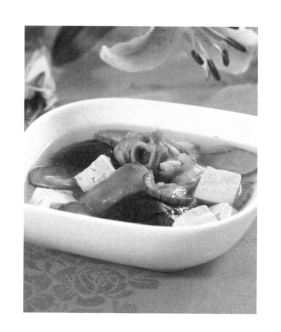

 特点

此菜可益气生血、养筋健骨，对乳汁分泌不足者具有良好的催乳效果。

莴苣猪肉粥

材料： 莴苣30克，猪肉150克，粳米50克，精盐2克，酱油3克，麻油10克。

做法： 1.将莴苣去杂，清水洗净，用刀切成丝，待用。

2.把猪肉洗净，切成末，放入碗内，加少许酱油、精盐腌制10～15分钟，备用。

3.将粳米淘洗干净，直接放入锅内，加清水适量，置于炉火上煮沸，加入莴苣丝、猪肉末，转小火煮至米烂汁黏时，放入精盐及麻油，稍煮片刻后即可食用。

特点

此粥益气养血，生精下乳，益养五脏。既可促进母体康复，又能下乳催奶，为新妈妈产后的上等食品。

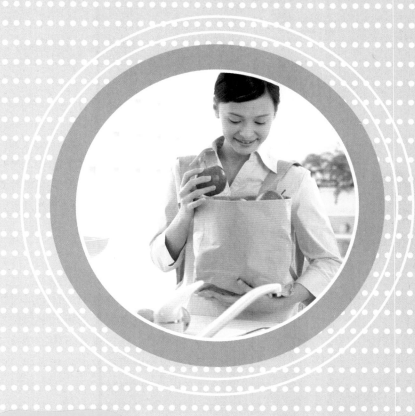

Part 3

新妈妈
产后保健与康复

常见月子病的护理

产后检查别忘记

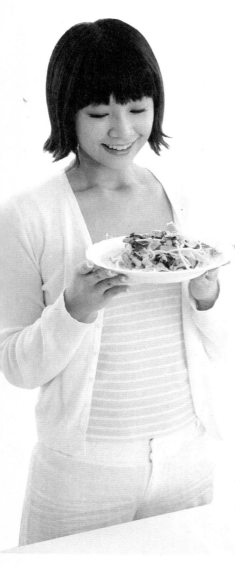

在新妈妈出院时，医护人员往往会一再叮嘱：产后42天务必到医院做一次全面的母婴健康检查。新妈妈一定要重视，切不可认为出了月子就万事大吉了，小心产后康复不佳拖垮你的健康。

▶▶▶ 检查为何要选在产后42天

经历了妊娠、分娩的新妈妈，在经过一个月的休养后，身体状况已经逐渐恢复到接近孕前的水平，但也不排除产后各脏器、伤口康复不佳的情况，尤其是曾患有妊娠合并症和妊娠并发症的新妈妈，产后更应密切观察这些疾病的变化、转归，并重视治疗。另外，一般情况下，除了乳腺器官外，新妈妈的机体在产后6周左右，即产后42天，也会逐渐恢复至孕前的状态，此时正是去医院检查的好时机。同时，中式月子主张月子里应该"足不出户"。因此，在月子结束后，新妈妈应尽快带宝宝到医院做一次全面的健康检查，以评估新妈妈的康复情况以及宝宝的生长发育和喂养状况。当然，说是产后42天检查，但也不是说必须在产后42天当天去检查。如果遇到天气原因、家庭原因或其他原因等无法在产后42天去医院检查，也可适当调整一下时间，一般认为，产后检查应在产后42～56天这段时间内。注意不要拖延太久，若有问题应做到早发现早治疗。

▶▶▶ 产后42天检查项目

新妈妈的检查

产后42天的检查基本是全身检查，但比较侧重生殖器官方面的检查，尤其是子宫的复旧情况及会阴伤口的恢复。

询问病史及产后情况

● 询问新妈妈病史，包括妊娠期间和分娩时的情况。例如，是否有妊娠合并症和并发症；是否做过手术，做的是哪种手术。如果有需要产后继续治疗的疾病，医生会告知用药种类和用药方法等。

● 询问产后情况。产后伤口愈合情况；产后血露持续多长时间，恶露颜色、气味怎样；新生儿喂养情况，如采用哪种喂养方式，是纯母乳喂养、纯人工喂养还是混合喂养等。对于哺乳的妈妈，还会被问到乳汁量及乳房情况。

常规检查

● 有高血压病史的新妈妈要测量血压。成年人的正常血压应该是90～140/60～90毫米汞柱。女性在怀孕后血压和以前不大一样，有些妈妈还伴有妊娠高血压。到了产后，血压一般都会恢复到孕前水平。如果血压尚未恢复正常，应该及时查明原因，对症治疗。

● 患妊娠中毒与自我感觉小便不适的新妈妈，应做尿常规检查。一是看妊娠中毒是否已经恢复正常，另外还可检查出小便不适是否存在尿路感染的情况等。

● 有些新妈妈需要做血常规检查。妊娠合并贫血及产后出血的新妈妈，要复查血常规。如有贫血，应及时治疗；如果新妈妈出现高热等症状，也需要进行血常规的检查，以便确定身体是否有炎症。

● 有肝病、心脏病、肾炎、肺部疾病等产后合并症的妈妈，应到内科再检查心肺及肝肾功能。

● 患有妊娠期糖尿病的妈妈，产后应检查血糖。

生殖器官及乳房的检查

这是产后新妈妈检查的重点项目，主要了解新妈妈产后康复情况。其主要内容包括：

● 了解会阴裂伤伤口、会阴切开术切口的愈合情况，一般如果存在伤口愈合不良的情况，往往在产后几天就可以发现了。

● 阴道分泌物的量、色、味及清洁度检查。此时，一般新妈妈恶露多会干净，如果此时还有血性分泌物，颜色暗且量大，或有臭味，则表明存在子宫复旧不良或子宫内膜有炎症的情况。如果怀疑有特殊病原体感染，医生一般会让新妈妈做相应的真菌、滴虫检查等。

● 子宫及附件的检查。宫颈有无糜烂及出血情况，如存在宫颈糜烂，可在3~4个月后进行复查及治疗；子宫位置、大小、质地、活动度，是否有压痛、有无脱垂，如子宫位置靠后，可采取侧卧睡膝胸卧位的练习来帮助子宫位置恢复；附件区域有无增厚、包块和压痛。

● 分娩时如果采取了剖宫产手术，要查看腹部皮肤切口愈合的情况及周边组织是否有增厚和压痛。

● 对于产后哺乳的妈妈，医生还要检查双侧乳房是否存在红肿、硬结、包块、压痛以及乳头皮肤是否有皲裂等情况。

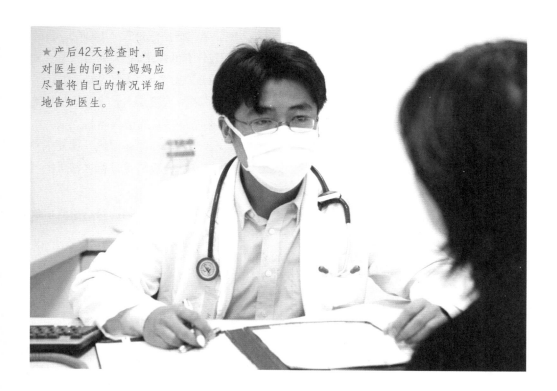

★产后42天检查时，面对医生的问诊，妈妈应尽量将自己的情况详细地告知医生。

小宝宝的体检

● 医生会向新妈妈询问宝宝的喂养、睡眠、排便等情况。

● 一般情况下，医生会为宝宝测量身长，给宝宝称体重，为宝宝进行心肺听诊及腹部触诊，还会查看脐部愈合及髋关节发育情况。

● 有时，医生还会对宝宝进行一些行为能力方面的测评，但这并不是常规检查的项目内容，家长可以自由选择。

● 医生会根据对宝宝的检查结果，对新妈妈进行一些喂养、护理及早教等方面的指导。

/温馨提示/

产后42天检查的注意事项

● 建议新妈妈最好还是去自己的分娩医院进行复诊检查，因为那里的医生相对而言比较了解你妊娠和分娩的情况，必要时方便查找之前的病历资料。

● 如果新妈妈产后休养的地方离分娩医院较远，不能回分娩医院复诊检查，就需要联系当地的医疗保健机构。由于产后42天的检查需要同时检查新妈妈和宝宝，因此应选择设有妇产科和儿科的医院；还应事先了解当地医院的就诊须知，以免复诊检查的时间不合适；另外，检查时最好带上分娩后出院诊断书，以便当地的医生了解你的妊娠及分娩情况。

● 有些医院可能每周有固定的产后复查门诊的时间。如果新妈妈分娩的医院没有固定的复查门诊时间，新妈妈挂妇产科号即可。关于这些情况，产后出院时医护人员一般都会详尽告知。

● 产后42天检查需要花费的时间平均在1小时左右，但如果当时就诊的人较多，就会增加候诊的时间。

● 产后42天检查虽然包括新妈妈和小宝宝两者的检查项目，但如果没有"严重"问题，费用就不会很高，只涉及常规的体检费用和挂号费，因此不会增加过多的经济负担。

● 即使新妈妈的体检结果正常，以后也仍应定期进行妇科检查。

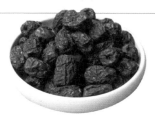

产后虚弱

女性在10个月的妊娠期间已经为胎儿输送了大量的营养，之后又经过长时间艰辛的分娩历程，各个器官都处于十分疲劳的状态，体内各种营养和激素大量消耗。分娩后，难免会出现精神萎靡、面色萎黄、眩晕乏力、不思饮食等状况，这种情况就是产后虚弱。

▶▶ 产后虚弱的症状表现

体虚乏力

身体发虚、无力是大多数新妈妈产后最常见的不适症状。分娩时用力、失血过多、疼痛、创伤等，都会导致新妈妈气、血及津液的耗损，即使平时体质再好，产后也会感到虚弱、乏力。

多汗

产后，新妈妈需要排出体内积存的大量水分，因此产后出汗是很正常的现象。但注意，如果出汗过多，同时新妈妈感到口干舌燥，或超过一周仍汗出不止，则提示存在气虚不能固表的情况。

头晕目眩

由于在分娩过程中失血较多，产后血液不能送达脑部，因此新妈妈会感到头晕目眩，有时还会伴有食欲不振、恶心、头痛、发冷等症状。随着气血的逐渐恢复，这些症状一般在产后几天内会慢慢好转，但有时也会持续一段时间。

▶▶ 产后虚弱的调理窍门

产后虚弱主要是由分娩时用力伤气、失血过多造成的，因此产后调养重在补气养血。可以多吃些具有补益气血作用的食物，如羊肉、大枣、红糖、桂圆、核桃、动物内脏等；也可适当服用中药膳，以帮助新妈妈的身体尽快恢复；可以在中医医生的指导下，选用党参、黄芪、当归、麦冬、枸杞子等煮粥或煲汤饮用。

▶▶ 产后补虚小妙方

● 浮小麦羊肚汤。将50克浮小麦用纱布包好；200克羊肚洗净，切片。将浮小麦、羊肚片放入锅中，加适量水，煮熟，喝汤吃肚片。此方对产后多汗、汗出不止有效。

● 黄芪羊肉汤。取羊肉500克，洗净，切片；大枣10个，洗净；取适量生姜洗净，切片。将羊肉片、大枣、生姜片与黄芪、当归各50克一同放入砂锅中，加适量水，用小火炖烂，吃肉喝汤。此方具有益气补血的作用，可帮助新妈妈恢复元气，尤其适用于产后眩晕。

产后腹痛

新妈妈分娩后会出现下腹阵发性疼痛，这就是产后腹痛。产后腹痛也称为"宫缩痛"，是一种正常的生理现象，哺乳时疼痛较明显。通常多见于急产后，多发生于产后1~2天内，一般产后3~4天会自然消失，最多产后一周内消失。如果产后腹痛时间超过一周，且为连续性腹痛，或伴有恶露量多、颜色暗红、多血块、有臭味，那么可能是盆腔炎症导致的，应尽快就医。

▶▶▶ 产后腹痛的原因

产后腹痛主要是在子宫复旧过程中子宫收缩引起的。临产时，子宫被胎儿撑大，分娩后要逐渐恢复到孕前的水平。子宫的复旧必须通过收缩来完成。子宫收缩时，往往会引起血管缺血，导致气血运行不畅、组织缺氧、神经纤维受压，因此新妈妈会感到腹痛。当子宫收缩停止时，血液会变得流通，血管畅通，组织有血氧供给，神经纤维也不再受挤压，疼痛自然就会消失了。

▶▶▶ 症状表现

新妈妈的下腹部呈阵发性疼痛，产后恶露增加，恶露色淡，头晕耳鸣，大便干燥。一般，初产妇往往较经产妇腹痛要轻，而且疼痛持续的时间也比较短。

▶▶▶ 产后腹痛食疗方

● 白茄根红糖饮。取白茄根4根，洗净，放入砂锅中，加适量水煎煮，煎好后滤渣取汁，加入红糖、米酒饮用，每日1次。此方可补虚养血，还能改善产后腹痛。

● 桂皮红糖饮。桂皮5~10克、红糖20克，二者一同放入砂锅中，加适量水煎煮，滤渣取汁，趁温热时服用。此方具有暖宫补血的功效，可促进恶露排出，改善产后腹痛。

● 干芹菜红糖汤。将100克连根茎的干芹菜放入砂锅中，加适量水煎煮，煮好后滤渣取汁，加入适量红糖、黄酒拌匀，空腹慢慢饮用。此方对缓解产后腹痛有一定效果。

● 红糖米酒瓜藤饮。将适量黄瓜藤洗净、阴干，每服取30克，与50克红糖、50毫升米酒一同放入砂锅中，加适量水煎煮，煎好后滤渣取汁。每日服用1次，连服3次。此方可促进子宫收缩、帮助恶露排出，并能有效缓解产后腹痛。

● 苏木鸭蛋煲。苏木6～12克、青壳鸭蛋1～2个，先将鸭蛋整煮，去壳，再加入苏木同煮30分钟，饮汤吃蛋即可。此方对产后流血过多、血瘀腹痛、恶露淋漓不尽等症有一定的效果。注意，苏木用量一定要准确，少用则和血，多用则破血。

● 红糖苋菜籽饮。取苋菜籽60克，焙干炒黄后，研细末，加入适量红糖，分两次用开水冲服，每日1次，7～10天为1个疗程。此方可有效缓解产后腹痛。

● 红糖桃仁汤。将桃仁9克、红糖20克一同放入砂锅中，加适量水煎服。此方可促进恶露排出，改善产后腹痛。

● 红糖姜饮。准备红糖100克、生姜10克。生姜洗净，切片，与红糖一同放入砂锅中，加适量水煎服。此方具有暖身补血的功效，对产后虚寒、腹痛有不错的效果。

/温馨提示/

怎样知道恶露是否异常

新妈妈若发现以下情况，则提示存在恶露异常的情况。

● 产后3周，仍有红色恶露流出。

● 恶露有臭味，或子宫有触痛，或伴有低热、下腹疼痛、子宫复旧不良，则提示有宫腔感染。

● B超检查后发现子宫复旧不良、宫腔内有组织时，则为胎盘或胎盘残留。

产后恶露不净

一般，产后的新妈妈阴道里会流出一些分泌物，其中有血液、坏死的蜕膜组织及宫颈黏液等，这就是恶露。产后排出恶露虽然是一种正常的生理现象，但如果恶露长时间淋漓不净，就属于恶露不净了，新妈妈应及时就医。

▶▶▶ 认识产后恶露

正常情况下，产后恶露有血腥味，但没有臭味。恶露分为3种，即血性恶露、浆液性恶露及白色恶露。每个新妈妈产后都会有恶露流出，但每个人排出的量却不尽相同，平均总量为500～1000毫升。另外，每个新妈妈持续排恶露的时间也不相同，正常情况下，约3周左右恶露就会干净。如果产后两个月以上恶露仍淋漓不净，那就属于恶露不净了。

血性恶露

血性恶露主要在产后第1～4天内排出，量比月经量略多，与经血相似，呈鲜红色，含血液、蜕膜组织及黏液，有时还带血块。

浆液性恶露

浆液性恶露在产后4～6天排出，呈淡红色，含少量血液、黏液和较多的阴道分泌物，并带有细菌。

白色恶露

白色恶露于产后1周以后排出，呈较白或淡黄色，状如白带，但比平时的白带量多，含大量白细胞、蜕膜细胞及细菌。

▶▶▶ 导致产后恶露不净的3个因素

子宫收缩无力

新妈妈产后若休息不好，或平时身体虚弱多病，或分娩时间过长，耗伤气血，就会导致宫缩乏力，从而致使恶露不绝。

宫腔内发生感染

新妈妈产后洗盆浴、卫生巾不洁、产后过早开始性生活、手术操作者消毒不严密等都会导致宫腔感染。一旦宫腔内发生感染，会有恶露有臭味、腹部有压痛、发热等症状，查血象时还可见白细胞总数升高。

组织物残留

子宫畸形、子宫肌瘤都可能会造成组织物残留。另外，手术操作者技术不熟练，也会致使妊娠组织物未完全清除，从而导致部分组织物残留于宫腔内。如果存在组织物残留，那么，除了恶露不净外，还会有出血量时多时少、内夹血块、伴有阵阵腹痛等症状。

▶▶▶ 产后恶露不净，预防很关键

● 妊娠高血压综合征、贫血、阴道炎等妊娠并发症都有可能引起产后恶露不净，因此若有这些疾病，应及早治疗。

● 在分娩前后中，如果胎膜早破、产程延长，可遵医嘱采取抗生素预防感染。

● 分娩后，医生一般会仔细检查胎盘、胎膜是否完全，如有残留，医生会采取相应的措施将残留物取出，这时新妈妈一定要积极配合。另外，产后回家静养时，新妈妈应注意观察恶露的颜色、流量及气味，如果发现阴道分泌物有臭味，可能是子宫内有残留物，此时应立即就医治疗。

● 宝宝吸吮妈妈乳头可引起子宫收缩，从而促进恶露排出。因此，为了防止产后恶露不净，新妈妈应尽量采取母乳喂养。

● 在有恶露排出期间，新妈妈应勤换卫生巾，保持阴道清洁，并禁止性生活，避免受感染。

▶▶▶ 除净恶露的中药

● 验方1：将100克益母草及适量红糖放入锅中，加适量水煎煮，煎好后滤渣取汁服用。此方可促进子宫收缩，从而帮助恶露排出。

● 验方2：益母草、泡参各25克，柴胡18克，赤芍、红枣各12克，当归、川芎、桃仁、生姜各10克，炮姜、甘草各5克，以上各药加水煎服。此方可理气散寒，活血化瘀，温宫止血，对产后恶露不净具有不错的效果。

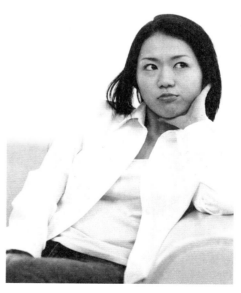

● 验方3：旱莲草24克，山药、女贞子、冬瓜仁各20克，麦冬、乌贼骨各15克，生地、熟地、白芍、连翘、茜草根各12克，制香附10克，木香6克，砂仁3克，

以上各药加水煎服。此方具有清热滋阴、理气止血的功效，适用于产后血热气滞、冲任亏损所致的产后恶露不净。

产褥感染

产褥感染，指生殖器官感染性疾病，女性在产褥期由生殖器官感染而引起的炎症，统称为产褥感染。由于感染后通常会引起发热，因此又称产褥热。产褥感染通常发生在产后24小时至产后10天这段时间。近年来，由于医疗条件的改善，产褥感染的发病率已经降低了很多。

▶▶▶ 引起产褥感染的原因

自身免疫力下降

产前，贫血、营养不良、妊娠高血压综合征或其他疾病，都会导致准妈妈免疫力降低。分娩时，经过漫长的产程，使妈妈极度疲劳，体力消耗过大，产后失血过多，导致贫血来不及纠正、产道损伤等，这些更会使新妈妈本身的抗病能力减弱，极容易导致细菌繁殖感染。如果再加上产后营养和水分补充不足、产后失血过多，那么新妈妈的免疫系统将受到极大的影响，从而增加了产褥感染的机会。

创口开放

产后新妈妈的宫颈口尚未闭合，子宫壁上胎盘剥离后留下了很大创伤面，会阴、阴道、宫颈等处分娩时也造成了不同程度的裂伤，产后的血性恶露又有利于细菌的繁殖，这些都为细菌的入侵创造了有利条件。

不注意卫生

产前、产后不注意卫生，也会导致产褥感染。比如，临近产期仍过性生活、洗盆浴，这些都会导致胎膜早破，并为细菌侵入妈妈宫腔提供了机会；产后未满6周过性生活、不注意产后会阴部位的卫生等，都容易导致产褥感染。另外，分娩时，如果接生者使用的手套、器械未经严格消毒，也可能造成感染。

自身炎症未治愈

新妈妈自身原本患有某些炎症，如阴道炎、上呼吸道炎症、肠道炎症、宫颈炎等，如果未得到及时控制、治疗，也会累及生殖器官，从而引起感染。

▶▶ 产褥感染的表现有哪些

会阴及宫颈伤口感染

会阴侧切伤口感染，出现局部红肿、化脓、明显压痛等症状，拆线后刀口裂开。

宫腔内炎症

胎盘剥离后，细菌从胎盘剥离面侵入，从而引起子宫内膜炎及子宫肌炎。此症状多发生在产后3～5天，常表现为恶露有臭味、子宫复旧不良、下腹部有压痛，重者甚至会发热、寒战。

盆腔器官发生感染

感染进一步扩散，引起输卵管及盆腔结缔组织发炎。此症多出现在产后5天，常表现为寒战、高热、下腹疼痛，输卵管和盆腔甚至会有脓肿出现。

盆腔腹膜炎及弥漫性腹膜炎

炎症进一步严重，导致盆腔器官与大网膜、肠管之间互相粘连，通常表现为高热、寒战、整个腹部剧痛、腹壁紧张而硬，用手下压腹壁患者疼痛难忍。

血栓性静脉炎

此病变发生在盆腔内的静脉血管，即子宫、卵巢及髂内静脉血管。此病常发生在产后或术后7～10天，患者通常有高热、寒战等症状，且反复发作，一般会持续几周。

脓毒血症

感染的血栓一旦化脓，就会液化脱落而进入血液循环，引起脓毒血症。此病多发生在肺部，常表现为肺脓肿、胸膜炎及肺炎等；其次会发生在肾脏，如肾脓肿，患者可出现蛋白尿、血尿及肾部疼痛等症状；另外，皮肤、关节和脑部也会出现脓肿病灶。

败血症

如果炎症进一步扩散，还会引起败血症，导致全身出现中毒症状，如昏迷、休克等，最终导致死亡。

▶▶ 产褥感染，重在预防

一旦患了产褥感染，一定要及时就医治疗，但新妈妈们最好从源头上杜绝这种疾病，防患于未然。预防产褥感染的要点如下：

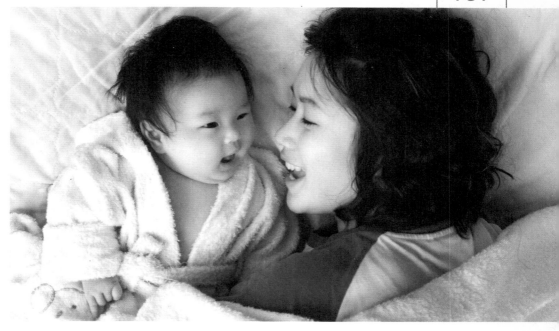

做好孕期保健

　　怀孕期间，应注意锻炼身体，以增强免疫力。如果准妈妈患有妊娠高血压综合征、肾炎、糖尿病等，应密切观察并严格控制病情，加强营养，纠正状况。另外，如果发生妊娠合并其他感染，如呼吸道、泌尿道、阴道等处的炎症，应在分娩前及时治疗，以免这些疾病成为产后感染的诱因。

降低分娩时的感染风险

　　分娩时，尽量避免过多的阴道检查和肛检，尤其对胎膜早破、产程延长、剖宫产者，更应给予抗生素以预防感染。

产后注意休息，保持充足的睡眠

　　分娩对体力的消耗较大，如果新妈妈产后休息不好，极易导致身体的抵抗力下降，从而诱发产褥感染。因此，分娩后，新妈妈一定要多休息，并保持充足的睡眠，尽量把宝宝交给家人照顾。

尽早下床活动，适当锻炼身体

　　产后，新妈妈应尽早下床活动，出了月子后更应加强锻炼，以增强体质。

保持会阴部位的清洁卫生

　　产后，由于恶露的排出，会阴部位会受到刺激。为防止感染，新妈妈应勤换卫生巾，如厕后还要用温开水由前向后冲洗会阴部。

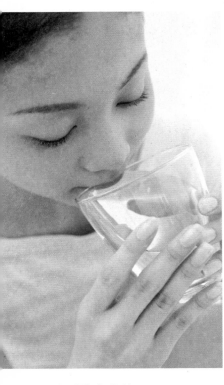

注意为身体补水

对于已经出现产褥感染或是排尿不顺的新妈妈而言，充足的水分是非常必要的。如果体内缺水，可能引发产褥感染或导致病情恶化，因此新妈妈坐月子期间一定要多喝水，保证每天摄入2000毫升左右的水。

剖宫产伤口注意防水

对于采取了剖宫产的新妈妈来说，产后一定要注意保持伤口干燥，注意防水。在产后第一周，可先用湿毛巾擦拭身体，产后7～10天后才能开始淋浴。

禁止性生活

从孕晚期开始，新妈妈就应避免性生活，以免引起胎膜早破等情况，进而导致产褥感染。另外，为了预防感染，孕晚期也要避免盆浴。分娩后，新妈妈的生殖器官受到重创，因此一般产后6周内都不宜进行性生活。建议产后42天检查后，由医生诊断身体已复原，再恢复性生活。

产后注意营养

产后新妈妈一般都会进补，在进补时一定要注意均衡摄取营养，这样才有助于新妈妈恢复体力、增强抵抗力，进而预防产后感染。如果已经出现产褥感染，则应停用含有米酒的进补食物，以免使病情加重。

谨遵医嘱用药

产后为了预防感染，医生可能会为新妈妈开一些药。这时，新妈妈一定要遵医嘱按时用药，不要随意停药，也不能自行使用退烧药，以免引起其他并发症。另外，产后10天内还须定期测量体温，并随时留意其他身体状况。

产后排尿困难

有些新妈妈，尤其是初次生产的新妈妈，在产后的一段时间内会出现排尿困难的窘况。有的新妈妈虽然膀胱里充满了尿液，但却没有尿意；有的则是膀胱里充满尿液，想排尿却排不出来；还有的新妈妈即使能排尿，但却不能自行控制排尿，排出的尿量很少，总是排不干净。产后排尿困难会影响新妈妈康复，甚至增加产后出血及泌尿系统感染的概率。那么，排尿困难时，新妈妈该怎么办呢？

▶▶▶ 揪出产后排尿困难的元凶

● 妊娠晚期，随着胎儿的不断增大，子宫对膀胱的压迫也越来越严重，从而使膀胱肌肉的张力降低。在分娩时，胎头还会长时间压迫膀胱，使膀胱肌肉的收缩力进一步减弱。由于膀胱肌肉张力和收缩功能已经减弱，产后短时间内还无法恢复，因此膀胱无法将其中的尿液排净。

产后，新妈妈腹壁变得松弛，腹压也降低了，因此难以运用腹压来排尿。

● 如果妈妈在分娩时做了会阴切开术，排尿时会由于尿液刺激伤口引起疼痛，导致尿道括约肌痉挛，从而造成产后排尿困难。

● 有些新妈妈由于不习惯在床上排尿也会引起排尿困难。

▶▶▶ 避开产后排尿困难的妙招

● 产前应避免膀胱积尿和过度膨胀，以免导致产后排尿困难。

● 产后，新妈妈应尽早主动定时排尿，不要等到有尿意再排尿，以防膀胱太满而引起炎症。另外，排尿后仍应定时检查耻骨上方膀胱是否已经胀满。

● 在产后短时间内可多吃些带汤的饮食，多喝红糖水，使膀胱迅速充盈起来，以强化尿意。

● 产后如不能排出尿液，可用滴水声来诱导排尿。如果诱导无效，可用热水袋敷下腹部，或用温开水洗外阴及尿道周围。

● 请中医医生针灸中极、关元、气海、阴陵泉等穴位，可刺激膀胱肌肉的收缩，从而诱导排尿。

● 如果排尿困难较严重，且各种诱导排尿法均无效，必要时在膀胱功能恢复前，可置入导尿管，以帮助排尿。

● 必要时，新妈妈应在医生指导下使用抗生素来预防泌尿系统感染。

产后尿失禁

产后，很多新妈妈还沉浸在初为人母的喜悦之中，可是产后遗留下来的一些小毛病常常让新妈妈不胜烦恼，尤其是产后尿失禁。在公共场合，尿液总是不知不觉地漏了出来，让新妈妈们窘到了极点。生完孩子为什么会漏尿？对于产后尿失禁，又有什么解决办法呢？下面的内容对被产后尿失禁困扰的新妈妈有帮助哟！

▶▶▶ 产后尿失禁是怎么回事

尿失禁是指膀胱不能维持其控制排尿的功能、尿液不自主地流出的状况。尿失禁多见于产后的新妈妈，常表现为每天排尿过多，通常在8次以上，但总感觉排尿不净；夜尿频繁，难以忍受尿意；大笑、咳嗽、打喷嚏、跳跃、弯腰及运动时尿液常会不由自主地流出。产后尿失禁一般可分为3种类型，即急迫性尿失禁、压力性尿失禁及混合性尿失禁。

急迫性尿失禁

有强烈的尿意，但在到达厕所排尿前就会有尿液不自主地漏出；当听到流水声时，即使喝水较少，尿液也会不由自主地漏出。

压力性尿失禁

这是产后新妈妈最常见的一种尿失禁。通常表现为：在做某些动作或运动时，如行走、一般性的体力劳动、大笑、打喷嚏等，就会有尿液不自主地漏出。压力性尿失禁依病情轻重分为3个程度。

● 轻度：一般活动情况下不会出现尿失禁，夜间无尿失禁，只有在腹压突然增加时偶尔发生尿失禁，不必用尿布垫。

● 中度：在站立活动时会有频繁的尿失禁，一般需使用尿布垫。

● 重度：无论处于怎样的体位变化，都会有尿失禁发生，严重影响新妈妈的生活和社交，必须使用尿布垫。

混合性尿失禁

即同时合并急迫性尿失禁和压力性尿失禁。

▶▶▶ 产后尿失禁的诱因

产后尿失禁归根结底是由于在妊娠、分娩过程中女性的骨盆底损伤造成的。妊娠期间，子宫的重量逐渐加重，膀胱受到子宫的压迫也会越来越严重，因此骨盆底肌肉神经一直都处于绷紧状态。到了分娩时，为了让宝宝从产道正常产出，骨盆底肌肉神经又会被过度地拉伸，甚至会被从根部扯断。这样，调节膀胱工作的神经系统也受到了一定的损伤。因此，刚刚生完宝宝的妈妈不但感觉不到尿意，还会出现尿失禁。尤其是经历难产的新妈妈尿失禁的症状可能会更严重，而且较难恢复。一般情况下，受损神经的功能会逐渐恢复过来。但也有些新妈妈由于分娩时过于用力或过度损伤导致骨盆底的肌肉和韧带对骨盆的支持力不够，从而造成长期的尿失禁症状。这种尿失禁症状如果不及时医治，甚至会一直延续到中老年时期，而且病情会恶化。

▶▶▶ 改善产后尿失禁的自我护理

产后2～3天内

大多数新妈妈此时都不会有尿意，甚至完全不想去厕所，但这并不表明膀胱内没有积存尿液，很多新妈妈常常在没有用力或根本没有尿意的情况下就已不知不觉地排尿了。其实这就是尿失禁。这时新妈妈最好在医生的指导下增加如厕排尿的次数，否则，如果不及时排尿，就会导致过量的尿液对膀胱造成更严重的伤害。

产后1个月内

这个阶段，由于新妈妈骨盆底的肌肉和韧带还没有恢复到能耐得住各种压力的程度，如果运动不当反而会增加腹压，不利于骨盆底的复健，因此，建议新妈妈最好尽可能选择不用下床的运动，可以采取侧身躺卧的姿势，还可在医生的指导下做一些分娩后的恢复体操。需要注意的是，产后新妈妈应避免穿紧身衣物，以免增加骨盆底的负担。

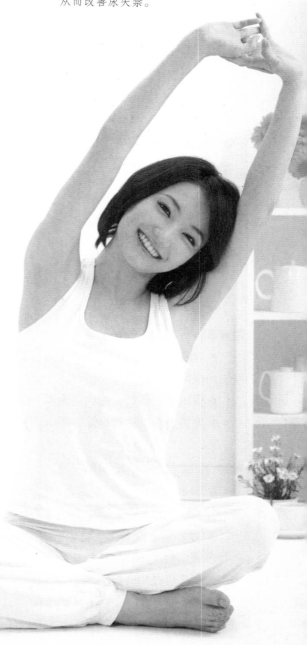

★新妈妈在床上适当做些伸展运动，也有利于骨盆肌的恢复，从而改善尿失禁。

产后1个月后

产后满1个月后，自然分娩的新妈妈会阴处的疼痛差不多已经消失了，可以正式做一些能锻炼到骨盆底肌肉的运动了。建议从这时到产后8周内每天坚持锻炼，最好能把它作为一种习惯持续下去，这样骨盆底就会逐渐恢复到孕前水平，也能改善尿失禁状况。

产后4个月

由于分娩所造成的骨盆底损伤较轻微，一般只会导致产后暂时的尿失禁症状。随着骨盆底的康复，尿失禁状况会随之消失，排尿也会恢复正常。但如果在产后4个月以后，新妈妈仍然无法控制排尿，那么就应尽快就医治疗，以免影响日后生活。

▶▶▶ **骨盆底复健操改善产后尿失禁**

做法

❶ 地板上铺上毯子，新妈妈背靠墙轻松坐在地板上，双膝向上曲起、保持轻松，双手抱膝。

❷ 保持第一步的轻松姿势，每隔1分钟，将肛门、尿道、盆腔用力地向上提1次，整个会阴部会有被牵引向上、紧绷的感觉。保持这种上提、紧绷的感觉12～15秒。

❸ 每分钟完成上提、绷紧的动作后，要使全身放松。

注意事项

● 刚开始锻炼时，可将提升骨盆底、保持紧绷感的时间设定为5秒钟，然后再慢慢增加保持的时间。

● 做这组动作时，应保持腹部、腰部、双脚等部位放松，不要用力。

● 坚持每天都进行锻炼，每次锻炼10分钟，每天做两次。

▶▶▶ **改善产后尿失禁的妙方**

● 党参核桃饮。党参15克，核桃仁10克，二者一同放入砂锅中，加适量水煎煮成浓汁，连汤带药一起服下。此方可益气固肾，对习惯性产后尿失禁有效。

● 党参橘皮紫苏汤。党参15克，橘皮、紫苏叶各10克，以上各药与适量水一同煎药取汁，加入少许红糖调味后代茶饮。此方具有补肺固肾的功效，对肺气虚弱、咳嗽引起的尿失禁均有效。

● 当归双仁汤。桃仁30克，薏仁、当归各5克，小茴香、红花各2克，以上各药与适量水一同煎煮，滤渣取汁，代茶饮。此方具有化瘀缩尿、润肠通便、行气消肿的功效，适用于产后尿失禁。

● 桂圆枣仁芡实汤。桂圆干、炒枣仁、芡实各10克，以上各药与适量水一同煎煮，滤渣取汁，代茶饮。此方可养血安神、固肾缩尿，适用于产后尿失禁。

● 车前饮。车前子30克，与适量水一同煎煮，滤渣取汁，代茶饮。此方具有清利湿热的功效，对湿热下注型尿失禁有不错的改善效果。

● 核桃芡实山药糊。芡实粉、山药粉各30克，核桃仁20克，大枣5个，将所有材料放入锅中，加适量水煮成糊状即可食用。此方具有益气补虚的作用，尤其适于产后虚弱、尿失禁的新妈妈食用。

产后风

常听人说坐月子时不能着凉，不能吹风，要不然就会得月子里的风湿病，以后还不容易治。其实，这种月子里的风湿病就是产后风，指新妈妈在分娩后由于感受风寒及其他原因导致的一系列病症。产后风一般在产后8周后出现症状，如果不及时治疗，就有可能持续几个月甚至几年，因此一定要注意。那么，新妈妈怎么做才能避免这种伤害呢？

▶▶ 产后风的诱因有哪些

● 分娩后身体虚弱，如果不注意保暖，使身体受到风寒，寒气就会从下腹部开始扩散到全身。

● 产后，由于分娩时血液损失过多，营养一时还供应不足，会影响血液循环，再加上新妈妈的关节内滑液分泌不良，因此稍微劳累就会出现手腕发麻等症状。

● 新妈妈产后情绪忧郁、急躁、易生气，也会增加产后风的概率。

● 过早过性生活，也容易发生产后风。

● 相对而言，高龄分娩、难产、剖宫产、多次流产的新妈妈更易患产后风。

▶▶ 产后风的表现

产后眩晕、头沉或疼痛，腰部、膝盖、足踝、手腕等部位发麻、疼痛，冒冷汗，身体发冷，寒战等。病情严重时，即使炎热的夏天，新妈妈也要穿棉衣，没有被子则不能入睡。

▶▶▶ 产后风的应对方案

注意防寒保暖

新妈妈在坐月子期间应避免受寒，不能吹冷风，不能喝凉水，更不要用冷水洗手、洗脸。尤其秋冬等寒冷的季节，在日常通风的同时要注意及时关窗户，以防新妈妈着凉。

避免身体劳累

产后虽然应尽早下床活动，但并不主张大量活动，一般在产后2~3周内不能过度活动关节，新妈妈应多休息，避免身体过度疲劳。

保持心情愉快

情绪不佳也会引起产后风，因此产后的新妈妈应注意避免精神刺激，不吃刺激性食物，保持心情愉悦。

必要时接受中医治疗

如果新妈妈已经患有产后风，那么最好在未出月子时就开始诊治，以免出了月子增加治疗难度。必要时，可接受中医补血养气祛风湿方面的治疗。

产后便秘

新妈妈产后饮食正常，但大便数日不行或排便时干燥疼痛，难以解出者，即为产后便秘。产后便秘是最常见的产后病之一。产后便秘虽不会带来生命危险，但往往也会在一定程度上影响新妈妈的健康，因此应及时防治。

▶▶▶ 产后便秘的五大诱因

● 在妊娠期间，妈妈的腹部过度膨胀，使腹部肌肉和盆底组织松弛，导致排便力量减弱。

● 产后，新妈妈心神虚弱，排便力量也减弱了，因此常常导致产后排便困难。

● 在产褥期间，新妈妈的胃肠功能减弱，再加上活动较少，导致肠蠕动变慢，肠内容物在肠内停留的时间延长，使粪便中的水分被吸收，从而造成大便干结。

● 产后饮食过于讲究，饮食结构不合理，缺乏膳食纤维，无法促进肠蠕动。另外，有些新妈妈由于担心尿失禁而刻意少喝水，减少蔬菜、水果等多汁食物的摄取量，也会导致产后便秘。

● 由于产后下床活动不便，许多新妈妈又不习惯在床上用便盆排便，因此常常导致无法顺利排便。

▶▶▶ 便秘对新妈妈的不良影响

导致急性粪便阻塞肠道

这是便秘导致的副作用中最常见的一种。便秘发生后，因于粪便在结肠中停留的时间过久，往往会造成水分被肠道过度吸收而使粪便变得又干又硬，从而阻塞肠道。肠阻塞会引起下腹部疼痛不堪，通常必须至急诊室灌肠才可缓解。

腹胀、下腹疼痛

便秘发生后，由于大量干硬的粪便无法排出体外，因此常常会引起腹胀不适；另外，由于粪便在肠道中移动的速度过慢，还会引起下腹疼痛。

痔疮

便秘时间过久，还可能引发痔疮。对于孕期就患有痔疮的新妈妈来说，产后便秘还会使痔疮加重。

大肠癌

粪便在肠道停留时间过久，不但会使水分被肠壁吸收，而且粪便中的有害成分因无法及时排出体外也会被肠道吸收，从而增加患大肠癌的可能性。

▶▶▶ 产后便秘的五大应对策略

饮食方案

产后，新妈妈的饮食要合理搭配，荤素结合；适当吃一些新鲜蔬菜水果，以保证水分和膳食纤维的摄取，防止肠道干燥、蠕动变慢而导致便秘；多喝水及各种进补汤，防止粪便变得干硬；适量摄取蜂蜜、香油等具有润肠通便作用的食物；少吃辣椒、胡椒、芥末等燥热刺激性食物，尤其应避免饮酒，以防因燥热导致粪便干硬。

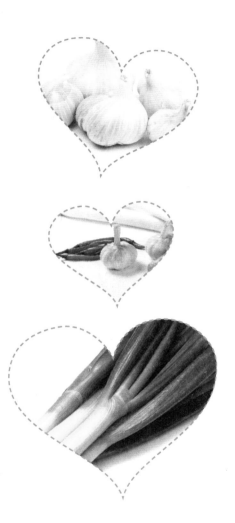

★辣椒、大蒜、葱等具有较强的刺激性，产后应避免摄入，以免加重痔疮。

运动方案

产后，新妈妈可通过身体运动来促进肠道蠕动，帮助恢复肌肉紧张度。一般自然分娩几小时后新妈妈就可以坐起了，还能进行一些翻身活动。第二天新妈妈就能下地了，可以在室内来回走动，以不疲劳为宜，但应避免长时间下蹲、站立。对于剖宫产的新妈妈，如果无合并症，在产后第2天可试着在室内走动；如果有合并症，则要遵医嘱，不可过早下床活动。

另外，新妈妈也可以在床上做产后体操，练习缩肛运动，既能锻炼骨盆底部肌肉，又能促使肛门血液回流。方法主要是做忍大便的动作，将肛门向上提，然后放松。早晚各做1次，每次10～30下。

按摩方案

❶ 新妈妈双手重叠，掌心按于脐部，以肚脐为中心推摩腹部，范围逐渐扩大，注意推摩时力度要适中，按顺时针方向50圈，然后轻拍腹部15次。

❷ 用拇指指腹按揉中脘、天枢穴，注意按揉时用力稍轻，每个穴位每次各按2分钟。

❸ 用拇指指腹按压承山穴1分钟，再拿捏承山穴周围的腓肠肌30次。

❹ 新妈妈用单手掌心按顺时针方向按揉神阙穴5分钟，直至腹部肠鸣产生排气感和便意为宜。

生活要点

生活中，新妈妈要注意劳逸结合，保证高质量的睡眠，充分休息。另外，新妈妈还应注意保持每日定时排便的习惯。

合理用药

如果产后便秘比较严重，粪便无法排出体外，新妈妈可适当使用开塞露。如果便秘较严重，或连续出现便秘，则可在医生的指导下适当使用其他缓泻剂。

产后痔

痔疮是指肛管直肠静脉丛迂回曲张所致的静脉团块，是一种十分常见的疾病，尤其是妊娠、分娩后的女性，更易患痔疮。产后，新妈妈一旦患痔疮，不但会造成身体上的不适，还会增加新妈妈的精神负担，因此应及时防治。

▶▶▶ 认识产后痔

产后痔通常在产后2~3周内出现。根据发生部位不同，产后痔可分为内痔、外痔、混合痔3种类型。

内痔

通常发生在肛管齿状线以上的为内痔，一般不痛，主要症状为便血、痔核脱出，内痔严重时会喷血，痔核脱出后不能自行还纳。此外，还会伴有大便困难、便后擦不干净、有坠胀感等症状。根据内痔的症状又可分为4度。

● Ⅰ度：排便时带血，没有疼痛感，痔核不会脱出。

● Ⅱ度：排便时带血、滴血甚至射血；痔核在排便时脱出，但便后可自行还纳。

● Ⅲ度：排便时以及因咳嗽、负重、劳累引起腹压增加时，都会发生痔核脱出，需要用手将其还纳。

● Ⅳ度：痔长期暴露在肛门外，不能还纳，即使还纳又会立即脱出。

外痔

外痔位于齿状线以下，主要症状为疼痛、肿块，通常肛门周围会长有大小不等、形状不一的皮赘。根据不同病理特点，外痔又分为结缔组织性、静脉曲张性、血栓性及炎性4种。其中，以炎性外痔最为常见，主要表现为肛缘皮肤皱襞凸起、红肿热痛、充血明显、有压痛、排便时疼痛加重、有少量分泌物，有时还会伴有全身不适和发热。

混合痔

混合痔兼有内痔和外痔的症状，在同一部位的齿状线上下均会发生，主要症状为直肠黏膜及皮肤脱出、坠胀、疼痛、反复感染等。

▶▶▶ 导致产后痔的原因

很多妈妈在妊娠期间便已患有痔疮。产后，由于各种因素的影响，常常会使原有的痔疮加重；或者即使之前没有痔疮，产后也往往易发产后痔。导致产后痔的原因如下：

● 产后，随着胎儿的娩出，胃肠恢复到正常位置，由于压迫因素的去除，肠蠕动会变慢。

● 再加上分娩后盆腔肌肉及肛门周围肌肉过分紧绷，会阴伤口疼痛令新妈妈不敢用力排便。

● 新妈妈产后多采取卧位，活动少，腹壁松弛，导致排便无力。

● 产后饮食多为少渣食物，缺乏膳食纤维，导致肠蠕动变差。

▶▶▶ 产后痔的应对策略

保证水分的摄取

建议新妈妈产后多喝水，增加肠道水分，从而增强肠道蠕动。每天早晨，最好空腹饮蜂蜜水，有通便润肠的功效。

注意饮食

● 多吃些各种绿叶蔬菜、根茎类蔬菜、水果及五谷杂粮等高纤维的食物，这些食物中的膳食纤维能作为粪便扩充剂，在肠道内吸收水分而膨胀，增加大便的重量和体积，增强便意，还能软化大便，刺激肠道蠕动，加速粪便在肠道的运转，促进排便，减少直肠末端血管受到腹部的压迫。

● 忌食辣椒、胡椒、大蒜、葱等刺激性食物，避免饮酒及咖啡、浓茶等刺激性饮料。

● 不可暴饮暴食，以免因过量饮食引起胃肠功能紊乱，从而影响直肠肛门静脉的血液回流，不利于产后痔的好转。

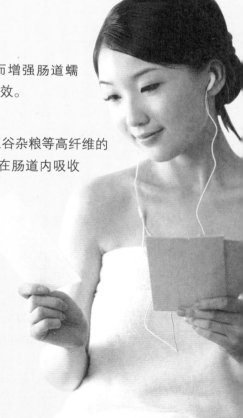

尽早下床活动

新妈妈在产后要及早下床活动，以免粪便在肠道内停留时间过久而引起产后痔。另外，平时要避免久站久坐。

做提肛运动

连续有节奏地做下蹲、站立、再下蹲的动作，每次做1~2分钟。这组动作可促进肛门括约肌收缩，加快局部的血液循环，有利于预防痔疮及肛裂。

适当按摩

● 新妈妈仰卧，以肚脐为中心按照逆时针方向按摩腹部5分钟，再用手掌从下腹向上震颤推动，缓慢推移至肚脐为止，做10遍。

● 新妈妈俯卧，在腰部用力向两侧分推20次，在骶尾部用手掌横向按摩，再揉肛门附近的长强穴1分钟。

生活调养

新妈妈在有便意时要及时排便，并养成每天定时排便的好习惯。另外，还要保持肛门清洁，促进肛门的血液循环，消除水肿，预防外痔。

药物治疗

当产后痔发生充血水肿时，可采用坐浴药或软膏治疗。如果痔核脱出过大，且发生水肿，先在痔的表面涂些油膏，再用手指将充血水肿部分慢慢推至肛门内。

乳头皲裂

产后，新妈妈第一次哺乳时一般都会出现乳头上的某个部分有个小裂口或擦破皮的现象，当宝宝吸吮时会有疼痛感。这就是乳头皲裂，又称乳头破裂。对于产后乳头皲裂，新妈妈应该如何应对呢？

乳头皲裂的原因

产后对乳头护理不当，是导致乳头皲裂的原因之一。如果新妈妈有乳头内陷或乳头扁平的情况，并且在怀孕期间没有处理好，那么产后宝宝吸吮乳头会比较困难，乳头也容易发生损伤和皲裂，有时候还会出血。

▶▶▶ 乳头皲裂重在预防

乳头一旦破裂，在哺乳时会感觉十分疼痛，因此新妈妈常常不敢喂奶。这样，乳房就会因经常不得排空而导致乳汁分泌逐渐减少，如果再造成乳汁淤积，细菌由裂口进入，便会引起急性乳腺炎，甚至乳房脓肿。因此，乳头皲裂对母婴影响较大。为了避免哺乳期间发生乳头破裂，在怀孕6～7个月以后准妈妈就应每天用毛巾蘸弱碱性的肥皂水、热水反复擦洗乳头，使乳头表皮增殖、变厚、富于弹性，不易破裂。对于乳头扁平或凹陷的准妈妈，在擦洗后，还要牵拉乳头数次，以帮助乳头向外突起，以免导致产后宝宝吸吮困难。产后要注意保持乳头清洁，可将植物油涂在乳头上，去除乳头上的积垢，使痂皮变软，然后用温热水洗净。哺乳前后，要用温开水清洗乳头，并用干净的乳罩和消毒纱布盖好。喂完奶后，不要让宝宝含着乳头睡觉，以免乳头被浸软而易皲裂。

▶▶▶ 乳头皲裂怎么办

❶ 可先用温开水洗净皲裂部分。

❷ 再涂以浓度为10%的鱼肝油铋剂或复方安息香酊，也可将等量的黄柏粉、白芷粉用香油或蜂蜜调匀后涂敷在患处。

❸ 喂奶前，先将乳头上的药物洗净，并用乳头护罩或消毒纱布保护乳头。

❹ 如果乳头皲裂较严重，应停止喂奶24～48小时。在这段时间，新妈妈可以采取人工喂养的方式，也可用吸奶器将乳液吸出放入奶瓶中喂宝宝。

产后乳腺炎

新妈妈坐月子期间，正是乳腺炎的高发阶段，尤其是急性乳腺炎，有的新妈妈甚至还没有开始哺育宝宝就患上了产后乳腺炎。产后乳腺炎不仅会妨碍母乳喂养，而且还会影响新妈妈的健康。在产褥期要想绕开乳腺炎，新妈妈不妨看看下面的内容。

▶▶▶ 认识产后乳腺炎

产后乳腺炎以急性乳腺炎为主，常由金黄色葡萄球菌或链球菌沿淋巴管入侵所致，会在短期内形成脓肿，多见于产后2～6周采取母乳喂养的新妈妈，尤其是初产妇。

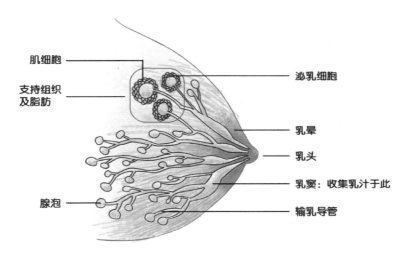

肌细胞
支持组织及脂肪
泌乳细胞
乳晕
乳头
乳窦：收集乳汁于此
输乳导管
腺泡

病菌一般从新妈妈乳头破口或皲裂处侵入引发感染，有时也可直接侵入引起感染。一旦发病，常常给新妈妈带来极大的痛苦，因此预防重于治疗。

▶▶▶ 产后乳腺炎三大诱因

病菌入侵

产后乳腺炎主要由病菌通过乳头皮肤的破损处入侵所致。初产妇在哺乳时，通常都会出现不同程度的乳头皲裂、糜烂或细小溃疡，这样就给病菌入侵提供了有利条件。病菌会经入口沿淋巴管扩散到乳腺实质，从而形成感染病灶。

如果宝宝患有口腔炎，也有利于病菌直接侵入乳管，并上行到乳腺小叶，再扩散到乳房间质。另外，宝宝含乳头睡觉也容易因病菌入侵而导致乳腺发炎。

乳汁淤积

如果哺乳妈妈出现乳汁淤积的情况，也可能导致乳腺炎，这是因为乳汁淤积有利于侵入病菌的生长繁殖。一般造成乳汁淤积的情况有以下几种：

● 新妈妈乳头发育不良，如乳头过小或内陷等，都会影响宝宝吸吮，从而造成乳汁淤积。

● 新妈妈授乳经验不足、乳汁过多、宝宝吸乳较差，都会导致乳汁不能完全排空而造成乳汁淤积。

● 初产妇的乳汁中含有较多的脱落上皮细胞，容易堵塞乳管，使乳汁淤积加重，如不及时疏通极易发生乳腺炎。

新妈妈免疫力下降

如果新妈妈免疫力良好，一般病变会停留在轻度炎症或蜂窝组织炎期，可以逐渐自行吸收。但如果免疫力变差，就容易导致感染扩散，形成脓肿，甚至脓毒血症。因此，新妈妈产后应注意营养补充，防止免疫力下降，并保持乳头干爽，以降低产后乳腺炎的发病率。

▶▶▶ 产后乳腺炎的症状

由于产后乳腺炎多为急性乳腺炎，因此此处重点介绍急性乳腺炎的症状表现。急性乳腺炎在病情发展的不同阶段，其症状表现也不相同，通常分为早期、化脓期及溃后期3个阶段。

早期症状

● 新妈妈乳房胀满、疼痛，哺乳时疼痛加重。

● 乳汁分泌不佳，乳房可能出现肿块，皮肤微红。

● 有时还会伴随全身不适、食欲欠佳、胸闷烦躁等症状。

化脓期症状

● 开始时，局部乳房变硬，肿块逐渐增大，通常会伴有高热、寒战、全身乏力、大便干燥、脉搏加快、患侧淋巴结肿大、白细胞增高等症状。常在4～5日内形成脓肿。

● 脓肿形成后，乳房出现跳痛，局部皮肤红肿透亮，肿块中央变软，按压时有波动感。如果乳房脓肿在深部，还可出现整个乳房肿胀、疼痛、高热等症状，但局部皮肤红肿及波动感不明显。有时，同一个乳房内可同时或先后存在几个脓腔。

溃后期症状

● 脓肿如果位于乳房的浅表部位，常可穿破皮肤，形成溃烂，或乳汁从创口处溢出而形成乳瘘。

● 脓肿如果位于乳房的较深部位，可穿过乳房及胸大肌间的脂肪，形成乳房后位脓肿，严重时可导致脓毒败血症。

▶▶▶ 应对产后乳腺炎的8个良策

从孕期开始护理乳头

从怀孕4～5个月开始，准妈妈就应常用温皂水和柔软的毛巾擦洗乳头，以增强表皮的坚韧性，可预防哺乳时乳头破裂。

保持乳房及乳头清洁

产后，每次喂奶前，要用温开水将乳头、乳晕洗净，保持皮肤干爽、卫生，如果乳头有汗水浸渍或脏东西要及时洗掉。哺乳后，也要清洁乳头及乳晕，另外乳房整体的清洁也很重要，可用干净的热毛巾擦拭。

尽量排空乳房

新妈妈每次喂奶时都应尽量让宝宝吸空乳汁。如果未吸完，可轻轻按摩将乳汁挤出，或用吸奶器吸出，以防止局部乳汁淤滞而引发炎症。

正确哺乳

哺乳时，新妈妈最好采取坐式或半坐式；不要让宝宝只含到乳头，应将乳晕也一同含住，以免造成乳头皲裂；不要让宝宝含乳头睡觉，否则易造成切咬乳头和用力吸吮，使乳头受伤而诱发感染。

注意护理乳头伤口

当新妈妈的乳头有伤口时，最好涂硼酸软膏加以保护。如果乳头皲裂很深、疼痛较严重，或一直不见好转，应停止哺乳，可以用吸奶器吸出乳汁再喂宝宝。这时，新妈妈一定要抓紧时间治疗乳头伤口。

避免戴有钢托的胸罩

有钢托的胸罩会挤压乳腺管，造成局部乳汁淤积，导致急性乳腺炎。新妈妈如果担心因乳汁充盈而造成乳房下垂，可戴专门的哺乳胸罩，但一定不要戴有钢托的胸罩。

做好回奶护理

如果打算结束母乳喂养，新妈妈在减少哺乳次数的同时，也要做好回奶护理。大麦具有不错的回奶效果，不妨善加利用，可将麦芽、山楂各60克煎汤后代茶饮。

有问题时及时就医

产后一旦发生乳汁淤积，应及时排空乳房，并通过局部理疗进行疏通，再以双手将乳汁挤出，以迅速缓解乳胀，保持乳管通畅。如果新妈妈自己挤奶有困难，应及早就医诊治。

▶▶▶ 改善产后乳腺炎的4个妙方

● 橘核饮。将30克橘核与适量水煎服，一般2～3剂即可有效预防乳汁淤积。

● 葱汁外敷法。将1根鲜葱去皮，洗净，与少许冷开水一同榨汁，滤渣取汁，用消毒纱布吸取葱汁，包敷在乳房上，再用一条热毛巾覆盖上，待毛巾凉后重新更换热毛巾。

● 黄花醋敷法。适量鲜黄花菜洗净，捣烂后与适量醋混匀，外敷在患处，每日换敷2次。

● 鹿角粥。将30克鹿角片用纱布包好，粳米150克淘洗干净，将鹿角片包、粳米一同放入锅中，加适量水，以小火煮成粥，待粥熟后取出鹿角片包，加红糖调味即可食用。此方具有温通养阳、托疮生肌的功效，适用于产后乳腺炎。

耻骨疼痛

耻骨疼痛并非是产后才出现的，很多妈妈在妊娠期间便已经出现了疼痛症状。那么，耻骨疼痛到底是怎么回事呢？

▶▶▶ 造成耻骨疼痛的原因

耻骨分为左右两块，中间靠软骨连接，形成了耻骨联合，上下附有韧带。怀孕期间，尤其是孕晚期，由于激素分泌的影响，使耻骨联合软骨及韧带变得松弛了。到了分娩时，准妈妈的身体会为胎儿的娩出做准备，骨盆会暂时扩大，耻骨联合处也会出现轻度分离。产后，随着新妈妈体内孕激素分泌恢复正常，松弛的韧带及软骨也会随之恢复正常。但少数新妈妈由于孕激素分泌过盛，致使韧带过度松弛，导致耻骨联合分离较严重，产后愈合较慢。另外，产程过长、胎儿过大、分娩时用力不当、姿势不正以及腰骶部受寒等多种因素，会造成产中及产后骨盆收缩力平衡失调，可能使骶髂关节发生细微错位，从而导致耻骨联合面不能恢复到正常位置而出现疼痛。

▶▶▶ 耻骨疼痛的表现

● 新妈妈产后经常感到阴毛上端的耻骨部位以及大腿根部疼痛，尤其在走路、下蹲、提重物、上楼梯、排便及性生活时，疼痛更为严重。

● 走路时重心移动缓慢，影响走路速度，常像鸭子一样走路。

● 有些新妈妈会出现腰背部、腹股沟区疼痛。

▶▶▶ 耻骨疼痛应对有方

● 产后应多休息，尽量少上下楼梯，避免提重物，走路时注意放慢速度，迈步不要太大，避免加重耻骨损伤。

● 站立时两腿要对称，避免因双腿动作过大而引起耻骨疼痛。

● 睡觉时侧卧，并在双腿之间放置一个枕头。在床上移动双脚和臀部时，应尽量平行、缓慢地行动。

● 子宫复旧后可适当游泳，帮助减轻关节的压力，减轻疼痛。

● 坐着时应避免跨坐，以免使疼痛加剧，最好在背后放置腰枕帮助支撑。

● 必要时，可使用骨盆腹带。

● 适当按摩下背部也有利于缓解耻骨疼痛。

● 产后3个月后，如果耻骨疼痛仍未减轻，最好尽快就医治疗。

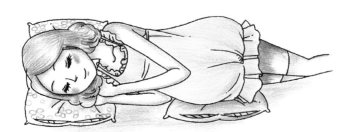

产后腰腿痛

产后腰腿痛是困扰新妈妈的又一产后问题，虽然危害并不严重，但日夜缠绵的疼痛却让新妈妈难以忍受。要想预防、改善产后腰腿痛，新妈妈应该怎么做呢？

▶▶▶ 产后腰腿痛的症状

- 产后，腰、臀和腰骶部日夜疼痛，有些新妈妈还伴有一侧腿痛。
- 疼痛部位多在下肢内侧或外侧，可能伴有下肢沉重、酸软等症状。
- 在咳嗽、打喷嚏及大便时，会使腹压增加，从而导致疼痛加剧。

▶▶▶ 产后腰腿痛的原因

孕期与分娩时的疼痛延伸

妊娠期间，准妈妈的腹部会逐渐变大、向前突起，腰背部的负重也会加大，因此腰腿部时常感到酸痛。到了分娩时，子宫的阵缩和神经的牵张反射会导致腰骶部及双腿酸痛，再加上分娩时用力过多过大，常常会使腰腿酸痛加剧。到了产后，妊娠、分娩时造成的腰腿痛一时还不能消失，因此新妈妈仍有腰腿痛的感觉。

产后养护不当导致骶髂关节受损伤

产后，如果新妈妈休息不好，如过早地长时间站立、端坐等，都容易引起骶髂关节损伤，造成关节囊周围瘢痕组织粘连，从而引起腰腿疼痛。另外，产后起居不慎，闪挫腰肾，会使产后腰腿痛加剧。

先天性腰骶部疾病

如果新妈妈患有先天性的腰骶部疾病，如骶椎裂、隐性椎弓裂、腰椎骶化等，均会诱发产后腰腿痛。

▶▶▶ 产后腰腿疼的应对法

- 产后新妈妈应注意补充营养，尤其是钙、磷等骨骼必需的成分，以免因产后缺钙而导致腰腿痛。
- 产后注意休息，不要过多过早做家务，不要过早地持久站立和端坐，更不要提物负重。
- 身体着凉也会引起四肢关节痛，因此产后新妈妈应注意保暖，不要用冷水洗澡、洗手、洗脚，不要穿拖鞋或者光脚穿凉鞋，最好穿袜子和布鞋，以免导致下肢疼痛。
- 在身体允许的情况下，新妈妈应每天坚持做产后康复操，保持适度的运动。
- 产后如果新妈妈出现腰腿痛的症状，可适当用热毛巾外敷，以减轻疼痛。
- 适当按摩下背部及双腿也能缓解腰腿痛。

产后抑郁不可忽视

产后，女性在家庭中的角色也发生了改变。随着宝宝的降生，女性要逐渐适应新妈妈的角色，还要担负起养育、照顾宝宝的重任。如果新妈妈此时出现抑郁，那么将对自己及宝宝造成重大影响。

▶▶▶ 认识产后抑郁

产后抑郁症多在产后2周左右发病，到产后4～6周时症状明显。每个新妈妈的情况存在一定差异，不过通常1周左右症状就会消失。如果持续出现抑郁症状超过2周，严重影响了处理日常生活事务的能力，那么一定要尽快看医生。

通常，产后抑郁表现为：感到不安；伤感、无望；经常哭泣；没有精力或缺乏动力；食欲大增或大减；睡眠太多或太少；集中注意力有困难，难以做出决定，记忆力下降；感到生存没有价值或有罪恶感；对所有活动都失去兴趣和乐趣；不愿与家人、朋友接触；出现头痛、胸痛、心动过速、浅而快的呼吸等躯体症状；担心自我伤害或伤害宝宝；对宝宝没有任何兴趣。

产后抑郁如果任其发展，危害极大。比如，很多患有产后抑郁症的新妈妈情绪消极，甚至会产生自杀行为；另外，新妈妈患有产后抑郁症，还会导致宝宝营养不良、发育迟缓、情智启蒙起步迟、活动能力受限等症状，因此一定要及时就医治疗。

▶▶▶ 产后抑郁的自测法

产后抑郁症的表现与一般忧郁情绪有所不同，新妈妈不妨测试一下自己是否患上了产后抑郁症。如果下面的描述与自己的状况符合，就选"是"；如果不符，就选"否"。最后根据自己的回答在"自测结果"中查看自己是否已经患上了产后抑郁症。

自测内容

❶ 睡眠状况不佳或严重失眠，白天常常昏昏欲睡。

A.是　　B.否

❷ 白天情绪比较低落，夜晚情绪反而高涨，呈现昼夜颠倒的现象。

A.是　　B.否

❸ 思想无法集中，语言表达紊乱，缺乏逻辑性和综合判断能力。

A.是　　B.否

❹ 几乎对所有事物都失去兴趣，感觉生活毫无趣味，活着就是受罪。

A.是　　B.否

❺ 焦虑不安或精神呆滞，常为一点小事而恼怒，或者几天不说话、不吃不喝。

A.是　　B.否

❻ 有明显的自卑感，常常不由自主地过度自责，对任何事都缺乏自信。

A.是　　B.否

❼ 经常有轻生的意念或企图。

A.是　　B.否

❽ 食欲大增或大减，体重增减变化较大。

A.是　　B.否

❾ 身体处于异常疲劳或虚弱状态。

A.是　　B.否

自测结果

● 有5条及以上答"是"，且这种状态持续了2周的时间。此时应怀疑自己属于产后抑郁了，应与亲人朋友沟通，尽量保持乐观的情绪，必要时可咨询心理医生。

● 有1~4条答"是"，但其中某一条出现的频率较高。这时也应该警惕自己遭遇了产后抑郁，同样需要自我调节。

● 如果以上问题都不符，只是产后偶尔会感到情绪有些低落。这可能是产后体内激素变化所致，需要留心观察，待过了产后抑郁的高发期，一般就不会遭遇产后抑郁了。

▶▶▶ 揪出导致产后抑郁的元凶

女性体内内分泌发生改变

妊娠期间，女性体内的雌激素和黄体酮增长了10倍。而到了分娩后，激素水平又会迅速降低，在72小时内迅速达到孕前的水平。而体内激素的变化，通常会导致新妈妈情绪反常，甚至造成产后抑郁。

孕期发生的负面事件

怀孕期间，发生的负面事件越多，对准妈妈的影响越大，发生产后抑郁的可能性也就越大。比如生病、离职、搬家、先兆流产等，都可能影响新妈妈的情绪，从而成为产后抑郁的诱因。

分娩过程中的创伤经历

分娩时，由于很多准妈妈缺乏对分娩过程的认识，往往会过分担心分娩时的疼痛，因此对分娩存在着紧张恐惧的心理。研究显示，在分娩过程中，如果心理过于紧张，会引起神经内分泌失调、免疫力下降等一系列机体变化，并使宫缩乏力、疼痛敏感、产程延长，导致难产、产中及产后出血增多等。难产、手术产、分娩并发症等分娩时的创伤经历往往会进一步加重新妈妈的焦虑、不安情绪，增加产后抑郁的危险性。

产后育儿造成的身心压力

产后，女性的角色发生了转变。大多数新妈妈产后都要担负照顾宝宝的重任，如果再加上各种家务、工作，新妈妈常常会感到疲惫不堪，睡眠变差。尤其是遇到宝宝生病或自己身体出现问题不能哺乳时，新妈妈的压力会更大。产后长期压力过大往往容易造成新妈妈抑郁、焦虑，特别是没有育儿经验的年轻新妈妈。

其他因素

产后如果新妈妈遇到不顺心的事较多，也会导致情绪抑郁，如家人重男轻女、夫妻关系不睦、婆媳不和、经济状况不佳、住房拥挤、亲人去世等。另外，产后保健、产后喂养指导不得当，也可能会诱发产后抑郁。

▶▶▶ 产后抑郁的应对策略

提前为产后做好充分的准备

产后，新妈妈将面临新的人生挑战，最好在分娩前就做好各种准备，以免到时手忙脚乱影响新妈妈的情绪，导致产后抑郁。

● 在妊娠期间，准妈妈要注意运动锻炼，以提高身体素质。尤其是经常坐办公室很少运动的女性，更要每天参加一些适宜的有氧运动，以使心肺功能得到充分锻炼。这样不仅有利于分娩，而且能使机体在产后尽早恢复健康。

● 分娩前，准妈妈要通过多种途径尽可能多地了解育儿知识，以便在宝宝出生后不至于手忙脚乱。如，可以在产前通过读书、上网、参加产前保健培训班等学习哺乳方法、正确抱宝宝的姿势以及给宝宝换尿布洗澡的方法等；最好再了解一些婴幼儿常见病的防治方法、出现意外伤害时的急救方法等，以便对一些突发情况有思想准备。

● 分娩前，准妈妈要尽量将产后用到的物品买齐，如为宝宝降生准备所需的费用、衣服、被褥、尿布，宝宝出生后需要用到的洗护用品、喂奶用品、寝具，新妈妈自己需要的专用内衣、卫生巾等。

产后家人应多关心新妈妈

● 为新妈妈创造安静、舒适的环境。新妈妈经历阵痛、分娩，体力和精力消耗很大，产后需要充分休息。如果休息不好，过度困乏会直接影响新妈妈的情绪，因此家人要减少不必要的打扰，尤其是亲友的探视。

● 营造良好的家庭氛围。产后是新妈妈精神状态最不稳定的时期，而良好的家庭氛围有利于建立多种亲情关系，让新妈妈感到亲情的温暖，从而防止情绪不稳。家人除了在生活上关心、体贴新妈妈外，还要倾听新妈妈倾诉，并帮助新妈妈解决实际问题，使新妈妈从心理上树立信心，感到自己在家中及家人心目中的地位。另外，对于宝宝的性别、产后体形的恢复、经济负担加重等敏感问题，应尽量避免提起。

● 帮助新妈妈适应自己的新角色。刚刚做了母亲，很多新妈妈在心理上一时还无法适应；另外，对哺乳、护理宝宝也有些困难。这时，家人应主动与新妈妈交流，倾听新妈妈的想法，主动帮助、鼓励新妈妈，教会新妈妈护理婴儿的一般知识和技能，消除新妈妈自认为无能的心态。更重要的是，家人还要帮助新妈妈进入母亲的角色，告诉她怎样关心、爱护、触摸婴儿，发挥哺乳母子间的相互交流和鼓励的效应。

● 新爸爸也要积极配合。在产后一个月内，新爸爸最好能多陪陪新妈妈，一方面可以协助新妈妈护理宝宝，如帮助新妈妈给宝宝换尿布、洗澡、换衣服等；另一方面，新爸爸是新妈妈最亲近的人，也是新妈妈最好的倾听者，在新妈妈向自己倾诉时，新爸爸应理解并尽量解决新妈妈的困扰。

新妈妈应注重自我调节

为了预防产后抑郁，新妈妈也应注重自我调节。在饮食方面，应避免暴饮暴食，多吃水果、蔬菜，忌食甜腻的食物，少吃多餐；注意休息，保证充足的睡眠，避免做重体力劳动，少做琐碎、操心费神的事，防止过度疲倦加重抑郁；要保持精神愉快、情绪稳定，不要钻牛角尖，不强迫自己做不想做的事情；产后出了月子应多出去散步，适当运动，注意产后恢复；照看宝宝时不要过度敏感，给自己适应宝宝的时间；多和家人沟通，将自己的想法告诉家人。

抑郁严重时应接受治疗

产后抑郁如果比较严重或在调节的同时有加重的表现，应咨询医生，并接受必要的治疗。

新妈妈的塑身大计

80后的新妈妈们，除了注重新生宝宝的养育、产后保健外，对产后身材的恢复也比较在意。那么，产后什么时候可以开始减肥？产后减肥又该注意哪些问题呢？要想知道答案，不妨看看下面的内容。

▶▶▶ 坐完月子再减肥

在产褥期内，新妈妈的身体还未恢复到孕前的水平，必须保证营养的供给，因此应禁止节食减肥。但有不少新妈妈在分娩后，出于迅速恢复昔日身材的愿望，于是急不可待地开始减肥。事实上，月子期间减肥并不明智。这是因为在产褥期新妈妈的身体状况尚不稳定，如果这时就开始减肥，其结果不仅会延缓身体的恢复，还会因为盲目减肥给骨骼和关节带来健康隐患，甚至会导致乳汁分泌减少而造成宝宝营养不良。新妈妈最好等到体力恢复之后再开始循序渐进地减肥。

由于每个新妈妈的身体状况与具体情况不同，因此适宜减肥的时机也略有不同。对于不进行母乳喂养的新妈妈来说，一般可从产后3～4个月以后开始减肥；采取母乳喂养的新妈妈，则应从分娩后6个月，即宝宝添加辅食逐渐减少母乳摄取时开始减肥。

另外，产后减肥，应将怀孕前后的运动量及体重、现在的体重、理想的体重作为一个整体加以综合考虑。切不可一开始就制定不切合实际的目标，可根据身高比例制定的标准体重来制定减肥计划，一般以[(厘米身高–100)×0.9千克]作为目标体重。在实施减肥计划的过程中，不要追求立竿见影的速瘦，以免影响健康。可以以每周减重0.5千克为目标坚持运动，同时进行适当的饮食控制。

▶▶▶ 产后减肥运动六要点

● 产后虽然主张新妈妈早点下床活动，但基于健康的考虑，在产褥期结束前新妈妈应避免为了减肥而剧烈运动。这是因为产后立即进行剧烈运动来减肥，很可能影响子宫的康复，并引起出血，严重时甚至还会使手术创面或外阴切口再次遭受损伤。

● 以减肥为目的的运动应从产后6～8周后开始进行。在医生检查后，确定盆底没有过度损伤、没有早期的膨出脱垂的表现，这时可以开始穿瘦身服、塑身装，做一些用腹压的活动。妊娠后体重过度增加的新妈妈以及因分娩时胎儿过大而采用手术助产的新妈妈要更加注意产后训练的时机。

● 新妈妈在运动前，不要忘了做热身运动；运动结束后，也不要忘记放松。否则，容易造成运动伤害。

● 运动前，新妈妈最好去一趟卫生间，以免在运动过程中因憋尿而引起腹部不适。

● 产后的减肥运动最好选择强度不太大的有氧运动，可供选择的有氧运动有快走、慢跑、游泳、登山、骑自行车、有氧舞蹈、康复体操等。从每天10分钟开始，逐渐增加到每天至少半小时。

● 运动过程中要适当补水，一般每15～20分钟需补充100毫升水。如果出汗较多，可以适当补充一些含电解质的饮料。

● 新妈妈产后运动应做到持之以恒、循序渐进，不能半途而废，这样不仅有利于减肥，而且还能有效防止减肥后体重反弹。新妈妈如能坚持在产后进行半年左右必要的身体锻炼，不仅对体质以及形体的恢复有益，还可锻炼全身的肌肉，消除腹部、臀部、大腿等部位多余的脂肪，恢复孕前的苗条身材。

● 有妊娠合并重症肝炎、妊娠合并心脏病、产后大出血、严重的产褥感染、急慢性肾炎、重症糖尿病、甲状腺功能亢进、肺结核、严重心理障碍、6个月内头部受伤的新妈妈不宜做减肥运动。

● 运动后，新妈妈的身体会产生大量的乳酸，影响乳汁的质量。因此，运动结束后不宜马上哺乳，最好过2～3个小时后再给宝宝喂奶。

▶▶▶ 巧用腹带，减肥又塑身

产后适当使用腹带，有助于预防内脏下垂和皮肤松弛，还可帮助减肥瘦身、消除妊娠纹。注意，一定要选用长条状的专用腹带，这样归纳的腹带可以沿着身体曲线缠绑自由缚腹，还能使产后下垂的腹部完全提起，起到支撑、塑形的作用。

▶▶▶ 哺乳是产后最好的减肥法

母乳喂养不仅有利于宝宝的健康成长，更有利于新妈妈的身体恢复。在分娩前，新妈妈的体内会积存许多热量，而产后乳汁的大量分泌可以消耗之前体内积存的热量，有助于新妈妈瘦下去。有些新妈妈担心哺乳会大量进食，增加热量的摄取，导致发胖，影响身材的恢复。其实，在哺乳期，新妈妈即使多摄取一些汤汤水水，体重也不会增加很多。新妈妈产后如果不哺乳，体内热量散发不出去，反而容易发胖。

▶▶▶ 哺乳期忌吃减肥药

减肥药的减肥原理是使人体通过少吸收营养、增加排泄量来达到减肥目的。因此，减肥药会影响人体正常的代谢。如果哺乳期的新妈妈服用减肥药，大部分药物会通过乳汁排泄出去，这样就等于给宝宝也吃了减肥药，导致宝宝的肝脏解毒功能变差。如果减肥药量过大还会使宝宝的肝脏功能降低，从而引起宝宝的肝功能异常。因此，新妈妈在哺乳期间千万不要吃减肥药或喝减肥茶。

▶▶▶ 贫血时减肥要不得

由于新妈妈在生产中及产后会流失大量血液，因此常常造成贫血。产后贫血往往会造成产后身体虚弱，需要一段时间静养和进补才能逐渐恢复。如果在贫血没有康复的情况下就开始减肥瘦身势必会加重贫血症状，影响新妈妈的身体健康，还会影响乳汁分泌，造成乳汁过少而致使宝宝营养摄取不足。因此，新妈妈患贫血时一定不要减肥，最好多吃一些含铁丰富的食物，如菠菜、红糖、鱼、肉类、动物肝脏等。

▶▶▶ 便秘时勿减肥

产后新妈妈本来就容易因水分的大量排出和肠胃失调而引发便秘。如果此时开始节食减肥会进一步导致肠胃失调，容易加重便秘。另外，便秘症状也不利于减肥。因此，新妈妈在便秘时不宜减肥，而应先消除便秘再减肥。

容易便秘的新妈妈可有意识地多喝水，多吃红薯、胡萝卜、大白菜、糙米等富含膳食纤维的食物。便秘较严重时，可以在早上起床后马上就喝一大杯水以加快肠胃蠕动。

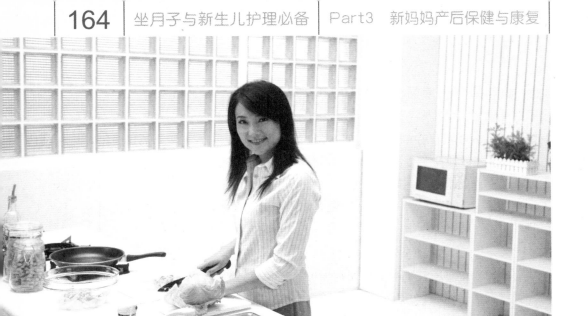

饮食方案

产后，每个新妈妈都希望自己能快速恢复苗条的身材。除了坚持母乳喂养、运动锻炼外，饮食的调配也是不可或缺的。那么，新妈妈在哺乳期间，怎么吃才能做到既不影响哺乳又能控制体重呢？

▶▶▶ 产后饮食要点

● 产后饮食不宜太精细，尤其是主食，应减少精制米面的摄取，并适当增加富含粗纤维的杂粮，如燕麦、玉米、小米、红薯、糙米等。这类食物富含膳食纤维和B族维生素，能使人产生饱腹感而减少进食量。

● 减少盐和调味品的摄取。哺乳期间，如果新妈妈摄入过多太咸的食物或含有较多调味品的食物，如腌渍食品、罐头食品等，会导致体内的水分滞留，造成水肿，体重自然不容易下降。

● 蔬菜热量较低，而且富含膳食纤维、胡萝卜素、维生素C、钙、铁等营养素，不但能满足人体的营养需求，而且餐前先吃蔬菜，还能降低主食的摄取，从而减少热量摄入。芥蓝、西蓝花、油麦菜、豆苗、大白菜、空心菜等都是不错的选择。另外，土豆也是不错的减肥食物，但食用土豆时一定不要加入太多的油分，否则反而会让新妈妈长胖。

● 用多吃水果代替其他食物的方法并不能起到减肥的效果。这是因为水果的含糖量较高，糖分进入人体后如果不及时代谢出去，也会转化为脂肪存储在体内，从而导致人体发胖。

● 多吃脂肪含量低的高营养食物，如牛奶、豆制品、鸡肉、鱼、海产品等。在同类食物中，应选择脂肪少、热量低的品种，如可用鸡肉替代猪肉。

● 少吃甜食，减少糖分的摄取。尽量少吃蛋糕、面包、奶油、巧克力、饼干等甜食；另外，有些食物从表面上看并不含糖分，但其中可能含有双糖、多糖等成分，食用前应当留心看包装标注，防止不明不白地摄取过多糖分。

● 炒菜时，注意尽量不要用时太长，以免水分流失。让菜肴保留较多水分，可以增加菜肴的体积，吃后能起到饱腹作用。

● 注意控制油脂的摄入，尤其应避免进食过多动物油，当然植物油也要限量，最好选用橄榄油、玉米油等低脂油品。

● 注意烹调方式的选择。可多选择蒸、煮、汆、烩、熬、拌等少油的烹调方法，每天烹调用油量不超过30克。炖汤时，注意把漂在汤上的浮油撇掉，最好炖清汤而不要做浓汤，因为浓汤含油量更高，更容易让人发胖。尽量避免食用煎炸食品，这是因为煎炸等方式既会增加油脂的摄取，又会由于烹调温度较高破坏食物中的营养成分。

● 早上起床后，先喝一杯温开水，既能使肠道通畅，又有助于减少进食量，从而减少热量的摄取。如果能坚持在三餐前都饮用温开水，效果会更好。

● 三餐定时、定量，注意营养均衡。避免吃得过饱，三餐进食量要均匀。另外还要注意进餐顺序，餐前先上汤，吃饭时先吃体积大、热量低的清淡食物。

● 进餐时要细嚼慢咽，咀嚼的优点在于即使是少量进食也能向大脑传达饱腹的信号。如果经常狼吞虎咽，常常会一不小心就吃多，容易造成营养过剩而发胖。因此，新妈妈进餐时一定要充分咀嚼，这样就会开始产生饱腹感，有助于控制进食量。

● 进餐时最好不喝佐餐饮料，平时也应注意少喝饮料。饮料的热量虽然不是特别高，但不节制饮用也会使人在无形中长胖。如果实在想喝，可选择低热量或无热量的饮品。

● 不要为了减肥而过度节食，甚至不吃饭；也不要一遇到喜欢吃的食物就多吃，总是指望从下一顿再开始减肥。这样不利于食物中热量的释放燃烧，会导致热量过多储存在体内，进而造成脂肪堆积。

● 餐后最好马上刷牙漱口，以免残留的食物气味诱惑再进食的欲望。

● 坚持减肥一段时间后，新妈妈最好定期称体重，以了解自己减肥的效果、掌控减肥进度。如果发现没有达到预期效果，可随时调整饮食中热量的摄取量。

▶▶▶ 推荐产后减肥餐

西蓝花芹菜苹果汁

材料：西蓝花、芹菜各50克，苹果100克。

调料：白糖少许。

做法：1.苹果洗净，去皮去核，切成小块；西蓝花洗净，切成小块；芹菜洗净，摘掉叶子，折成小段，备用。

2.将处理好的西蓝花、芹菜、苹果一同放入榨汁机中，加入250毫升凉开水，榨取汁液。

3.将汁液倒入杯中，加入白糖调味，搅拌均匀即可饮用。

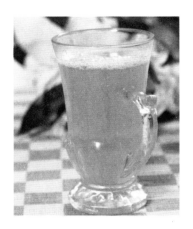

特点

芹菜的热量很低，有助于保持人体健康，它能中和体内的酸性物质，同时也具有清血、饱腹的作用。这道蔬果汁营养价值极高，适合产后减肥的新妈妈饮用。

海带拌金针菇

材料：干海带150克，金针菇100克，枸杞子10克，姜丝适量。

调料：香油、盐各适量。

做法：1.干海带用水泡开，再放入沸水中余烫，捞出后放凉，切丝，备用；将金针菇洗净，放入沸水中煮软后捞出，备用。

2.将海带丝、金针菇、枸杞子放入一个大盘中，加入适量香油、姜丝、盐拌匀即可。

特点

海带丝富含膳食纤维，有很强的饱腹感；金针菇具有降胆固醇的作用。两者都是低热量食物，有助于产后瘦身。

胡萝卜拌藕片

材料：莲藕、胡萝卜各适量。

调料：盐、醋、香油各少许。

做法：1.莲藕、胡萝卜分别洗净，切片。

2.将莲藕片、胡萝卜片放入沸水中余烫至熟，捞出，放入冷水中浸泡一下，取出后沥干水分。

3.将盐、醋、香油加入莲藕片与胡萝卜片中，拌匀后即可食用。

特点

莲藕可以帮助新妈妈消食利水，胡萝卜可补充多种维生素，且热量不高，有助于产后消除水肿。

运动方案

▶▶▶ **有助恢复的7日产褥体操**

　　新妈妈在产褥期不宜进行剧烈运动，但也不能躺在床上完全不运动，适当的活动有利于产后恢复。在产后一周内，新妈妈适当练习产褥体操，可以促进血液循环，有助于恶露排出和子宫收缩，促进母乳分泌，有利于身体康复，帮助重塑苗条的身材。

分娩当天

胸式呼吸练习

做法：

❶ 新妈妈仰卧在床上，将右手放在胸部感受呼吸。

❷ 先慢慢深吸气，使胸部隆起，再慢慢呼气。注意吸气和呼气时都要缓慢进行。反复练习10遍，每日2～3次。

益处：练习胸式呼吸相当于产褥体操的暖身运动，有助于其他动作的开展，还有助于扩大肺活量。

注意事项：练习时，应将注意力集中在呼气上。

活血手操

做法：

❶ 新妈妈平躺在床上时，将双手手腕慢慢上下移动。

❷ 将双手十指依次弯曲，然后再依次伸开。

❸ 手臂不动，将双手绕着腕部旋转。

益处：这组动作可以促进手部的血液循环，缓解手部疲劳。

注意事项：每个动作各练习10遍，每日2～3次。

脚部消肿操

做法：

❶ 新妈妈平躺在床上时，双腿并拢、伸直，先将右脚下压、左脚上提，再换成左脚下压、右脚上提。双脚交替进行。

❷ 保持平躺、双腿并拢且伸直的姿势不变，将双脚脚趾先弯曲、再伸直。

❸ 新妈妈保持平躺，最好在小腿下垫个枕头，然后将双脚脚腕先向右旋转再向左旋转。

益处：这组动作可加快脚部血液循环，有利于消除脚部水肿。

产后第2天

腹式呼吸练习

做法：

❶ 新妈妈平躺在床上，将双手轻放在腹部。

❷ 先慢慢深吸气，同时腹部隆起；然后再缓缓地呼气，同时腹部也应随之下降。

益处：腹式呼吸不但能为机体供应充足的氧气，还能锻炼腹部肌肉，防止肠粘连。

抬头呼吸操

做法：

❶ 新妈妈平躺在床上，将一只手放在腹部，另一只手放在肋部，抬起头部。

❷ 先深吸气，呼吸稍停顿一下，然后再缓缓呼气。注意双膝不要弯曲。

益处：这组动作可为脑部提供氧气，改善产后头晕的症状，保持头脑清醒。

双臂伸展操

做法：

❶ 新妈妈平躺在床上，双臂在身体两侧伸展，与肩膀保持水平，掌心朝上。

❷ 将手臂抬起，肘部不要弯曲，双掌在胸部上方合十。

益处：可加速上肢血液循环，缓解肩膀疲劳。

产后第3～4天

挺腹操

做法：

❶ 新妈妈平躺在床上，双腿并拢，双膝向上曲起。

❷ 将双手垫在背下，腹部上挺，轻轻用力收缩腹部肌肉，注意不要憋气，再用力将身体恢复平直。

益处：可收缩腹部肌肉，促进子宫恢复，并有助于消除腹部脂肪。

骨盆倾斜操

做法：

❶ 新妈妈平躺在床上，脊背贴紧床面，双腿伸直，双手置于腰部，先将左侧腰部向下倾斜，同时将右侧腰部向上抬起。

❷ 换另一侧进行同样的练习。

益处：锻炼骨盆肌肉，有助于消除腰部赘肉。

提肛操

做法：

❶ 新妈妈平躺在床上，双腿并拢，双膝向上曲起，双手放在腹部。

❷ 先缓慢提肛然后再放松，共做20遍，每日3次。

益处：有利于会阴的恢复，防止产后尿失禁。

双脚叠放运动

做法：

❶ 新妈妈平躺在床上，双腿伸直，将双脚叠放，用上面的脚轻敲下面的脚，双脚互换位置练习。

❷ 保持平躺的姿势不动，双脚叠放，脚尖用力伸直，双脚互换位置练习。

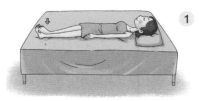 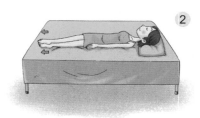

益处：加速双脚及小腿的血液循环，消除下肢水肿。

产后第5～7天

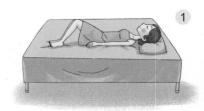

抬腿体操

做法：

❶ 新妈妈平躺在床上，双膝向上曲起。

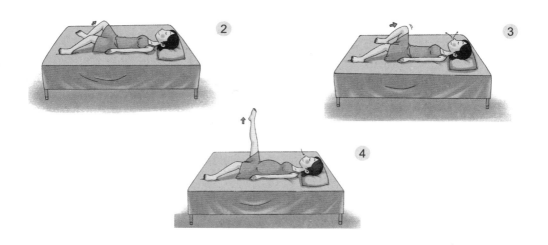

❷ 抬起右腿，将脚掌贴在左大腿根部。

❸ 深吸气，然后呼出，将抬右脚最大限度地向腹部靠拢，然后慢慢地放回床上。

❹ 吸气，同时右腿用力向上抬起并伸直；呼气，同时放下右腿。

❺ 换另一侧进行同样的练习，每侧做5遍，每日2次。

益处：促进下肢血液循环，缓解下肢疲劳及水肿状况。

抬腰操

做法：

❶ 新妈妈平躺在床上，双手垫于头下，双膝向上曲起呈直角。

❷ 吸气，同时抬起腰臀部，保持几秒钟；呼气。同时将腰部放下。反复练习5次。

益处：促进骨盆恢复，有助于消除腰部赘肉。

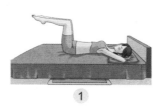

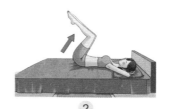

▶▶▶ 产后必做的全套运动

　　虽然分娩当天新妈妈就能适当活动了，但要想做一些减肥塑身的运动，还要等些时日。从产后6～8周后，新妈妈经常做一做全套的产后保健运动，能充分锻炼每个身体部位，促进全身的康复，还能帮你重塑曼妙的身材。下面为新妈妈推荐一套产后的全套运动，最好在专业人员的指导下进行练习。

颈部屈伸运动

　　做法：

　　❶ 新妈妈平躺在床上，双腿并拢、伸直，双臂在体侧、伸直。

　　❷ 将头部抬起，保持肩背紧贴床面，使下颌尽量贴近胸部，然后再慢慢放下头。反复练习几次。

　　益处：这组动作可活动颈部，活化颈椎，缓解颈部疲劳。

胸部运动

盘坐紧胸运动

　　做法：

　　❶ 新妈妈盘膝叠坐在床上，双手在胸前合十，深呼吸的同时双手掌用力互推，持续5秒钟左右。

　　❷ 新妈妈盘膝叠坐在床上，将双臂双手手指在体前相扣，左手在上、右手在下，向两侧用力拉伸。然后，换右手在上、左手在下进行同样的练习。

　　益处：拉伸胸部肌肉，防止胸部下垂。

俯卧伸展胸部运动

　　做法：

　　❶ 新妈妈俯卧在床上，双腿并拢、伸直，双臂放在体侧。

　　❷ 屈肘，以双掌紧挨胸部放在身体两侧的床面上，屈膝，将两小腿抬起，保持膝盖触及床面。

　　❸ 呼气，双掌用力支撑床面，将上半身慢慢抬起做俯卧撑。注意臀部不要上翘。

　　益处：紧实胸部肌肤，防止产后胸部下垂，还能锻炼双臂及腹部肌肉。

背部运动

　　做法：

　　❶ 新妈妈俯卧在床上，双腿并拢、伸直，双臂自然放在身体两侧。

❷ 屈肘，将双臂收拢至下颌处，以双肘、双前臂在撑在床上，同时将上半身慢慢向上抬起，然后再慢慢放下。反复练习10次。

益处：锻炼背部肌肉，活化脊柱，缓解背部疲劳。

腹部运动

仰卧起坐的变形

做法：

❶ 新妈妈平躺在床上，双腿并拢、伸直，双手在胸前十指交叉。呼气，腹部用力慢慢坐起，同时保持双腿并拢。

❷ 新妈妈平躺在床上，两手十指交叉枕在头下，双腿并拢，屈膝，然后慢慢将头向上稍稍抬起。

❸ 腰腹部稍微用力将上半身挺起，坐起后用右肘碰左膝，用左肘碰右膝，左右各进行5次。

益处：锻炼腹部肌肉，促进子宫复旧。

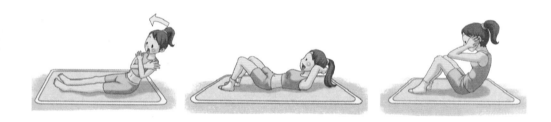

绷腹抬腿运动

做法：

❶ 新妈妈平躺在床上，双腿并拢、伸直，双手伸直放在身体两侧。

❷ 呼气，同时双臂向下用力将双腿慢慢抬起；吸气，同时将双腿缓缓放下。注意在抬腿的过程中，腰部要始终紧贴床面。反复进行5次。

益处：有效锻炼腹部肌肉的力量，帮助消除腹部肌肉。

腰部运动

做法：

❶ 新妈妈站立，双腿分开与肩同宽，将双手放在脑后，慢慢将身体先向右侧倾斜，再向左侧倾斜。注意下半身应始终保持不动。反复练习20次左右。

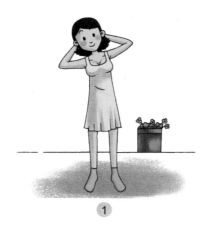

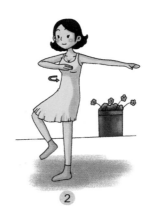

❷ 恢复站立姿势，抬起左腿，将右臂提至胸部，左臂向后向外伸展，同时向左用力扭转身体。换另一侧进行同样的练习，反复进行10次。

益处：锻炼腰部肌肉，塑造优美的腰部线条。

骨盆摇摆运动

做法：

❶ 新妈妈平躺在床上，双腿伸直、并拢，双臂自然放在身体两侧。

❷ 腰腹部用力，将骨盆向上稍微抬起，并左右摇摆。

益处：促进骨盆恢复，矫正脊柱前弯，缓解下背痛。

臀部运动

臀部运动

做法：

❶ 双膝跪坐在床上，上半身向前探出，同时以双臂支撑身体。

❷ 呼气，向后上方抬起右腿，保持右腿伸直、紧绷，右脚尖绷直，保持这一姿势几秒钟。换另一侧进行同样的练习，每侧各练习10次。

益处：使臀部肌肉变得紧实，塑造优美的臀部曲线。

臀部运动2

❶ 新妈妈平躺在床上，双腿伸直、并拢，双臂自然放在身体两侧。

❸ 屈右膝，右脚掌紧贴床面，将右脚尽量贴近臀部，然后再伸直右腿将右脚放回原位，换另一侧进行同样的练习。

益处：促进臀部肌肉收缩，防止臀部松弛下垂。

注意事项：可从产后第15天开始练习，每天练习10次左右。

腿部运动

做法：

❶ 新妈妈站立，脊柱挺直，双腿稍微分开，双臂在体前平行伸直。

❷ 呼气，慢慢下蹲，蹲至大腿与小腿呈直角时即可，然后再慢慢起身。注意在下蹲、起身的过程中，应始终保持上身半挺直。反复练习10次。

益处：活化腿部肌肉，改善下肢水肿。

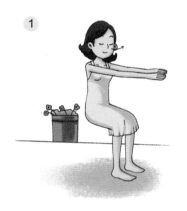 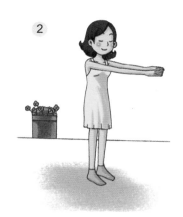

塑造全身曲线运动

做法：

❶ 新妈妈以右侧卧的姿势躺在床上，双腿紧紧靠拢，将左手掌放在体前的床上。

❷ 呼气，以右肘及右前臂、右手掌、左手掌支撑床面，将上半身慢慢抬起，然后将身体重心慢慢转移到大腿及腰部。注意要始终保持上半身笔直。

❸ 慢慢抬起左腿，注意左膝盖不要弯曲，然后再慢慢将左腿放下。

❹ 换另一侧进行同样的练习。每侧进行10次。

益处：紧实大腿肌肉，活化腰背部肌肉，塑造优美的全身曲线。

凯格尔运动

做法：

❶ 新妈妈仰卧在床上，尽可能地放松身体。

❷ 将意识集中在提肛收缩的动作上，体会骨盆底肌的收缩动作后，把收缩的动作专注在阴道和尿道上，持续重复一缩一放的动作。

益处：提高耻骨尾骨肌的收缩能力，有利于阴道恢复紧致，改善因分娩导致的阴道松弛，经常练习可提高产后的性生活质量。

注意事项：◎注意在收缩过程中双腿、臀部、腹肌不要用力。

● 每天练习1~2次，每次10分钟，可从产后1周后开始练习。

▶▶▶ 局部塑身的运动

产后，腹部、大腿、臀部、上臂是最容易长胖的几个部位，其中臀部和上臂还容易变得松弛。那么，怎么才能减掉这些部位的赘肉，恢复孕前的曼妙身材呢？下面向新妈妈推荐产后最有效的局部塑身运动，帮你对付产后赘肉和松垮。建议从产后6~8周后开始练习。

减腹运动，帮你重现平坦小腹

仰卧屈腿侧转

做法：

❶ 新妈妈仰卧在床上，双腿并拢、伸直，双手放在胸前交叉。

❷ 保持背部贴在床面上，屈膝使大腿与小腿呈90°角。

❸ 将头转向左侧，同时将双膝转向右侧，尽量使双膝贴近床面；换反方向进行同样的练习。每个方向各练习10次。

益处：通过腹部扭转按摩子宫，并促进腹部脂肪燃烧，消减腰腹部的赘肉。

站立式俯卧撑

做法：

❶ 新妈妈面对床站立在床边。

❷ 双手扶住床，双脚向后撤，保持身体在一条直线上。双臂屈曲，将身体向下压，停2~3秒钟后，将双臂伸直，身体向上抬起，反复进行5~15次。

益处：锻炼腹肌的支撑力，紧实腹部肌肉，同时还能锻炼双臂。

仰卧屈伸腿运动

做法：

❶ 新妈妈躺在床尾，臀部坐落在床边，使臀部以下留在床外，双手伸直放于身体两侧。

❷ 呼气，双膝弯曲使大腿停到腹部上方，同时手掌朝下放在臀部的下方。

❸ 以腹部用力，按照慢慢数到10的速度，把腿向前伸直，脚尖朝上，保持身体在一条直线上。然后再按照数到5的速度弯曲膝盖，使大腿回到腹部上方，最后将双脚放回到地面。

益处：按摩腹部脏器，锻炼腹肌，消除腹部及大腿的赘肉。

注意事项：练习时，应保持背部、肩膀和双臂放松，只是腹部在用力。

单腿跳跃

做法：

❶ 新妈妈站立，保持脊柱挺直。

❷ 弯曲右膝，将右腿自然抬起，以左腿站立支撑整个身体的重量并连续蹦跳20～30次；换另一条腿进行同样的练习。双腿交替进行，直到感到腿酸为止。

益处：在跳跃过程中，通过腹部用力来收紧腹部肌肉，并消除赘肉，使小腹变得平坦。

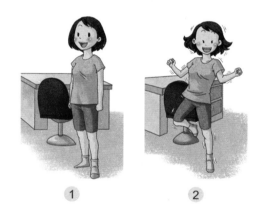

缩腹走路

做法：

平常走路时，边走路边用力缩小腹，同时配合腹式呼吸。腹式呼吸即吸气时肚皮胀起，呼气时肚皮缩紧。

益处：刺激肠胃蠕动，促进体内废物的排出及子宫恢复，消除腹部赘肉。

腹部按摩

做法：

❶ 新妈妈仰卧，露出腹部，在腹部涂上按摩霜。以肚脐为中心，在腹部打一个问号，沿问号先按摩右侧再按摩左侧，各按摩30～50下，每天按摩1次。

❷ 双手叠放，首先以肚脐为中央，按照顺时针方向从内到外画圈按摩腹部，逐渐扩大范围至下胸及下腹；再按照逆时针方向按摩，并逐渐缩小圈子，直至缩至肚脐中央。直到局部发红、发热为止，每天早晚各1次。

益处：腹部按摩能提高皮肤的温度，大量消耗能量，并促进血液循环及脂肪燃烧，排出体内多余的水分，从而达到减肥塑身的效果。

/温馨提示/

运动时注意保护关节

注意，在哺乳期间，由于新妈妈的关节可能会变得松弛，因此在关节恢复正常的生理功能前，做塑身运动时都应避免增加关节压力的锻炼方式，如跑、跳、爬楼梯、打网球等强度较大的健身运动。另外，在做强度不大的运动时，也应注意保护好关节。

游泳

游泳是一种非常好的减肥方式，半小时就能消耗1100千焦的热量。产后经常游泳不仅能消减腹部赘肉，还能全面塑造身材。需要注意的是，一定要等到子宫完全复旧后再开始游泳。

腿部运动，再造纤细美腿

坐姿抬腿握踝

做法：

❶ 新妈妈坐在地板上，双腿向前伸直、并拢。

❷ 呼气，将双腿向上抬起，用双手握住脚踝部位，尽量保持腿部绷直，保持一会儿。

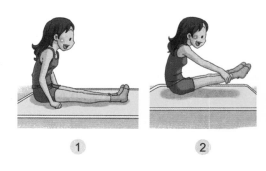

益处：锻炼大腿后侧的韧带和肌肉，消除大腿赘肉，塑造完美腿形。

蹲姿

做法：

❶ 新妈妈站立，双腿分开与肩同宽，缓慢下蹲，同时手臂慢慢向前抬起，并缓慢提脚跟，使脚尖撑地，让臀部和整个腿部都在收缩。

❷ 将重心下移，将其中一只脚向前跨出做出箭步蹲的姿势，两腿交替进行。

❸ 恢复到直立姿势，再次慢慢下蹲，双手扶住右侧膝盖，同时将身体重心向右移做侧蹲姿势，两条腿交替进行练习。

益处：这组动作能拉伸大腿内侧及小腿的肌肉、韧带，不但能让双腿变得纤细，还能通过伸展使双腿变得更有韧性。

向上伸展双腿

做法：

❶ 新妈妈仰卧在床上，深呼吸，放松身心，缓缓地抬起头，看着向前伸展的脚尖，再慢慢放下。

❷ 将双腿伸直、并拢，慢慢举到与床面呈45°角的高度，在空中略停几秒后，反复重复练习几次。

❸ 将并拢的双腿抬到与床面垂直的角度，再慢慢向内弯曲双腿，然后再伸直双腿，慢慢放下。

益处：消除大腿及腰腹部赘肉，塑造优美的腿形。

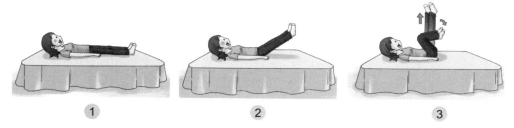

抬腿蹬墙运动

做法：

新妈妈面对墙靠近墙仰卧，将双脚抬起放在墙上，将双脚脚掌贴在强上，保持10~15分钟，然后放下。

益处：锻炼大腿及臀部，紧实下半身肌肉。

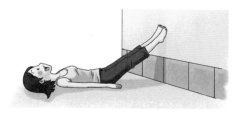

放松练习

做法：

新妈妈俯卧，放松身心，交替自由活动双腿。

益处：经过了一系列锻炼，双腿会感到僵硬、疲劳，通过放松练习自由活动一下双腿，不但能缓解疲劳，还能增加腿部的热量消耗，从而达到瘦腿的效果。

塑造丰满翘臀的3组运动

踮脚抬腿

做法：

❶ 新妈妈站立，挺胸收腹，以一条腿支撑体重，另一条腿向后伸，用脚尖点地。

❷ 通过收紧臀部肌肉，从而牵引后面那条腿向上抬起，到最高处保持5秒。换另一条腿进行同样的练习，重复10次。

益处：这组动作可有效收紧臀部肌肉，防止产后臀部下垂。

弓步下坐

做法：

❶ 新妈妈站立，双腿分开与髋同宽、伸直。

❷ 将一条腿向前迈一大步，同时身体慢慢向下坐，注意保持腰部挺直，收腹。

益处：这组动作可勾勒臀部及腿部线条，尤其适合臀部扁平的女性练习。

注意事项：注意保持上半身正直，切忌前倾、含胸。

仰卧抬起臀部

做法：

❶ 新妈妈仰卧，双臂平放在身体两侧，双腿伸直、并拢。

❷ 其中一条腿屈膝，将脚掌贴在床面上作为支撑，另一条腿保持伸直不动。

❸ 呼气，以脚掌支撑床面，带动骨盆及臀部慢慢向上抬起，保持臀部与大腿的紧绷状态，再将臀部放低，再进行一次，然后换另一条腿进行同样的练习。

益处：这组动作可帮助消除臀部水肿，塑造臀部及腿部的线条，尤其适合膝关节不适的新妈妈练习。

5步运动，告别产后"蝴蝶袖"

牵拉手臂

做法：

❶ 新妈妈站立，双脚分开与肩同宽，挺胸，平视前方，双臂平行上举，双手十指交叉。

❷ 右臂向左侧弯曲90°，同时左手向下用力拉右手，拉到最大限度，保持一会儿。换另一侧进行同样的练习，每侧各练习10次。

益处：锻炼手臂肌肉，改善手臂松弛。

翻掌推臂

做法：

❶ 新妈妈站立，上半身挺直，双臂在体侧自然下垂。

❷ 将双手十指在胸前交叉，使前臂与地面平行。

❸ 保持十指交叉，将手掌从下方向外翻转，将手臂向外推出去，重复练习20～30次。

益处：锻炼肩部及双臂的肌肉，尤其对上臂松弛、赘肉有效。

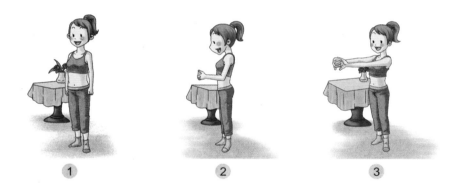

头顶伸展手臂

做法：

❶ 新妈妈站立，上半身挺直，双臂上举，将手掌放在头顶十指交叉，使手掌贴在头顶。

❷ 呼气，将双臂向上伸展，重复练习20～30次。

益处：锻炼上臂肌肉，消除"蝴蝶袖"。

手臂上下运动

做法：

❶ 新妈妈站立，上半身挺直，双臂在体前平行向前伸直，掌心向上。

❷ 双臂用力带动手掌进行最大限度的上下运动，重复进行30次。

益处：同时锻炼手臂内侧及外侧的肌肉，尤其适合上臂有赘肉的新妈妈练习。

/温馨提示/

随时随地都可进行的局部塑身小动作

如果每天没有专门的时间进行塑身运动，新妈妈不妨巧妙利用生活中的小间歇随时随地进行一些有益的锻炼。比如，等公交车或红绿灯时，可以紧缩臀部站着，收紧臀部，防止产后臀部下垂；乘坐电梯时，尽量贴墙站立，即将头、背、臀、脚跟都贴紧墙壁伸直，这样可以伸展身体，塑造优美的体形；打电话时，最可以用脚尖站立；在宝宝睡着时，为了防止弄出声音使宝宝惊醒，新妈妈也可以踮着脚尖走路；提较重的物品时，可以边提重物边伸屈手臂，这样不但能锻炼臂力，还能消除双臂上的赘肉。

划臂泳姿

做法：

❶ 新妈妈站立，上半身挺直，双臂在体前平行向前伸直，掌心相对。

❷ 像游泳一样先将一条手臂向后翻转做出划动的动作，然后恢复向前伸直的姿势，同时换另一条手臂向后划动。重复练习20～30次。

益处：这组动作不仅能有效收紧手臂肌肉，消除上臂赘肉，还能扩展、紧实胸部。

▶▶ 产后塑身瑜伽

瑜伽是产后不错的塑身运动，但新妈妈在练习瑜伽时要注意，不可追求绝对的标准体位，所有动作以自己能承受为限度。事实上，不管做到什么程度，都会有一定的效果。另外，新妈妈最好在专业瑜伽教练的指导下进行练习，以防造成产后的二次伤害。

束角式

做法：

❶ 新妈妈坐在地板上，双腿向前伸直，保持脊柱直立，双手自然放在地板上。

❷ 吸气，弯曲双膝，把双脚脚跟和脚掌贴合在一起，十指交叉，抓住两脚脚趾，脊柱挺直，目视前方。

❸ 呼气，将双肘放在大腿上，上身前屈。

❹ 上半身弯曲，逐渐将额头、鼻子贴近地板，保持这个姿势30~60秒，然后吸气，回复到起始姿势，保持自然的呼吸，放松休息。

益处：促进子宫复旧，滋养卵巢；强化膀胱、肾脏功能；锻炼骨盆肌肉；增加身体柔韧度。

注意事项：

● 练习结束后，应将双腿向前伸展，这样能起到按摩肌肉、促进血液循环的效果。

● 如果双膝无法落地，且背部弓起很高，可以将臀部落坐在高于膝盖的位置。

● 腹股沟或膝盖损伤的新妈妈练习时最好在大腿外侧下方垫上毯子。

蹲式

做法：

❶ 双脚舒适、宽阔地分开，两脚朝向外侧。双臂自然下垂，两手十指在体前相交。

❷ 呼气，双膝弯曲，慢慢将身体向下降低到大腿与地面平行的程度。吸气，然后恢复挺身站立的姿势，放松休息。重复几次这个动作。

益处：美化臀形，防止臀部松弛下垂；增强身体的平衡感；锻炼双踝、双膝、双大腿内侧肌肉，按摩子宫，增强性功能；延缓衰老。

注意事项：在运动过程中要保持舒缓，并配合呼吸，注意脊柱一定要保持挺直。

坐角式

做法：

❶ 新妈妈坐在地上，双腿向前伸直，脊柱挺直，双臂自然放在身体两侧，目视前方。

❷ 在不感到费力的情况下，将双腿尽量向两侧打开，挺胸收腹，腰背挺直，双手自然放在大腿根内侧。

❸ 吸气，用双手大拇指和食指分别抓住同侧大脚趾，尽量伸直脊柱，将肋骨张阔、挺起。

❹ 呼气，将上半身下压，尽可能让胸部贴向地面，下颌抵在地板上，目视上方。保持自然的呼吸，保持该动作10秒，然后再慢慢恢复到起始动作，放松。

益处：有效改善骨盆区域的血液循环，促进骨盆肌肉恢复；按摩子宫及附件，刺激并加强卵巢功能；伸展腘旁腱，放松髋关节，有助于缓解坐骨神经痛。

注意事项：如果无法做到身体贴地，也不要勉强，可逐渐加大幅度。

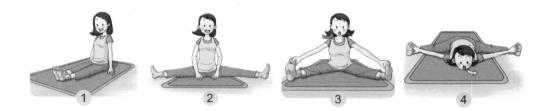

蝴蝶式

做法：

❶ 新妈妈正坐，双膝弯曲，两脚掌相对贴在一起，脚跟尽量贴近大腿内侧近会阴部，脚尖朝前。目视前方，将两边的膝盖轻轻上下振动。在练习过程中应两手相合，抱着脚趾尖以保持两脚合拢。

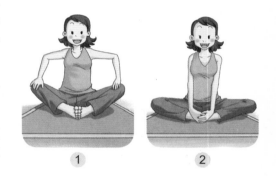

❷ 保持步骤①的坐姿，将双手放在两膝上，将两膝向下推至触及地面，再抬起。如此反复练习数次。

益处：促进骨盆和骨盆周围的血液循环，促使骨关节放松，矫正骨盆后倾；有助于改善产后泌尿功能失调和坐骨神经痛；给人带来稳定感和平和感，在一定程度上预防产后抑郁。

注意事项：练习时，将意识放在上下振动的双腿上，想象自己像蝴蝶一样翩翩起舞。

榻式

做法：

❶ 新妈妈取跪姿，双腿并拢，臀部坐在脚跟上，脊背挺直，目视前方。

❷ 呼气，抬起颈部和胸部，使背部向上成弓形，头顶落在地板上，以双肘撑地，双手抓住双脚。

❸ 吸气，将双臂上举，肘部弯曲，双手分别抓住对侧手肘。

❹ 呼气，保持双臂交叉，同时将双臂放在头后的地板上，保持该动作30～60秒。然后慢慢伸展四肢，躺在地板上休息。

益处：伸展背部，缓解背部疲劳；扩展肺部，促进母乳分泌；锻炼双腿及踝部肌肉，促进下肢血液循环。

注意事项：

● 饭后不宜立即练习该体位。

● 患有高血压、心脏病的新妈妈不宜练习该体位。

● 剖宫产的新妈妈在练习前应咨询医生，最好等子宫及腹部伤口完全康复后再开始练习。

● 颈椎有问题的新妈妈慎做或不做。

花环式

做法：

❶ 新妈妈采取蹲姿，上半身挺直，双脚脚跟靠拢，脚掌着地，双臂放在身体两侧。

❷ 双臂手肘盖住两膝内侧，双手抓住两脚踝的背后，将头向后仰。

❸ 呼气，将上半身前倾，使额头触地，保持这个姿势约20秒。

益处：充分伸展背部，锻炼背部肌肉；按摩腹部器官，尤其是子宫和肠道，促进子宫及阴道复旧，有助于消除产后便秘；锻炼腹部肌肉；促进骨盆区域血液循环，使骨盆紧缩，逐渐恢复到孕前水平。

注意事项：将注意力放在伸展的背部，并保持心情愉悦。

卧英雄式

做法：

❶ 吸气，新妈妈跪在地板上，两膝并拢，两脚分开，使臀部坐落在双腿间的地板上。

❷ 呼气，将躯干慢慢向后仰，将双肘支撑地面。

❸ 吸气，慢慢弯下背部，将双臂向头顶上方伸出，再把头后贴在地上，接着背部也着地。

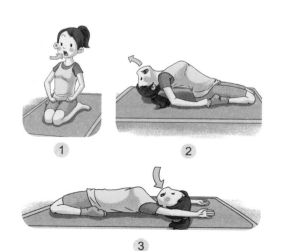

④ 呼气，放松，双手抱住对侧肘部，深呼吸，尽量长时间保持这个姿势，然后恢复到起始姿势，放松。

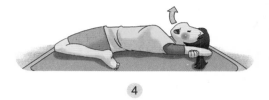

④

益处：伸展和强壮腹部器官与骨盆区域，有助于产后促进骨盆及子宫恢复；改善疲劳、肌肉疼痛；睡前练习，有助于缓解失眠。

注意事项：练习时，如果双膝无法并拢，也可将双膝分开。

蛇击式

做法：

❶ 新妈妈跪坐在地板上，臀部放在脚跟上，双手扶住双膝。

❷ 呼气，身体前俯，将臀部从脚跟上抬起，手臂贴地前伸，下巴点地。

❸ 吸气，同时将胸部缓缓地贴地面向前移动。当胸部向前移动至最大限度时，深吸气并伸直双臂，放低腹部直到双大腿接触地面为止。伸展臂部和背部肌肉，将胸部向上挺起，使背部成凹拱形。头部后仰，双眼注视上方。正常呼吸，保持这个姿势10～20秒。

益处：按摩腹部脏器，尤其是子宫，促进子宫复旧；强壮生殖器官，有助于产后提高性生活质量；缓解背部疲劳。

注意事项：练习时，髋骨应尽量下压，肩部也不要耸起。

蜥蜴式

做法：

❶ 吸气，新妈妈取跪坐姿势，双腿并拢，臀部坐在脚跟上，挺胸收腹，脊背挺直，双手自然地放在腿上，目视前方。

❷ 呼气，收缩腹部，双臂向前伸直，上身慢慢向前倾，胸、腹部紧贴大腿前侧，头部缓缓下落，额头触地，全身放松。

❸ 吸气，臀部抬起，上半身向前移动，直到大腿与地面垂直，抬头，下颌触地，目视前方。

❹ 呼气，屈臂，双手抓住对侧手肘，额头放在前臂上，胸部贴向地板。保持该动作30～60秒。

益处：松弛背部肌肉，消除脊柱压力，缓解背部疼痛和疲劳；改善产后便秘；消除腹部脂肪。

注意事项：

● 练习时，全身应放松。

● 胸部贴地时会产生压迫感，多呼吸几次就会有所改善。

韦史努式

做法：

❶ 仰卧，转身做右侧卧式。屈右臂，以右手掌在右耳上方支撑头部。左手放在胸前的地板上。使右臂、右腿和身体成一条直线。

❷ 右腿保持不动，举起左腿，用左手大拇指和食指抓住左脚大脚趾。

❸ 呼气，左腿伸直，保持这个姿势10～30秒，然后弯曲左膝，还原至侧卧姿势。换另一侧进行同样的练习。

益处：消除腰围及腿部的脂肪，尤其是大腿部的赘肉；促进骨盆区域康复；有助于消除背痛；促进血液循环；强化内脏功能，尤其对肝脏功能的复旧十分有益。

注意事项：贴地一侧的腿应保持伸直。

蝗虫式

做法：

❶ 新妈妈取俯卧位，下颌触地，双腿分开与肩同宽，双臂放在身体两侧，掌心向下。

❷ 呼气，抬头，同时将胸部、双臂、腿部同时抬离地面，尽量抬高，手和肋骨不要放在地面上，只用腹部着地承受整个身体的重量，收缩臀部，伸展大腿肌肉，双腿伸直。保持这个动作10～30秒，然后四肢落地，放松。

益处：强健下背肌肉群，塑造下背、臀部与腿部曲线，美化身形；促进消化，消除胃部不适；强化呼吸道，增强身体免疫系统功能。

注意事项：

● 该体位对腹部压力较大，因此剖宫产的新妈妈应在子宫及腹部伤口完全愈合后再开始练习。

● 颈椎及腰椎受伤的新妈妈不宜练习这个体位。

单腿背部伸展式

做法：

❶ 新妈妈正坐，双腿伸直、并拢，双手自然落在大腿上，上半身挺直。

❷ 左腿屈膝，脚跟紧靠近会阴部，同时将左脚趾贴在右大腿内侧。呼气，上半身前倾，双臂伸直，拉住右脚趾。

❸ 吸气，挺胸，微微拉伸腹部，抬头向上看。

❹ 呼气，右脚脚跟蹬直，脚趾朝天，身体向右脚的方向伸展，使腹部、胸部、脸及额头依次贴在右小腿上。双臂随之弯曲，双肘着地。保持这个姿势10秒钟，然后换另一条腿进行同样的练习。

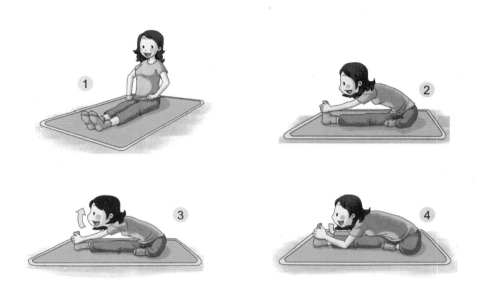

益处：修饰腿部线条；消除腰部的脂肪；伸展双臂肌肉；改善肩臂部的松弛；有助于强壮腹部脏器，改善胃肠胀气；舒缓精神紧张。

注意事项：练习时，应集中注意力，感觉从腰部以上的伸展。

蹬自行车式

做法：

❶ 新妈妈仰卧，两腿伸直、并拢，双臂自然放在身体两侧，屈膝，双腿上抬，尽量靠近胸部。

❷ 双腿交替向前蹬出，感觉像蹬自行车一样。

益处：及早排出子宫内的淤血，促进子宫复旧；强壮腹肌、背部及腰骶椎；锻炼双腿肌肉，消除腿部脂肪，塑造完美腿形。

注意事项：

● 双腿用力要均衡，想象自己正在骑自行车，体会腿部用力的感觉。

● 练习时，以舒适为度，不要让下肢过于疲劳。

三角伸展式

做法：

❶ 新妈妈站立，双腿伸直，双脚宽阔地分开，脚尖微微朝向外侧，手臂向身体两侧平伸，与地面平行，掌心向下。

❷ 右脚向外转，使右脚尖与右手尖指向同一方向，左脚向内稍微转动，脚趾指向正前方。

❸ 呼气，上半身向右倾，右臂伸直，右手放在右脚踝部，左手向上伸展，将脸部朝上，眼睛看向左手手指的方向。保持几秒钟后换另一侧进行同样的练习。

益处：消除大腿肌肉的僵硬感；强壮髋部肌肉，消除腰围的赘肉，增强腰肌力量；提高身体代谢，改善脸部血液循环，淡化妊娠斑；调节情绪，刺激全身神经系统；伸展按摩腹内器官，改善消化系统功能；舒缓背痛及头痛。

注意事项：练习时，上半身及髋部不要前倾，臀部也不要向后翘，保持双臂在一条直线上。

板凳式

做法：

❶ 新妈妈站立，双腿略分开，双臂在体侧自然下垂，脊背挺直，目视前方。

❷ 双臂向前平举。

❸ 吸气，脚跟抬起，脚尖点地，保持双臂与地面平行。

❹ 呼气，双臂向身体两侧水平打开，双腿并拢，保持脚跟抬起、脚尖点地的姿势，屈膝下蹲至大腿与地面平行。

益处：促进下肢的血液循环，改善产后下肢水肿；增强脚掌、脚踝、小腿、大腿、腰部的肌肉力量；提高平衡能力。

注意事项：

● 练习时，脊柱应挺直。

● 尽量保持脚尖着地，而不是前脚掌着地，否则会影响练习效果。

脊柱扭动式

做法：

❶ 新妈妈正坐，双腿伸直、并拢，两手自然放在身体两侧，上半身保持挺直。

❷ 屈右膝，将右小腿向内收，脚跟贴近左臀外侧。屈左膝，将左脚移到右膝外侧，脚掌平放在地面上。伸直右臂，右手抓着左脚脚踝，右臂外侧紧贴着左腿外侧。身体慢慢转向左后侧，举起左臂将其放在身后的地面上。保持几秒钟后恢复到正坐姿

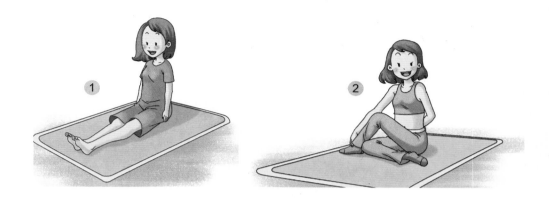

势，然后换另一侧按反方向进行同样的练习。

益处：增强颈部肌肉的力量；提高脊柱的灵活性，消除背部疲劳；消除腰部赘肉，塑造完美的身体线条；促进肠道蠕动，改善产后便秘。

注意事项：练习时，注意臀部不要抬离地面。

犁式

做法：

❶ 新妈妈仰卧，双腿并拢，双臂放在身体两侧。

❷ 吸气，腹部用力将双腿抬离地面，升至与地面垂直的角度。

❸ 呼气，双腿继续上抬，直至双脚尖落在头顶上方处，这时臀部和下背部会自然抬起，可将双手放在腰背部来支撑脊柱。

❹ 深呼吸，待身体稳定后，可将双臂在背后伸直，双手十指交叉，保持这个动作几秒钟。调整呼吸，将双手放回腰部，慢慢放下双腿，躺在地板上放松。

益处：促进全身血液循环，提高身体新陈代谢，消除疲劳；消除背部疲劳，缓解背痛；按摩腹部器官，促进子宫复旧；消除腰部、臀部及腿部脂肪，美化身体曲线。

注意事项：

● 身体虚弱、坐骨神经痛的新妈妈不宜练习。

● 无法完成该体式的新妈妈不要勉强自己练习。

● 练习结束后，不要左右晃动头部，以防发生痉挛。

轮式

做法：

❶ 新妈妈仰卧，双腿伸直，两手放在身体两侧。

❷ 屈膝，尽量使脚跟靠近臀部；屈肘，双手放在头部两边，指尖朝向肩膀。

❸ 腰腹部用力，手臂撑在地面上，将腰、臀部向正上方抬高，头顶着地。

❹ 呼气，伸直手臂，腰尽量抬高，眼睛看向下方的地板，双脚尽量靠近头部，保持这个姿势几秒钟，慢慢还原成起始动作。

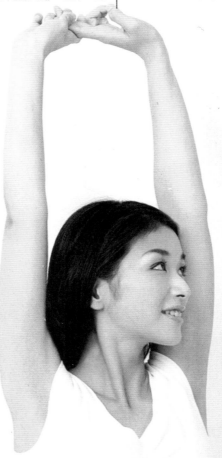

益处：活络全身气血，使血液流到头部，改善产后脱发；按摩腹部，解决产后便秘、胀气；缓解腰背疼痛和肩颈僵硬，消除腰背部疲劳，美化身体线条。

注意事项：练习时，注意双膝不要外扩。

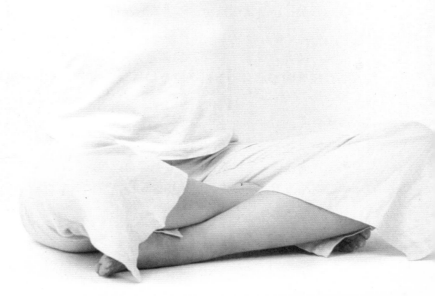

狗伸展式

做法：

❶ 取跪姿，脊柱挺直，双腿并拢，臀部坐在脚跟上，双臂自然下垂，目视前方。

❷ 上身前屈，以双掌撑地，双臂伸直，臀部慢慢抬起，使大腿与小腿垂直，抬头，目视正前方，呈爬行姿势。

❸ 吸气，臀部用力带动腰背部向上抬起，双腿向后蹬直，脚跟抬起，以脚尖着地。

❹ 呼气，将身体向下压，慢慢放落腰腹及臀部，保持双腿蹬直、脚尖着地的姿势，尽量将上身向后仰，把全身重量落到双臂及脚尖处，慢慢抬起身体，将双腿抬离地面。深呼吸，保持该动作30~60秒。屈肘，将身体放落在地上，放松休息。

益处：有效改善骨盆区域的血液循环，促进产后骨盆恢复；改善背部、腿部和肩部的僵硬感，消除疲劳身体疲劳；强化肺功能。

注意事项：练习时，腹部会受到挤压，因此剖宫产的新妈妈一定要等到伤口完全康复后才能练习。

鱼式

做法：

❶ 仰卧，双腿伸直、并拢，双臂自然放在身体两侧，掌心向下。

❷ 吸气，屈肘，使前臂及掌心贴在地面上，双臂向地面施力，支撑起上半身，腰背部尽量向上抬起，使头顶触地，双腿紧贴地面。

❸ 呼气，将腰背部向上抬到最大限度，保持臀部、双腿紧贴地面不动，然后将上半身的一部分重心转向头顶处，双手在胸前合十。

❹ 吸气，保持身体姿势不变，将合十的双手向头顶上方伸直。深呼吸，保持这个动作几秒钟，然后慢慢恢复到起始姿势，放松休息。

益处：按摩腹部脏器，促进子宫复旧；促进肠道蠕动，改善产后胃肠不适及便秘；消除颈部紧张，增加颈部肌肉的柔韧性；强化腰背部肌肉，修饰身体线条。

注意事项：

● 患有心脏病、胃溃疡及背部不适的新妈妈，不宜练习这个体位。

● 产后经常便秘的新妈妈，练习前可先喝点水，这样更有助于消除便秘。

新妈妈的皮肤护理

面部护理全方案

　　妊娠期间，由于体内激素水平的改变，导致肌肤状况变差，大多数准妈妈脸上还会长出不太美观的妊娠斑。产后，体内激素水平逐渐趋于正常，此时也是养护、调理肌肤的最佳时机。那么，关于产后护肤，你知道该怎么做吗？

▶▶▶ 不同季节，这样来护肤

春季

　　对于在春季生宝宝的新妈妈来说，由于气候已逐渐由干冷转为温湿，因此肌肤也会相对地较润泽。但由于此时皮脂腺分泌比较旺盛，肌肤对于外界的吸附能力也会增强，空气中的灰尘、细菌、花粉等物体容易黏附在肌肤上，再加上产后内分泌正在调节中、尚不稳定。因此，春季，新妈妈皮肤较容易敏感。到了春末夏初时，油性皮肤的新妈妈还会感觉皮肤更加油腻，随着气温升高，皮脂腺分泌越来越旺盛，此时极易诱发痤疮。

　　保养要点

　　在季节更迭之际，应注意增强肌肤的耐受力，做好清洁、保养、保湿的工作，将肌肤调整到最佳状态，以适应季节变化。可以在眼、唇四周较脆弱的肌肤部位使用滋润型的保养品；其他部位用不太油的补水性强的、不刺激的护肤品；两颊容易干燥的新妈妈，可常用补水面膜来敷脸；到了春末夏初时，注意及时清除皮肤表面的汗液，每天早晚用去污力强的洁面产品洗脸，每周做一次深层清洁面膜，以疏通毛孔；春季虽然阳光照射不太强烈，但新妈妈也应注意防晒，尤其是脸上长有妊娠斑的新妈妈，出门时一定要使用防晒霜、戴遮阳帽或者打遮阳伞。

夏季

　　与春季相比，夏天天气炎热，皮脂腺与汗腺分泌更加旺盛，新陈代谢的速度也更快，汗水与油脂容易沉积在肌肤上，因此肌肤容易出油长痘。另外，过度的阳光浴还会让新妈妈肤色变得暗沉，妊娠斑加重。

保养要点

● 清洁是夏季的保养重点，每天应彻底清洁肌肤，经常沐浴，避免汗液和分泌物刺激皮肤。洗完脸后赶紧擦上弱酸性化妆水及乳液，以中和肌肤的酸碱度，这样就能防止肌肤变得粗糙。还可以使用一些无油保湿型的护肤品，如果再搭配每周一次的面霜按摩，肌肤就会更加清爽宜人。

● 夏季，过强的紫外线会破坏皮肤细胞，引起皮肤浅表面的血管扩张、充血，甚至细胞水肿、渗出，导致新妈妈长斑、妊娠斑加重等。因此，防晒是夏季保养的重头戏。首先，外出时一定要涂抹防晒效果较好的防晒乳液；其次，外出时最好戴上遮阳帽及太阳眼镜；另外，尽量避免在上午10:00至下午15:00时长时间地待在太阳底下，必要时可外罩轻薄透气外套。

● 为了保持皮肤的滋润，新妈妈应保证饮用足够的水，还可适当使用一些补水保湿效果较好的面膜，每周使用1~2次，即可保持皮肤的白皙润泽。

● 注意休息，避免身体太劳累，以免压力太大伤及肝肾刺激黑色素生长而加重妊娠斑。

秋季

秋季风大尘多，空气变得干燥、凉爽，新妈妈会感觉到皮肤总是紧绷绷的，这是在提醒你皮肤缺水了。如果皮肤缺水严重，就会出现干裂、脱屑的现象。

---/温馨提示/---

提防紫外线的伤害

紫外线有3种波长，即UVA、UVB及UVC，其中UVC会被大气层过滤掉，UVA（短波长）和UVB(长波长)都会对肌肤造成伤害，尤其是短波长的UVA经过折射后几乎无所不在，因此即使是在阴天仍然会照射到肌肤。因此，新妈妈不管何时最好都做好防晒工作，养成每天擦防晒保养品的习惯。

在防晒霜的系数方面，平时可使用SPF15，如果需长时间待在太阳底下，最好使用更高系数的防晒产品。

保养要点

秋季，身体的新陈代谢减缓，要加强肌肤的清洁与补水。中、干性肤质的新妈妈可选用较滋润的霜类保养品，而应避免使用含有酒精成分的护肤品；油性肤质的新妈妈则可以使用乳液类保养品，而且洗完脸后，可将化妆水由原来的弱酸性改为弱碱性，以加强毛孔的收敛效果，并且要多做一些脸部按摩，让疲惫的肌肤重拾活力、消解疲劳；混合性肤质的新妈妈，可在T字区涂抹乳液类护肤品，脸颊等干燥部位则要用滋润性较好的面霜。另外，干燥的天气，眼部容易产生皱纹，因此不管哪种肤质，应当早晚使用眼霜。

冬季

冬季较为干冷，很多肤质不理想的新妈妈很容易在这个季节出现"冬季痒"的现象，其实这是皮脂分泌缓慢造成的。建议冬天生宝宝的新妈妈应加强运动锻炼，以增强体质，提高皮肤抵御寒冷的能力。另外，有些新妈妈还应注意防冻伤、水肿。

保养要点

● 使用具有滋润保湿功能的护肤品，以减少皮肤水分的蒸发。润肤霜、营养霜、润唇膏、护手霜等都是不错的选择。

● 使用不含酒精成分的化妆水，以免使皮肤的油脂含量减少。最好选择含有甘油成分的化妆水，可调理肌肤水油平衡，保持皮肤的油脂含量。敏感肌肤或干性肌肤的新妈妈，可选用含有甘菊、金盏草、接骨木等中药的化妆水。

● 减少洗脸次数，以免过度洗脸导致皮肤油脂流失，造成皮肤干燥。另外，还可适当按摩面部皮肤，以促进脸部血液循环，淡化妊娠斑，改善肤色；手足部皮肤干燥的新妈妈，可在入睡前用温水浸泡手足，再涂以护手霜，以防止皮肤皲裂。

● 适当用湿热毛巾敷面，以促进血管扩张、毛孔张开，加速血液涌向表皮，使肌肉变得放松，皮肤表皮上的灰尘和皮屑就会脱落。

● 在饮食方面，要注意营养均衡，适当多吃富含蛋白质和维生素的食物，少吃刺激性的辛辣食品。

▶▶▶ 产后护肤重点——祛除妊娠斑

产后，脸上的妊娠斑是最让新妈妈头疼的肌肤问题。那么妊娠斑究竟是怎么回事呢？妊娠斑是在妊娠期间由于怀孕后胎盘分泌激素增多而产生的，又称黄褐斑。由于它以鼻尖和面颊部最突出，而且呈对称分布，形状像蝴蝶，因此也称蝴蝶斑。

消除妊娠斑的专业方案

因存在个体差异，有的准妈妈的斑重一些，有的则轻一些。分娩后，由于体内激素分泌恢复到孕前的正常水平，因此大部分新妈妈脸上的妊娠斑都会自然减轻或消失，但也有人会依然存在。如果妊娠斑长期不消失，新妈妈可考虑通过以下流行的专业祛斑方法来处理。但无论任何祛斑方法，在使用前，一定要咨询医生或美容顾问，切不可随意选择。

- 中草药祛斑法。按照中医祛斑原理，适当服用具有祛斑功能的中草药制剂，加外敷中草药面膜，由内而外淡化妊娠斑。这种方法比较稳妥，但往往见效也慢。
- 针灸祛斑。通过调节、疏通经络，以改善人体内分泌，达到祛斑的目的。
- 果酸祛斑。用高浓度果酸剥脱表皮。与以往的化学剥脱相比，果酸祛斑更安全可靠。
- 激光祛斑。用先进的激光仪器除去妊娠斑。
- 药物祛斑。口服维生素C，结合静脉注射维生素C。
- 磨削祛斑。用机械磨削的方法，除去表层的妊娠斑。

消除妊娠斑的日常养护要点

任何方法消除妊娠斑都不能立竿见影，都需要一定的时间。其实，要想祛除黄褐斑，日常生活中的一些习惯和细节也会有所影响。因此，为了早日赶走妊娠斑，新妈妈在日常生活中应注意做到以下几个方面。

- 选择合适的护肤品，建议选用含有天然成分及中药类成分的祛斑护肤品。
- 避免日晒，根据季节不同选择SPF(防晒系数)不同的防晒品。
- 注意休息，每天要保证充足的睡眠，至少8小时以上。
- 保持平和的心境、良好的情绪，不急、不躁、不忧郁。
- 注意日常饮食。由于维生素C能增强身体的抗氧化作用，可抑制代谢废物转化成有色物质，从而减少黑色素的生成，淡化妊娠斑，因此要多吃富含维生素C的食物，如西红柿、柠檬、鲜枣、猕猴桃、山楂等；维生素E能促进血液循环，滋润肌肤，建议多吃芝麻、核桃、花生等食物；蛋白质可维持皮肤正常的生理功能，是肌肤细胞必需的营养成分，新妈妈平时可多吃些瘦肉、豆制品及鱼类等食物。此外，还要避免使用油腻、辛辣的食物，忌烟、酒及浓咖啡。

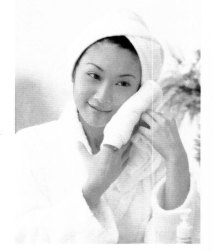

▶▶▶ **最值得推荐的12款自制护肤品**

芹菜葡萄柚洁面水——清洁又补水

材料：芹菜、葡萄柚各适量。

做法：葡萄柚洗净，去皮，取果肉；芹菜洗净；将二者放入榨汁机中，榨汁；用无菌滤布将残渣滤掉，留取汁液。

用法：用温水润湿脸，再将芹菜葡萄柚汁涂抹在脸上，以指腹打圈轻轻按摩，然后用清水冲净即可。

特点

可平衡肌肤油脂分泌，为肌肤补水，保持肌肤清洁、滋润。适合新妈妈在秋冬等干燥季节使用，可防止皮肤干痒。如果一次制作的汁液较多，可将其盛在玻璃器皿中密封后放入冰箱保存。

丝瓜蜜奶洁面水——淡化妊娠斑

材料：丝瓜1根，冰牛奶、蜂蜜各适量。

做法：将丝瓜洗净、切块，然后放入榨汁机中榨汁；将丝瓜汁与冰牛奶、蜂蜜混合均匀，调成糊状，备用。

用法：洗净脸后，将洁面水均匀涂抹在脸上，用指腹按摩揉搓全脸，15～20分钟后用清水洗净即可。

特点

滋养、净化肌肤，防止肌肤色素沉淀，淡化妊娠斑，保持肌肤嫩白，还能安抚修复晒后肌肤。剩余产品可装在密封罐中放入冰箱冷藏，但要尽快用完，放置超过15天后建议不要再用。

茯苓蜂蜜面膜——淡斑紧肤

材料：白茯苓10克，鸡蛋1个（约60克），蜂蜜半大匙，绿豆粉1大匙，开水半杯。

做法：鸡蛋敲破，分离蛋清（中油性肌肤）和蛋黄(干、敏感性肌肤)；将白茯苓研磨成粉末；将蜂蜜、白茯苓粉与蛋清或蛋黄搅拌均匀；加入绿豆粉、水搅拌均匀成泥状即可。

用法：洗净脸后，将调好的面膜均匀地涂抹在脸上，避开眼、唇部肌肤，约15分钟后，用清水洗净即可。每周可使用1～2次。

特点

白茯苓是理想的淡斑药材，适用于妊娠斑；蛋清含有大量的胶原蛋白，能改善松弛的皮肤，使肌肤更紧致、有弹性；蛋黄则更加滋润；蜂蜜能帮助软化角质，润滑肌肤。中性、混合性及油性肤质的新妈妈要用蛋清制作这款面膜；干性及敏感性肤质的新妈妈则要用蛋黄制作这款面膜。

猕猴桃蛋清淡斑面膜——淡斑美白

材料：猕猴桃1个（约60克），鸡蛋1个（约60克）。

做法：猕猴桃去外皮，切块，放入榨汁机中搅打成泥；鸡蛋敲破，滤取蛋清；将猕猴桃泥与蛋清一起搅拌均匀。

用法：洗净脸后，将调好的面膜均匀地敷在脸部及颈部，避开眼部和唇部周围的肌肤，10～15分钟后，用清水洗净即可。每周可使用1～2次。

适用肤质：油性及混合性肌肤。

特点

　　猕猴桃含有丰富的维生素C、果酸等美容成分，不仅能为肌肤补水，还能抑制黑色素的形成，淡化妊娠斑，美白肌肤；蛋清能收敛毛孔。猕猴桃与蛋清搭配使用，可令肌肤白皙、光滑。此面膜尤其适合油性及混合性肤质的新妈妈使用。

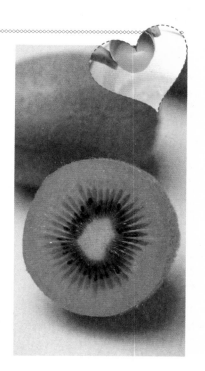

豆腐蜂蜜补水面膜——清洁保湿

材料：豆腐1小块（约50克），蜂蜜适量，面粉适量。

做法：将豆腐放在面膜碗里，捣碎。将蜂蜜加入豆腐中，再加入面粉拌成糊状即可。

用法：洗净脸后，将调好的面膜敷在脸上，约10分钟后，用清水洗净。每周可使用1～2次。

特点

　　滋润补水，深层清洁肌肤，淡化妊娠斑，收敛粗大毛孔，适合产后的新妈妈使用。

苹果皮橄榄油敷脸法——淡斑祛暗沉

材料：苹果1个（约150克），橄榄油适量。

做法：苹果洗净，将苹果皮削下，将苹果皮放在橄榄油中浸泡。

用法：洗净脸后，将浸透好的苹果皮敷于脸上，约20分钟后用清水洗净即可。

特点

　　此面膜不仅可祛除暗沉、痘痘，还能淡化色斑，尤其是妊娠斑，保持皮肤细嫩、白皙。如将苹果皮敷在眼周的皮肤上，还有助于消除黑眼圈，淡化眼部细纹。

西红柿蜜醋面膜——控油消斑

材料：西红柿半个，蜂蜜、苹果醋各适量。

做法：西红柿洗净，放入果汁机中榨汁，然后加入蜂蜜、苹果醋，搅至糊状。

用法：洗净脸后，将面膜均匀地涂抹在脸部，避开眼、唇部肌肤，15分钟后用清水洗净即可。

> **特点**

此面膜具有美白淡斑、消除暗疮、平衡油脂的功效，坚持使用可保持肌肤嫩白、细致。此面膜尤其适合偏油性肤质的新妈妈使用。

瓜皮薏仁补水面膜——补水镇静

材料：西瓜皮白色果肉部分1块（约100克），薏仁粉适量。

做法：将西瓜红色果肉部分切下，只留下中间白色果肉部分；将白色果肉部分放入榨汁机中打成泥状；将薏仁粉加入西瓜皮泥中搅拌均匀即可。

用法：洗净脸后，将调好的面膜均匀地涂抹在脸部，避开眼唇部肌肤，10～15分钟后用清水洗净。每周可使用1～2次。

适用肤质：各种肌肤，尤其适合敏感性肌肤。

> **特点**

消肿、镇静、滋润保湿，抑制皮肤中黑色素的生成，淡化妊娠斑，防止肌肤过敏，适用于晒后肌肤及敏感性肌肤的新妈妈使用。

菠萝小米消斑面膜——淡斑嫩肤

材料：菠萝1块（约100克），小米适量，甘油半大匙。

做法：菠萝去皮，洗净，切块；小米淘洗干净，与菠萝块一同放入果汁机中打成汁；加入甘油，混合均匀即可。

用法：洗净脸后，将调好的面膜均匀地敷在脸上，避开眼、唇部肌肤，10～15分钟后用清水洗净。每周可使用1～2次。

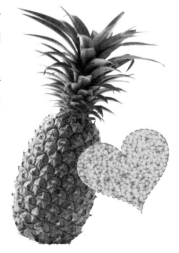

> **特点**

此面膜富含B族维生素和维生素C，能促进人体新陈代谢，改善肤色，祛除痘痘，保持皮肤光洁、嫩白；还能淡化黑色素，淡化妊娠斑，美白肌肤。

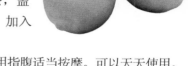

红茶柠檬化妆水——安抚、淡斑

材料：红茶1大匙，柠檬汁1小匙，蒸馏水100毫升。

做法：将蒸馏水放入锅中加热至沸腾，然后加入红茶，盖上锅盖，焖约5分钟；去除红茶茶叶，待稍微冷却后，加入柠檬汁，搅拌均匀即可。

用法：洗净脸后，取适量红茶水涂抹在脸部即可，最好用指腹适当按摩。可以天天使用。

适用肤质：各种肌肤，尤其适合晒后肌肤。

特点

　　这款化妆水可镇定、安抚晒后的肌肤，还可美白肌肤，淡化妊娠斑。使用此化妆水后，应避免日晒，以防止肌肤变黑、妊娠斑加重，甚至发炎。此化妆水需冷藏保存，并尽快用完。

西红柿冬瓜奶酪面膜——淡化色斑及皱纹

材料：西红柿1个（约200克），冬瓜100克，奶酪适量。

做法：西红柿洗净，去皮；冬瓜洗净，去皮；将奶酪、冬瓜和西红柿一同放入榨汁机中，搅拌成糊状即可。

用法：洗净脸后，将调好的面膜均匀地涂抹在脸上，避开眼、唇部，10分钟后用清水洗净。

特点

　　此面膜具有杀菌祛痘的功效，可促进皮肤新陈代谢，尤其适合痘痘及暗疮肌肤的新妈妈使用。新妈妈坚持使用，能淡化皱纹，消除妊娠斑，保持肤色红润。

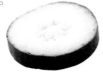

玫瑰黄瓜面粉面膜——活化肌肤

材料：鲜玫瑰花瓣30～50片，黄瓜、面粉各适量。

做法：将鲜玫瑰花瓣浸入1碗沸水中约1小时成玫瑰花水；黄瓜洗净，放入榨汁机中搅拌成泥状；将黄瓜泥、面粉一起放入碗中，加入适量玫瑰花水搅拌均匀即可。

用法：洗净脸后，将调好的面膜均匀地涂抹在脸上，约10分钟后用清水洗净。每周使用1～2次。

特点

　　玫瑰具有活血、抑制黑色素的作用，可保持皮肤细致、嫩白；黄瓜可为肌肤补水，平衡油脂分泌，镇定晒后肌肤。新妈妈产后坚持使用此面膜，可活化肌肤，使肌肤亮白，促进细胞再生。

如何赶走妊娠纹

妊娠期间，大多数准妈妈身上都会形成妊娠纹，尤其是胸部、大腿、背部及臀部等部位。

妊娠纹开始时呈粉红色或紫红色，产后则会变成银白色。新妈妈要想对付难看的妊娠纹，从孕期就要开始注意预防，产后更要注意及时修复。

▶▶▶ **妊娠纹的形成原因**

妊娠纹形成的主要原因是，怀孕后，由于准妈妈皮肤真皮层中的胶原蛋白及弹力蛋白不足以负荷肚皮突然被撑的太大，从而引起纤维断裂，使皮肤凹陷、挤压毛细血管、在皮肤表面形成伤痕状的条纹。

▶▶▶ **做好产后修复**

做好孕期预防，再加上产后及时修复，基本上就可遏制妊娠纹。即使新妈妈产后出现了妊娠纹，也不要紧，只要及时做好修复护理，也能使妊娠纹淡化，甚至消失。

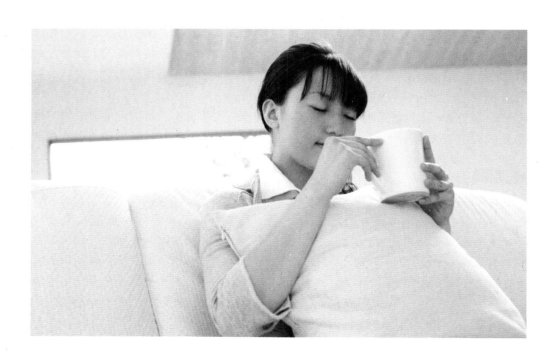

改善妊娠纹的按摩法

❶按摩前，现在长有妊娠纹的部位涂抹妊娠纹修复霜，妊娠纹严重的部位多涂抹一些。

❷按摩腹部。以脐部为中心，用手掌按照顺时针方向不断地画圈按摩，画圈时应由小到大向外逐渐扩散，直到均匀地按摩到整个腹部为止。

❸按摩臀部。将双手放在臀部下方，手腕用力将手掌由下向上、由内至外按摩双臀。

❹按摩大腿。用双手手掌由膝盖开始往上按摩髋部，反复按摩10次。

❺按摩乳房。以乳沟为起点，用双手指腹从下向上、从内到外轻轻画圈按摩，直至贴近颈部为止。

❻按摩背部。让家人帮忙用双手由新妈妈的脊椎中心沿肋骨向两侧按摩。

运动

产后，适度运动有助于减轻体重，改善皮肤的延展性，增加皮肤弹性。跑步、快走、游泳、各种体操及瑜伽等都是不错的运动方式，新妈妈锻炼时，应持之以恒。

产后防脱发有妙招

产后，伴随着宝宝到来的惊喜，令新妈妈烦恼的事情也纷至沓来，除了身材的变化、妊娠斑等问题外，产后脱发也是让新妈妈们头疼的事情。事实上，产后脱发是正常现象，一般在分娩4个月后开始有掉发现象，随着产后新妈妈内分泌水平的逐渐恢复，脱发现象在分娩后6个月左右即可自行消失。如果新妈妈担心，也可采取一些防护措施，以尽量减少脱发。

▶▶▶ 认识产后脱发

怀孕后，由于体内激素的改变，大多数准妈妈的头发会比孕前更浓密。产后，由于激素状态发生变化，之前处于生长期的头发此时会大量进入休止期，并在一段时间之后脱落。这是产后脱发的主要原因。

如果是产后的正常脱发，新妈妈就不用担心，只要做好日常的养发护发工作就可以了。但如果产后脱发存在其他原因，如新妈妈贫血、营养不良、分娩时大出血等，应尽快医治合并症。

▶▶▶ 产后护发五要点

多吃生发食物

多吃富含蛋白质、维生素A的食物，可强健发根，促进发丝再生。建议新妈妈多吃牛奶、瘦肉、动物肝脏、鸡蛋、鱼、核桃、黑芝麻、葵花子、紫米、黑豆等食物。

头发清洗要适度

要想保持毛发健康，首先应保持头发清洁。由于发根部的毛囊皮脂腺会持续不断地分泌油脂，这些油脂易黏附灰尘，增加毛发梳理时的摩擦力，从而造成头发干枯、开叉，甚至断裂脱落。另外，如果不及时清洗，过多的油脂还为细菌滋生提供有利条件，引起头皮屑、头皮炎症等问题，从而加重脱发。

有些新妈妈担心洗发太勤会引起头皮油脂分泌而损害头发健康。其实，这种认识是错误的。因为在清洗完头发约4小时后，发根部位的油脂量又会达到正常水平，不会导致油脂分泌出现问题。每天用正确的方法及时清除油脂和污垢，还可防止头发开叉、产生头皮屑，减少头发受损和断发的概率，保持头发洁净、富有光泽。

在洗发后，如果能用一些含水解蛋白、毛鳞素成分的护发素来养护一下头发就更好了，这样可以防止头发干枯、打结，保持头发光滑柔顺。需要注意的是，在涂抹护发素时，最好涂抹在头发的中部或尾部，避免将大量护发素直接涂抹在头皮上，否则会造成毛囊堵塞，引发毛囊炎。

适当按摩头皮

洗完头发后，最好用指腹轻轻地按摩一下头皮，这样可以促进头发的生长，还可加速脑部的血液循环。注意，按摩不宜在洗头发的同时进行，因为洗头发时，发根毛孔大开，如果此时按摩会使洗发水中的化学成分大量进入皮下，时间久了会引起头痛、偏头痛等问题。

另外，经常用木质的梳子梳头也是一种不错的按摩方式。正确的梳头方法是，先从发尾开始，将发尾纠结的头发梳开，再从发根梳向发尾，这样可以防止头发因外伤而分叉、断裂。

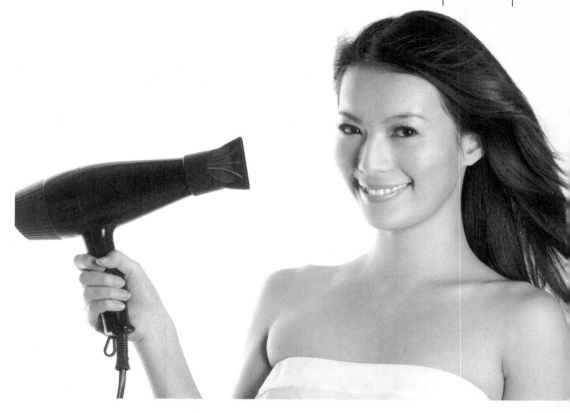

尽量避免头发损伤

很多新妈妈洗完头发后都有用吹风机吹干头发的习惯。但由于吹风机的温度较高，长时间使用会损伤头发的毛鳞片，使头发脆弱易断。因此，在使用吹风机前，新妈妈最好先用干毛巾将头发吸干，使用吹风机时注意温度不要太高，并避免长时间的吹整。

除了吹头发会损伤发质外，烫染也会损伤头发，而且损伤程度较重。因此，新妈妈在产后脱发期间，应尽量避免烫染头发。另外，烫染头发的药水本身就含有不利于人体健康的成分，因此不建议哺乳妈妈烫染。

保持心情舒畅

心情抑郁、压力过大会导致自主神经功能紊乱，造成头皮血液供应不畅，从而加剧产后脱发。因此，新妈妈产后应注意休息，保持心情舒畅、愉悦。

▶▶▶ 产后养发护发小秘诀

啤酒洗发法

材料：啤酒、市售洗发水各1杯。

做法及用法：将1杯啤酒倒入锅里，用中火加热至沸腾，至啤酒浓缩到原来的1/4量时，盛出，与1杯市售洗发水混合在一起搅拌均匀，倒入干净的空瓶中，待洗发时如常洗发即可。

功效：改善发质，修复受损发丝，使头发更具光泽。

蛋清洗发法

材料：鸡蛋1个（约60克），市售洗发水适量。

做法及用法：鸡蛋敲破，分离蛋清和蛋黄，取蛋清打至起泡，然后加入约两次用量的市售洗发水搅拌均匀。洗发时，取一半的蛋清洗发水洗发即可。剩下的蛋黄可用来制作面膜。

功效：增强发根的韧性，促进毛发再生。

橄榄油洗发法

材料：橄榄油1/4杯，市售洗发水1杯。

做法及用法：将橄榄油、市售洗发水与半杯水混合在一起，搅拌均匀成糊状，倒入瓶子里。待洗发时取用即可。

功效：增强发丝的韧性，营养发根，滋润干性发质。

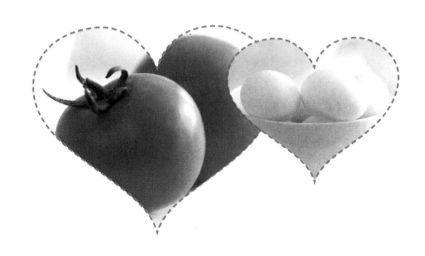

桑白皮洗发法

材料：桑白皮1200克。

做法及用法：将桑白皮用水浸泡，然后连水一同倒入锅中，再加入适量水，用小火煮沸，滤渣取汁。用煮好的桑白皮水代替普通热水洗发即可。

功效：强健发根，坚持使用可以预防并改善脱发，尤其适合刚开始脱发的新妈妈使用。

果皮皮洗发法

材料：橘子皮、柠檬汁、市售洗发水各适量。

做法及用法：橘子皮洗净，放入榨汁机中搅打成糊状，与柠檬汁、少量纯净水一同加入市售洗发水中，充分混合后用微波炉加热1~2分钟，待冷却后装入密封瓶里保存。待洗发时取用即可。

功效：有效祛除多余皮脂，清洁头皮及发丝。

黄豆护发法

材料：黄豆50克。

做法及用法：将黄豆和两杯矿泉水一起煮沸，然后转小火煮成剩至一杯后晾温，滤渣取汁。洗发后，用黄豆水最后一次冲洗头发，之后不必再用清水冲头发。

功效：改善产后脱发，尤其适用于头皮痒、头发没有光泽。

西红柿面粉护发素

材料：西红柿1个，面粉适量。

做法及用法：将西红柿洗净，放入榨汁机中打成糊状，加入面粉，调至合适浓度。清洁头发后，用毛巾把头发稍微擦干，再将此款护发素涂抹到头皮及头发上，适当按摩，再包上热毛巾戴上浴帽，15~20分钟后用温水冲洗干净。

功效：滋养头发，缓解脱发，令发丝明亮有光泽。

鸡蛋油醋护发素

材料：鸡蛋两个，黑芝麻油、甘油、米醋各1匙。

做法及用法：鸡蛋敲破，放入碗中搅打至起泡，边搅打边加入黑芝麻油、甘油、米醋，混合均匀。洗发后，将此护发素涂抹在头发上，并适当按摩，最后用清水洗净即可。

功效：滋养秀发，改善发丝干枯、分叉。

▶▶▶ 推荐产后养发餐

枸杞黑豆炖羊肉

材料：羊肉150克，枸杞子20克，黑豆30克，姜片适量。

调料：盐适量。

做法：1.先将羊肉洗净，切块，用开水汆去腥味；将枸杞子、黑豆分别淘洗干净。

2.将羊肉、枸杞子、黑豆、姜片一同放入锅内，加适量水，以大火煮沸，再改用小火煲2小时，加入盐调味。

特点

枸杞子、黑豆、羊肉均有补益肾气、养血生发的功效，适用于产后肾气不足、精血亏虚引起的脱发。

首乌山萸煲鸡蛋

材料：炙首乌50克，山萸肉、红枣各15克，鸡蛋2个（约120克）。

调料：红糖适量。

做法：1.将炙首乌、山萸肉、红枣、带壳鸡蛋冲洗干净，放锅内加适量水煎煮。

2.蛋熟透后去壳，放入药汁中继续煮20分钟，出锅前加入红糖，待红糖溶化即可食蛋喝汤。

特点

炙首乌、山萸肉养肝肾、补体虚，与营养丰富的鸡蛋搭配，对产后脱发具有不错的改善效果，适用于产后肝肾亏虚、精血不足引起的脱发。

归芪芝麻炖乳鸽

材料：黄芪30克，当归、黑芝麻各20克，净乳鸽1只（约100克），葱段、姜片各适量。

调料：胡椒、盐各适量。

做法：1.净乳鸽切块，黄芪、当归用水冲净。

2.将黄芪、当归、黑芝麻与鸽肉一同放入炖锅中，加入葱段、姜片、盐、胡椒，以小火隔水炖至鸽肉烂熟，拣去药渣后食肉饮汤。

特点

此菜具有补气、养血、生发的功效，适合产后脱发的新妈妈食用。

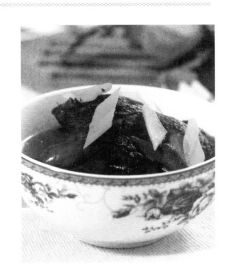

产后乳房保健

胸部丰满挺拔是每一位女性的愿望。然而，在妊娠期间及分娩后，由于体内激素的变化以及哺乳，妈妈们的乳房虽然变得丰满了，但到了产后却出现了新的问题，即变得松弛下垂，严重影响了乳房的美感。其实，产后是乳腺的"第二次发育"时机，如果能巧加利用，便能打造出完美的乳房。

▶▶ 产后乳房日常养护三要点

采用正确的哺乳方法

哺乳容易导致乳房松弛下垂，因此对于哺乳妈妈而言，保养乳房最关键的就是防止乳房下垂，这就要求新妈妈平时采用正确的哺乳方法。

● 除了哺乳姿势要正确外，还应保持两个乳房交替喂奶。如果宝宝只吃空了一侧乳房，那么还要将另一侧的乳房排空，这样不仅可以预防乳腺炎，还能保持两侧乳房大小对称。

● 在喂奶时不要让宝宝牵拉乳头。

● 每次哺乳完毕，最好用手轻轻托起乳房按摩10分钟左右。

注意乳房清洁

哺乳后，新妈妈还应注意做好乳房及乳头的清洁。清洁时，尽量用温水，避免使用香皂和酒精之类的化学用品擦洗乳房及乳头，以免造成乳头干裂而导致细菌感染。

选择合适的文胸

产后，很多新妈妈为了哺乳方便，就不戴文胸了。其实，这样对乳房养护极其不利。如果不戴文胸，乳房会因产后重量增加而明显下垂，尤其是活动、走路等震荡较大的情况下，更易加重乳房下垂。而戴上文胸，乳房就有了支撑和扶托，也会促使乳房血液循环通畅，可促进乳汁分泌、防止乳房肿胀及其他乳腺疾病。建议新妈妈哺乳期间戴上哺乳专用的文胸。

在选择哺乳文胸时，应注意以下几点：

● 文胸型号要合适，佩戴文胸时不能有压抑感，应选择能覆盖住乳房所有外沿的型号。

● 文胸罩杯部分间距要适中，间距不可过远，也不可过近。

● 文胸的材质最好选纯棉，避免选用化纤织物。

● 文胸的肩带应略宽、松紧合适，不宜太松，也不宜太紧，松紧要可调节。

▶▶▶ 产后乳房保健按摩法

产后适当按摩乳房可促进局部的血液循环，使乳腺保持畅通，不仅可促进乳汁分泌，还能防止乳房肿胀以及因乳腺不通而导致乳腺炎症。另外，适当刺激乳房还可促进雌激素分泌，有利于产后恢复。

按摩方法

❶ 新妈妈取坐位，充分暴露胸部，双手搓热，用双手手掌从左乳房四周沿乳腺管轻轻向乳头方向推抚50次，再用同样方法按摩右乳房。

❷ 双手手指并拢从乳房下面托起乳房，用双手向上推压乳房。

❸ 先用左手掌从左乳房上方着力，均匀柔和地向下直推到乳房根部，再向上沿原路线推回，按摩20～50次后，换右手按摩左乳房20～50次。

❹ 用左手掌根和掌面从两乳房中间着力，先横向推按右侧乳房直至腋下，返回时用指腹部将乳房组织带回，反复按摩20～50次，换右手按摩左乳房20～50次。

❺ 一手托住乳房，用另一手的食指和中指打圈按摩整个乳房。

❻ 双手并拢放在一侧乳房斜下方托住乳房，从乳房根部振动整个乳房，幅度要大，用双手将乳房向斜上方推压，然后换另一侧乳房进行同样的振动。

❼ 用拇指和食指提捏乳中穴（位于身体前正中线旁开4寸，第四肋间隙，乳头中央处），提捏时力度要适中，每次提捏2分钟。

❽ 用中指指腹按揉乳根穴（位于乳头直下方，乳房根部，第五肋间隙，距前正中线4寸处），按揉时力度要适中，每次2分钟。

❾ 用食指和中指指腹按揉膻中穴（位于两乳头连线的中点，正对到胸骨上的位置）。

❿ 用食指和中指指腹按揉两侧的天溪穴（位于胸外侧部，身体前正中线旁开6寸，第四肋间隙，或乳中穴外侧2寸处）。

▶▶▶ 健美乳房的胸部运动

产后适当做一些胸部运动，可以锻炼胸部肌肉，保持完美的胸形，防止乳房下垂。但要想拥有迷人美胸，必须长期坚持运动。下面向新妈妈推荐几个简单有效的胸部运动。

握拳夹书

做法：❶ 将两本略厚的书分别夹于两侧腋下。

❷ 双臂夹住书的同时，屈肘，将前臂在体侧向前弯曲、与地面平行，双手握拳，拳心向上，双臂用力尽量将书往内夹使其不会掉落。坚持夹住一段时间，直到手臂发酸为止。

益处：锻炼胸部肌肉，使乳房变得紧实，防止产后乳房松弛。

双臂开合上提运动

做法：❶ 新妈妈站立，双臂在体侧平举。屈肘，上臂不动，将双前臂上举，使上臂与前臂呈90°。双手握拳，使掌心朝向自己。

❷ 保持前臂与上臂的角度不动，将双臂平行向体前移动，直到左右两侧的肘关节及左右拳紧贴在一起，再将肘关节及左右拳分开回到侧举，手肘手臂开合的动作练习10次。

❸ 将紧贴在一起的肘关节与拳头用力向上提，重复练习10次左右。

益处：通过手臂的开合锻炼胸部的扩张，从而收紧胸部，防止乳房下垂。

左右拉毛巾

做法：❶新妈妈站立或跪坐在地上，双臂在头部两侧平行上举，双手紧握一条毛巾。

❷ 右手用力向右侧拉毛巾，同时带动左手向右弯曲，直到右臂伸直为止，停留一会儿，然后回到起始动作；换另一侧进行同样的练习。

益处：锻炼乳房两侧的肌肉，防止产后胸部外扩。

双臂叠放推臂

做法：❶ 新妈妈站立，双臂向前平行抬起，与肩平齐。

❷ 双肘同时向内弯曲，使上臂与前臂呈90°。右手在上、左手在下，以双手虎口分别握住对侧上臂。双手用力往外推，然后放松，再推，再放松，反复练习1分钟。然后换左手在上、右手在下进行同样的练习。

益处：通过推双臂带动胸侧伸缩，有助于胸部聚拢，防止外扩。

双掌推墙

做法：❶ 新妈妈面对墙站立，双腿分开与肩同宽，抬头、挺胸、收腹。

❷ 双臂向前伸直，与肩齐平，手指并拢，将掌心紧贴墙面。

❸ 屈肘，将身体贴近墙面，然后手掌施力推压墙面，直到手臂伸直。重复练习几分钟。

益处：锻炼胸大肌，防止产后乳房下垂。

双臂提后拉伸

做法：❶ 新妈妈站立或取坐位，挺直脊背，双臂在体侧平举，与地面平行，掌心向下。

❷ 将左臂高举过头顶，屈左肘，试图把左手放低到两肩胛骨之间。放下右臂，屈右肘，将右前臂收回背部，直到左手指能和右手指相扣。保持这个姿势5～20秒，然后放开两手，换反方向进行同样的练习。

益处：改善体态与平衡，扩展胸部，紧实胸部肌肉，防止乳房松弛与下垂。还能消除上臂赘肉，矫直背部。

▶▶▶ 产后乳房保健饮食方案

鸡爪香菇煲猪尾

材料：净猪尾两条（约200克），鸡爪3个（约150克），香菇50克。

调料：盐少许。

做法：1.香菇用清水泡软，一切两半；鸡爪洗净，剁块，备用；净猪尾切段，放入沸水中汆烫，捞出，备用。

2.将猪尾、鸡爪、香菇一起放入锅中，加适量水，用大火煮沸，再转小火熬约1小时，加入盐调味，略煮即可盛出。

特点

猪尾和鸡爪都含有丰富的胶原蛋白，具有极好的丰胸效果，还能增加皮肤弹性。产后新妈妈常吃这道菜，丰胸又美容。

牛奶麦片糊

材料：牛奶、麦片各适量。

做法：将牛奶、麦片一同放入锅中，用小火边搅拌边拌煮，约10分钟后，待麦片膨胀即可熄火，盛出。

特点

牛奶富含蛋白质，蛋白质是胸部发育必需的营养成分，适量摄取可保持胸部丰满。新妈妈常吃这道牛奶麦片糊，不仅能起到丰胸效果，还能改善粗糙的肌肤，起到美容护肤的效果。

黄豆青豆煲鸡翅

材料：黄豆、青豆、鸡翅各适量。

调料：盐、料酒、高汤各适量。

做法：1.将黄豆、青豆用沸水泡胀。

2.鸡翅洗净，放入沸水中汆烫，捞出，备用。

3.将黄豆、青豆、鸡翅、高汤一同放入砂锅中，加入料酒，先用大火煮滚，再改小火继续煲，熟前半小时加盐调味。

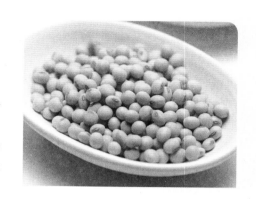

特点

黄豆、青豆都是重要的丰胸食品，富含蛋白质、卵磷脂、植物雌激素，可有效提高体内雌激素的水平，从而保持乳房的美感。鸡翅中含有大量的胶原蛋白，而且蛋白质含量很高，与黄豆、青豆搭配，丰胸效果更好。鸡翅最好选用翅中和翅尖，尽量不用翅根，因为翅根的胶原蛋白含量较低。

炼乳花生拌黑芝麻

材料：花生、黑芝麻各适量。

调料：炼乳适量。

做法：1.起锅热油，将花生仁用油炸熟；黑芝麻炒香，备用。

2.用适量炼乳将花生拌匀，撒上黑芝麻即可。

特点

花生、黑芝麻均以富含维生素E著称，可促进产后卵巢恢复，使成熟的卵细胞增加，刺激雌激素的分泌，有利于雌性激素和孕激素的合成，从而促进乳腺管增长，最终达到丰胸效果。

核桃松仁小米粥

材料：核桃仁、松子仁、小米各适量。

调料：冰糖、高汤各适量。

做法：1.起锅热油，将核桃仁、松子仁用油炸熟，备用。

2.另起一锅，加入高汤，放入冰糖、小米，用小火熬煮至熟，撒上核桃仁和松子仁，即可出锅食用。

特点

核桃是理想的丰胸食物，与松子仁一样，都富含胸部发育所需的油脂，尤其是亚麻酸，可刺激体内雌激素的合成，从而达到丰胸、美容的效果。

核桃花生露

材料：核桃仁、花生仁各100克。

调料：红糖适量。

做法：1.将核桃仁、花生仁用温开水浸泡一夜。

2.次日清晨将核桃仁和花生仁捞出，放入榨汁机中，加两杯水一起打成汁。

3.将核桃花生汁倒入锅里，煮沸，加红糖调味即可饮用。

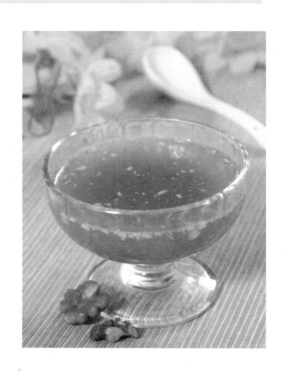

特点

核桃富含维生素E和锌，不仅能补脑，还能丰胸。核桃与花生同食，可延缓衰老、保持胸部挺拔。建议每天早晚各饮1杯。

青木瓜炖排骨

材料：青木瓜适量，排骨800克，葱、姜各适量。

调料：料酒、盐各适量。

做法：1.青木瓜洗净，去皮、去籽，切块；排骨洗净，剁成块，放入沸水中氽烫一下去腥，捞出；葱切段；姜切片。

2.锅中加适量水煮沸，将排骨、青木瓜、葱段、姜片、料酒一同放入，用小火炖煮3小时，加盐调味，略煮即可盛出食用。

特点

青木瓜是丰胸佳果，其中富含的木瓜酶和维生素A能刺激女性雌激素分泌，有助于丰胸。注意，青木瓜冬天会略带苦味，这是正常现象，可放心食用。另外，木瓜虽然可以丰胸，但丰胸效果并非立竿见影，想要快速丰胸，最好搭配运动、按摩等方法。

米酒枸杞鹌鹑蛋

材料：鹌鹑蛋、枸杞子、米酒各适量。

调料：冰糖、淀粉各适量。

做法：1.鹌鹑蛋煮熟、去皮；枸杞子用温水泡胀，备用。

2.将米酒倒入砂锅中，加冰糖，下枸杞子、鹌鹑蛋一起煮沸，用淀粉勾芡即成。

特点

  米酒、鹌鹑蛋是传统的丰胸食品，其中的酶类、活性物质和B族维生素都有利于乳腺发育。枸杞子具有滋补肝肾的作用，可美容护肤。新妈妈经常食用这道丰胸餐，可保持乳房挺拔、皮肤滋润，防止乳房下垂。

山药豆浆炖羊肉

材料：山药150克，羊肉55克，豆浆500毫升。

调料：盐少许，姜少许。

做法：1.山药洗净，去皮，切块；羊肉洗净，切成块；姜洗净，切片。

2.将山药、羊肉、豆浆、姜片一同放入锅中，先以大火煮沸，再转小火炖2小时，加入盐调味，然后略煮即可出锅食用。

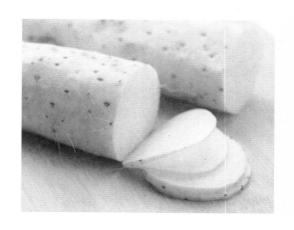

特点

  豆浆由黄豆制成，含有丰富的植物性雌激素，可促进新妈妈体内产生雌激素，有助于丰胸美胸。羊肉具有补虚益气的作用，与山药、豆浆搭配，不仅能调理产后体虚，还能保持胸部挺拔。建议每周食用2次。

产后的"性福"生活

确定排卵和月经复潮日期

宝宝降生了，不久之后就能解禁充分体验产后的"性"福生活了。然而，新妈妈在恢复性生活后一定要先确定自己的排卵及月经来潮日期，做好避孕工作，以免过性生活时心里忐忑。那么，怎样才能确定排卵及月经来潮日期呢？通常，女性产后恢复排卵及月经复潮会受以下几方面因素影响。

▶▶▶ 哺乳

妊娠期间，准妈妈的内分泌会发生一系列变化，从而抑制卵巢的排卵功能，因此妊娠期间卵巢不会排卵，月经也会停止。随着胎儿、胎盘的娩出，新妈妈的子宫及身体各系统逐渐恢复到孕前水平，卵巢会重新排卵，月经也会复潮。但如果新妈妈采取母乳喂养，排卵及月经复潮都会相应延迟。

研究结果显示，产后排卵的恢复与新妈妈是否哺乳及和哺乳时间的长短有关。产后未采取母乳喂养的新妈妈，产后4周内很少排卵，产后6周内有一部分新妈妈会排卵，更多的新妈妈会在产后3个月左右排卵。采取母乳喂养的新妈妈恢复排卵的时间会更晚一些，少数新妈妈会在产后6周恢复排卵，大多数新妈妈会在产后4~6个月恢复排卵。

产后月经复潮的时间也受哺乳因素的影响。产后未采取母乳喂养的新妈妈，一般在产后6~8周即可恢复月经，前两次月经多为无排卵性月经，3个月后才是排卵性月经。采取母乳喂养的新妈妈，月经恢复也会延后。一般较晚恢复月经的新妈妈，首次月经多有排卵，因此新妈妈不可用延长哺乳期的方法来避孕。

▶▶▶ 年龄及肥胖因素

研究结果表明，新妈妈的年龄、肥胖与否也会影响排卵及月经复潮的时间。一般，34岁以上且较为肥胖的新妈妈，产后第一次排卵及月经复潮的时间有延迟的倾向。

▶▶▶ 其他因素

一般情况下，并发高血压、产后大出血、产褥感染、产后抑郁等病症的新妈妈，排卵及月经复潮都会不同程度地延迟。另外，过度劳累、心理负担过重、精神抑郁等因素也会导致排卵与月经恢复延迟。

产后可取的避孕措施

产后一旦开始恢复性生活，就要采取避孕措施，以免造成计划外怀孕及人工流产，影响新妈妈的身心健康。那么，产后应该如何避孕呢？

▶▶▶ 避孕是怎么回事

怀孕是指精子与卵子相结合后，受精卵种植在子宫内膜而发育成长的过程。如果采用一些方法使精子与卵子无法结合，就能起到避孕的作用。通常，避孕机制分为以下几种。

抑制排卵

通过运用雌激素类药物抑制卵泡发育，导致卵子不能正常发育，即使精子到达输卵管附近，也无法与卵子结合而受孕。通常可以通过服用避孕药、注射避孕针来实现抑制排卵。

阻挡精子与卵子相遇

使用避孕套、宫内节育器、子宫帽、输卵管黏堵等方式都可阻止精子与卵子相遇，因此可以起到避孕作用。

改变受精卵着床环境

卵子与精子形成受精卵后，受精卵会慢慢进入子宫腔，并在子宫内膜上着床。如果用药物限制子宫内膜生长，就能使受精卵失去合适的着床环境，从而起到避孕作用。

▶▶▶ 产后适用的4种避孕方法

使用避孕套

产后避孕，使用避孕套是不错的选择。避孕套分为男用和女用的两种，通常男用避孕套更为普遍。使用简单，避孕效果较好，只要正确使用，避孕成功率较高。

关于避孕套，夫妻双方应了解以下常识。

● 购买前应查看避孕套的生产日期和有效期，过期的避孕套已经变质，容易破裂，不能使用。

● 避孕套分为不同的规格，应根据阴茎勃起时的大小选择合适的型号。

● 撕开避孕套的独立密封包装袋时应小心谨慎，不可用剪刀等利器剪开，以免将避孕套剪破。

● 每个避孕套只能使用一次，每次性生活前必须用新的避孕套，用过的避孕套应丢弃。

● 避孕套应在性生活开始前就戴上，戴之前应将避孕套顶端供储存精液用的小气囊中的气体挤出，以防气囊中的空气遇热膨胀而导致射出的精液向阴茎根部溢出。

● 保证避孕套能套住男性的整个阴茎。

● 在使用中，如发现避孕套出现破裂或滑脱，导致精液进入阴道，此时应马上采用紧急避孕法。

● 性生活后应在阴茎疲软前用手指按住避孕套底部连同阴茎一起取出，不可让避孕套中的精液流出。

● 取下避孕套时，手指可能会沾有精液，此时不可用手接触女性的生殖器官。

● 避孕套应放在阴凉、干燥处保存，并且不能接触酸、碱、油的环境。否则，避孕套会变黏、变脆。

放置宫内节育器

放置宫内节育器，俗称"上环"。其避孕效果比较理想，具有效果好、安全、无

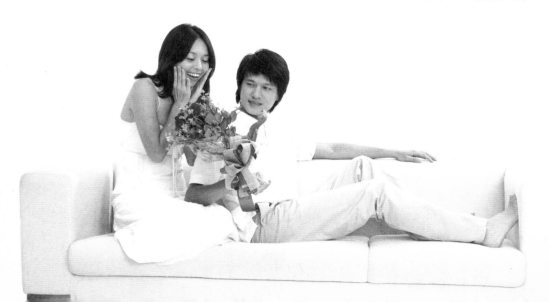

毒副作用的特点，取出后又不影响生育。由于使用方便，不影响性体验，效果较好，因此是目前使用人数较多、较受欢迎的一种避孕工具。产后哺乳的新妈妈不妨采用放置宫内节育器的方法来避孕。

需要注意的是，放置宫内节育器应选择合适的时机。对于刚分娩完的新妈妈来说，产褥期的子宫正处在恢复阶段，子宫较大，宫腔较深，过早放置节育器不仅容易脱落，而且还易造成感染，留下后遗症。一般产后3个月就可以放置宫内节育器了。如果产后3个月月经已经复潮，可在月经干净后的3~7天内放置宫内节育器。如果产后3个月月经仍未复潮，应先排除早孕可能再放环。对于剖宫产的新妈妈来说，放置宫内节育器的时间应选在术后半年左右。在放置宫内节育器前，建议先采用男用避孕套的方法避孕。

一般情况下，由于产后长期哺乳会引起子宫缩小，子宫壁也会变薄，这时医生会为新妈妈测量子宫尺寸，然后再选用大小合适的宫内节育器。等到哺乳期结束后，子宫会恢复到正常大小，这时则需更换一个稍大一点的宫内节育器，以避免日后卵巢功能恢复、月经来潮、子宫恢复原大时，造成宫内节育器脱落或带着宫内节育器怀孕。

口服避孕药

由于大多数避孕药都含有雌激素的成分，服用后会改变乳汁成分，影响宝宝发育，因此产后哺乳的新妈妈不宜采用口服避孕药的方法来避孕。口服避孕药的方法更适合产后不哺乳的新妈妈。

外用避孕药

外用避孕药是指在过性生活前在新妈妈的阴道内放置药物通过杀死精子来达到避孕目的的药物。常用的外用避孕药分为外用避孕药膜、外用避孕药片、避孕栓和避孕膏4种。

外用避孕药不会影响乳汁分泌，但由于这些避孕药使用方法较为繁琐，而且如果使用不当还容易引起避孕失败，因此并不是产后避孕的首选。

▶▶▶ 盘点产后避孕误区

利用延长哺乳期避孕

由于哺乳期间，月经一般不会复潮，因此很多新妈妈认为没有月经就不会怀孕，于是就利用延长哺乳期的方法来避孕。事实上，没有月经并不等于不排卵。如果新妈妈采用的是混合喂养的方式，那么尽管此时没来月经，也有可能提前排卵。因此不可利用延长哺乳期来避孕。

月经来潮后再开始避孕

其实，月经来潮说明已经开始排卵了。因此产后月经来潮后再开始避孕已经晚了。

体外射精

产后，很多年轻的夫妻往往抱有侥幸的心理，认为此时怀孕的概率较低，因此男性常常在即将射精前将阴茎从阴道中抽出，将精液射在体外。其实，这种方法并不可取，因为当男性感到要射精时，已经有一部分精液流出来了，这些流出来的精液很有可能造成新妈妈再次怀孕。

服用紧急避孕药

很多年轻夫妻认为紧急避孕药避孕效果好，即使在事后也能起到避孕作用。事实上，产后经常采取服用紧急避孕药的方式避孕并不明智。这是因为，紧急避孕药中性激素的含量是短效口服避孕药的数倍，其不良反应也较短效口服避孕药高，严重时可导致闭经，甚至影响生育功能。如果哺乳妈妈服用紧急避孕药，其激素成分会通过乳汁进入宝宝体内，影响宝宝发育。

因此，紧急避孕药绝对不能代替常规避孕方法，只能在常规避孕失败时供紧急使用。

安全期避孕

很多新妈妈可能会利用安全期来避孕，但由于很多新妈妈的排卵期并不规律，再加上性接触的刺激会导致女性额外排卵，很容易导致受孕，因此这种做法极不科学。

选对产后亲密的时机

随着新妈妈性器官的恢复，产后夫妻间的"第一次亲密接触"也来临了。那么，究竟什么时候能恢复性生活呢？

▶▶ 产后同房的时机

妊娠期间，为了满足胎儿生长发育的需要，母体各器官会发生一系列的改变，包括与性生活有关的宫颈、阴道以及激素水平的变化，这些变化会在分娩6周后逐渐恢复至孕前水平。因此，通常，在产后6周即42天后，新妈妈应该先去产科进行全面检查，尤其是对生殖系统进行全面、细致的检查。如果医生认为生殖器官复原得较好，恶露全部干净，会阴、阴道及宫颈的伤口已经完全愈合；同时新妈妈也做好了心理准备。这时就是产后恢复性生活的最佳时机。但如果检查结果表明新妈妈生殖系统复旧不完全，则还要等一段时间，一般而言，恢复性生活的最佳时机是产后6～8周。对于妊娠、分娩时出现严重并发症的新妈妈应根据具体情况适当推迟开始性生活的时间。

▶▶▶ 产后过早同房危害大

产后，不可过早恢复性生活，以免给新妈妈带来严重后果。

疼痛、出血

产后，新妈妈体内的雌激素水平较低，阴道黏膜皱襞减少，也不够湿润，弹性差。这时同房很容易导致疼痛，甚至造成阴道撕裂、会阴撕裂。如果在会阴侧切术后的伤口还未完全愈合时就过早同房，还可能会导致伤口疼痛、出血，影响伤口愈合。

生殖器官疾病

由于分娩时体力消耗过大，如果在新妈妈身体尚未恢复时就同房，会影响子宫内膜伤口的愈合，极有可能引起细菌感染，延长恶露的持续时间，导致子宫内膜炎、子宫内膜异位、阴道炎、输卵管炎、月经不调等疾病。

影响性生活的和谐

产后，新妈妈在身体复旧期间，由于身体本身较为虚弱，产后内分泌处于调整状态，再加上每天照顾小宝宝比较劳累，性欲普遍较为低下。如果过早同房，往往体会不到性快感。时间久了还容易使新妈妈产生心理负担，导致性生活不和谐，影响夫妻感情。

产后"助性"私房话

产后身材走样、阴道松弛、产伤、剖宫产伤疤……这些是不是让你对产后"性"福感到担忧呢？其实，新妈妈不必担心，只要注意产后调养和保健，再加上新爸爸在产后第一次性生活时采用一些诀窍，同样能让新妈妈拥有完美的性生活体验。

▶▶▶ 性生活前安顿好宝宝

在产后"第一次亲密接触"前，新妈妈一定要先把宝宝安顿好，最好将小宝宝喂饱，哄宝宝睡觉，以免宝宝哭闹影响产后第一次的性生活体验。

▶▶▶ 积极的心理暗示

在产后恢复性生活前，新妈妈要与新爸爸多亲近，平时可以相互亲吻、拥抱、爱抚等，保持这些亲密的身体接触，可以使夫妻间充满浪漫与温馨，还能为之后的性生活做好铺垫。另外，在性生活前，新爸爸应告诉新妈妈并不介意新妈妈的身体变化，反而觉得新妈妈变美了呢，以增强新妈妈的自信。新妈妈自己也应积极暗示。

▶▶▶ 营造性爱氛围

在产后一段时期内，新妈妈的卵巢分泌激素的水平较低，这会在一定程度上抑制性欲，同时阴道黏膜的弹性也会变差，阴道分泌的润滑液减少，如果性生活不当或过于粗暴，极易造成阴道的损伤。因此，在性生活前，新爸爸应营造浪漫的性爱气氛，并做足前戏，在性生活过程中，新爸爸也应温柔一点。

▶▶▶ 注重性生活的质量

高质量的性生活有助于新妈妈放松神经，促进子宫收缩，加速身体恢复，还能改善产后失眠等问题。因此，产后恢复性生活后，新爸爸一定要注意新妈妈的感受，注重提高性生活的质量。

▶▶▶ 使用辅助工具

产后，新妈妈的激素分泌还未恢复到孕前水平，因此阴道可能会比较干涩，不利于性生活的恢复。这时不妨借助一下润滑液。

▶▶▶ 产后注意避孕

产后恢复性生活，很多新妈妈都会担心再次怀孕，因此一定要注意避孕，以解除新妈妈的后顾之忧。

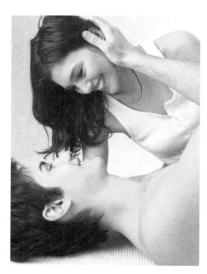

▶▶▶ 必要时应就医

在最初恢复性生活时，年轻的夫妻可能会遇到各种困难，如侧切伤口疼痛、出血、阴道不适等。这时，不可勉强，以免造成身心伤害。如有必要，应就医检查。

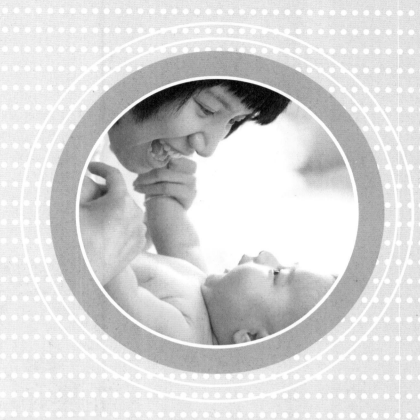

Part 4

新生儿
保健与护理

新生儿的身心发育特点

　　新生儿是指从娩出到诞生后28天的婴儿。而从宝宝降生到第28天这段时间，称为新生儿期。新生儿期时间跨度不大，却是婴幼儿发育的第一个重要阶段。那么，在这个阶段，宝宝的身心发育有哪些特点呢？从诞生到满月，又会有哪些变化呢？

出生时

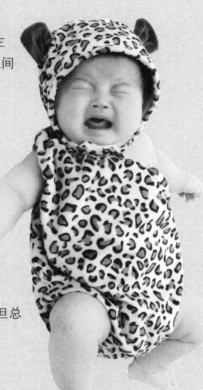

▶▶ 身高

　　刚刚出生的正常新生儿其平均身高在50厘米左右，男女宝宝大概有0.2~0.5厘米的差别。新生儿之间身高虽然略有差异，但差异很小。

▶▶ 体重

　　刚刚出生的新生儿平均体重为3~3.3千克，最新统计数据表明，新生儿的平均体重已达3.5千克，且还有继续增长的趋势，而巨大儿的概率也有所提高。

▶▶ 头围

　　刚出生的新生儿平均头围为33~35厘米。在出生后头半年内，头围增长速度比较快，但总体数值的变化较小。

▶▶ 胸围

　　胸围也是宝宝发育正常与否的一个参考指标，刚刚出生的男宝宝胸围平均为37.3厘米，女宝宝为36.5厘米。

▶▶▶ 前囟

新生儿前囟门的斜径平均在1.5～2.5厘米，当然也存在一定的个体差异，但只要在1～3厘米之间都算正常。但经产道分娩的宝宝由于产道的挤压出生时头顶可能存在产瘤。

▶▶▶ 呼吸系统

新生儿肋间肌薄弱，与成年人相比，呼吸运动比较浅表，呼吸频率较快，每分钟约40次。

▶▶▶ 循环系统

在出生后的最初几天，宝宝的心脏可能会有杂音，另外心率波动范围也较大。出生后24小时内，宝宝的心率可能会在85～145次/分钟之间波动。另外，刚出生的新生儿动脉导管暂时没有关闭，因此血液流动会发出声音，家长不必担心，这是正常现象。

▶▶▶ 泌尿系统

刚出生的小宝宝泌尿系统还未发育完全，因此也没有形成规律的排尿反射。此时的宝宝膀胱较小，肾脏功能还未成熟，排尿次数多、尿量小。新生儿的尿液，正常情况下，应呈微黄色，容易洗净。一旦发现宝宝的尿液较黄，染尿布，不易洗净，就要及早做尿液检查，确认是否有过多的尿胆素排出，以便确定宝宝的胆红素代谢是否异常。

▶▶▶ 消化及排泄系统

在消化吸收及排泄方面，新生儿具有以下一些特点：

● 新生儿出生后，吞咽功能已发育完善，因此生下来就能吃。但由于新生儿消化道面积相对较大，肌层也较薄，因此能适应较大量的流质食物的消化吸收。

● 新生儿咽部及食管的括约肌在吞咽时还不会关闭，因此吃奶后容易出现溢乳的现象。

● 新生儿消化道内能分泌出足够的消化酶，来帮助消化食物。其中，解脂酶可帮助脂肪的消化吸收；凝乳酶能帮助蛋白质的消化吸收；此时，胰淀粉酶分泌较少，因此对淀粉类食物的消化能力较弱。

● 新生儿肠壁的通透性较大，有利于母乳中免疫球蛋白的吸收，但当母乳以外的蛋白质通过肠壁时，则容易引起过敏反应，如牛奶、豆奶等的蛋白质过敏反应。

● 在出生后的12个小时内，新生儿会第一次排出墨绿色的胎便，胎便是胎儿在母体子宫内形成的排泄物。通常胎便可排2～3天，之后便会逐渐过渡到正常新生儿的大便。如果宝宝出生后24小时内都没有排出胎便，就应及时看医生，以排除肠道畸形的可能。正常的新生儿大便呈金黄色，质地黏稠、均匀，颗粒较小，没有特殊臭味。

▶▶▶ 血液

新生儿的血容量与脐带结扎的时间有关。也就是说，脐带结扎早的新生儿，其血容量较低；反之，则较高。新生儿的白细胞，在出生后前3天也会比较高，可达$18 \times 10^9 / L$左右。

▶▶▶ 睡眠

刚刚出生的新生儿，睡眠时间相对要长一些，每天可达20小时以上。另外，刚刚出生的新生儿，睡眠大多不分昼夜。

▶▶▶ 体温

由于新生儿的血液多集中于躯干，四肢血液较少，因此新生儿的四肢容易发冷，血管末梢也容易出现青紫色，再加上新生儿体温调节中枢功能尚未发育完善，因此要注意给宝宝的肢体适当保温。但保温时要注意，不要过度，以免造成新生儿脱水热。

▶▶▶ 体态姿势与动作

当身体的某个部位受到刺激时，新生儿全身都会发出动作。在清醒时总是双拳紧握，四肢屈曲，一旦受到声响刺激，四肢就会突然由屈变直，出现抖动。宝宝出生后就具备了吸吮能力，他们特别喜欢吸吮自己的小手。宝宝的吸吮动作是他们认识世界的一种方式。

满月时

▶▶▶ 身高

宝宝满月时，身高平均会增加3～5厘米。宝宝满月后，遗传、营养、环境、运动、疾病等因素都将影响到宝宝的身高发育。

▶▶▶ 体重

新生儿出生1个月内，正常来说，体重一般会增加1千克左右，平均每天可增加30～40克，平均每周可增加200～300克。如果宝宝的体重增加数在这个范围内或接近这个范围，就是正常的。另外，家长可以通过下面的体重标准值公式来看看宝宝的体重是否在正常范围内。

婴儿标准体重计算公式：出生体重(千克)+月龄×70%。

▶▶▶ 头围

满月时，男宝宝的头围平均为38.1厘米左右，女宝宝的头围平均为37.4厘米左右。

▶▶▶ 胸围

满月时，男宝宝的胸围平均为37.3厘米左右，女宝宝的胸围平均为36.5厘米左右。

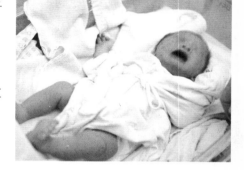

▶▶▶ 前囟

满月时，宝宝的前囟尺寸变化不大。

▶▶▶ 呼吸

出生后的头两周，宝宝的呼吸频率波动较大，这是正常的生理现象，家长不必紧张。但如果满月前后的宝宝每分钟呼吸次数超过了80次或低于20次，就要注意了，应及时带宝宝去看医生。

▶▶▶ 循环系统

满月时，宝宝的心率可能会在115～160次/分钟之间波动。新手父母们千万不要被宝宝的心率波动吓到，这些都是正常的。

▶▶▶ 泌尿系统

出生后第一个月，正常情况下，每天约排尿20次左右，有的宝宝甚至半小时或十几分钟就排一次尿。宝宝的排尿量与次数与奶液浓度也有一定关系。如果奶液较稀，排尿量、次就较多；奶液较稠，排尿量、次就较少。另外，由于新生儿白天吃奶的次数比夜间多，因此白天的排尿量和次数也比夜间多一些。

▶▶▶ 血液

出生5天后到满月时，宝宝血液中的白细胞浓度就会降到正常婴儿的水平。对于这一点，新手父母不必担心，一旦有异常，医生也会及时告知。

▶▶▶ 睡眠

随着天数的增加，宝宝的睡眠时间也会逐渐减少。接近满月的新生儿，每天的睡眠时间在16~18小时。满月前后，如果妈妈推迟后半夜的喂奶时间，那么一次睡眠时间可延长到5~6小时。但由于新生儿糖原储备不足，如果刻意延长喂奶间隔，容易导致新生儿低血糖，因此夜间的喂奶间隔最好不要超过4小时。

▶▶▶ 先天反射

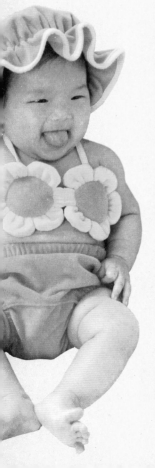

正常足月的新生儿一般会存在一些先天反射，这些先天反射会在出生几个月后自然消失。如果大人发现宝宝在新生儿期未出现这些反射，或这些反射在该消失时持续存在，那么宝宝可能存在异常状况，应尽快带宝宝去医院检查。

觅食反射

如果大人用手指轻轻触宝宝的面颊，宝宝会反射性地把头转向被触及的一侧；如果触及宝宝的口唇，宝宝则会撅起小嘴，像小鸟觅食一样。觅食反射大约会在出生后3~4个月时消失。

吸吮反射

如果妈妈用乳头触碰宝宝的嘴唇或将乳头放入宝宝的口中，宝宝会自动做出吸吮动作。吸吮反射大约在宝宝出生后4个月时消失。如果出生后宝宝的这种吸吮反射明显减弱或消失，那么提示宝宝可能存在缺氧或有神经系统的损伤情况，妈妈应警惕。

握持反射

如果宝宝是足月儿，当妈妈把手指放入宝宝的手掌中时，宝宝会立即紧紧地握住妈妈的手指不放，有时大人甚至可以就势把宝宝上身提起来。如果发现宝宝的某一侧不出现握持反射，那么提示宝宝可能存在异常，应尽快就医检查。

拥抱反射

让宝宝呈仰卧状，妈妈轻轻拉起宝宝的双手，将其身体慢慢抬高，在宝宝的肩部略微离开床面时妈妈突然松手，这时宝宝会做出类似拥抱的动作。这就是拥抱反射，又叫惊跳反射。测试宝宝的拥抱反射时，大人的动作一定要轻柔，不要吓着宝宝，更不能伤着宝宝。如果在新生儿期发现宝宝没有拥抱反射，则提示宝宝可能存在异常，应咨询医生。

颈肢反射

颈肢反射又叫击剑反射，即让宝宝呈仰卧状，将宝宝的头转向一侧，同侧的上、下肢会伸直，而对侧的上、下肢则会屈曲。如果颈肢反射持续存在或过早消失，则提示宝宝可能存在脑瘫，应尽快就医检查。

★乳腺肿大的现象一般在宝宝出生1~2周后就会自然消失，妈妈不必担心。

迈步反射

大人扶着新生宝宝的两侧腋下，把宝宝的脚放在平面上，宝宝会做出迈步动作，好像两腿协调地交替走路一样。

交叉伸腿反射

如果大人用一只手按住宝宝的一侧膝关节，另一只手划一下宝宝被按住这侧的脚掌，宝宝的对侧下肢同时会出现屈曲，然后做出伸直和内收的动作。如果新生儿期宝宝不存在交叉伸腿反射，则提示宝宝可能有神经系统的损伤。

游泳反射

让新生宝宝俯卧，托住宝宝的肚子，宝宝会抬头、伸腿，做出游泳的姿势。如果让宝宝俯伏在水里，宝宝会本能地抬起头，同时做出协调的游泳动作。

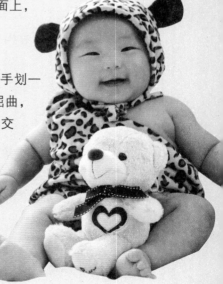

▶▶ 视觉能力

研究结果表明，新生儿一出生就具有看的能力，并能记住所看到的东西。

在出生第一天，宝宝就喜欢看图案，但不喜欢看单一颜色的图形。另外，要想让新生儿看清物体，最好把物体放在距宝宝眼睛20厘米左右的地方。在醒着时，宝宝会注视物体，并能追随物体移动的方向，尤其对颜色鲜艳的物体感兴趣。大人可持一个红色的小球在距宝宝的脸约20厘米处轻轻晃动。当宝宝看到红球后，大人慢慢移动红球，宝宝的眼睛能追随红球移动的方向，同时头部也能从中线位向左或向右转动，有时还会稍稍抬头向上看，甚至还能转动180°看红球。

新生儿期的宝宝特别喜欢看类似人脸的图形，尤其是妈妈的脸。当妈妈注视宝宝时，他会专注地看着妈妈的脸，眼睛变得明亮，显得非常兴奋，有时甚至会手舞足蹈。个别的宝宝和妈妈眼神对视时，可能会暂停吸吮，全神贯注凝视妈妈。

▶▶ 听觉能力

研究显示，新生儿不仅能听到声音，而且还能对声音定向。在新生儿期，如果在宝宝的耳边轻声呼唤，小家伙会把头转向发声的方向，有时还会用眼睛去寻找声源。新生儿最喜欢听妈妈的声音，其次是爸爸的声音，再次则是高亢悦耳的声音。但宝宝不爱听尖锐、过强的声音。如果听到噪声，宝宝的头会向相反方向转动，或会用哭叫来表示自己的抗议。

▶▶ 嗅觉能力

正常情况下，宝宝在出生后6天后就能通过嗅觉准确地辨别出妈妈的气味了。到了满月时，嗅觉会更加灵敏。比如，当宝宝闻到奶香味时，他就会把头扎到妈妈的怀里去寻找乳头，甚至还能区分出妈妈与其他人的不同气味。

▶▶ 味觉能力

新生儿期的宝宝具有敏锐的味觉，宝宝们更喜欢甜食。如果让宝宝尝不同的味道，他会有不同的反应。比如，给宝宝喂糖水，他会欣然接受；但如果把苦味的食物放入他的口中，宝宝则会咧嘴，甚至吐出。

▶▶ 触觉能力

新生儿的触觉十分敏感，尤其是眼、口周、手掌、足底等部位。如果碰触宝宝的这些部位，宝宝就会做出眨眼、张口、缩手、缩脚等动作。当宝宝哭闹时，大人只要将手放在宝宝的腹部，或同时抱住宝宝的双臂，就可以让宝宝安静下来。

▶▶▶ 运动能力

新生儿期的宝宝已经具有了一定的活动能力。例如，宝宝会自己把手放到嘴边，甚至伸进嘴里吸吮；四肢能伸能屈；如果大人和宝宝说话，宝宝会随音节有节奏地运动，有时会做出转头、举起小手、伸腿等动作，甚至还会对说话的人皱眉、微笑、凝视。

▶▶▶ 交流能力

新生宝宝具有与生俱来的与外界交流的能力。比如，当妈妈说话时，正在吃奶的宝宝会暂时停止吸吮或减慢吸吮速度；如果大人逗宝宝，他就会做出喜悦的表情，甚至微笑；当大人抚摸、亲吻、拥抱宝宝时，宝宝都会有积极的反应；当宝宝哭闹时，如果妈妈把他抱在怀里，用亲切的语言哄他，用疼爱的眼神和他对视，宝宝就能安静下来，可能还会对妈妈微笑。

另外，在与大人交流的过程中，新生宝宝也能向大人表达自己的需求。而新生宝宝与大人之间交流的主要形式就是哭。正常的新生儿哭有很多原因，如饥饿、口渴、寒冷、尿湿了、疼痛等。一般妈妈经过一段时间的摸索，就能理解宝宝哭的原因并给予适当处理了。

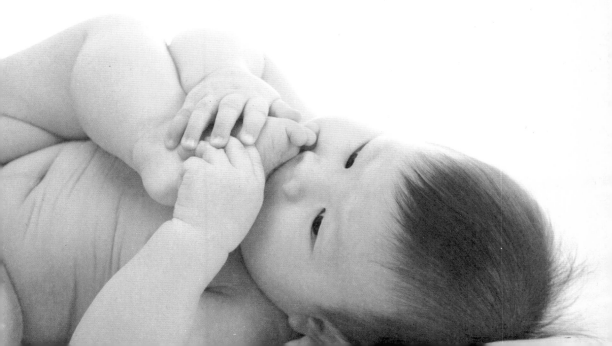

解读新生儿的特殊现象

从出生那一刻起，宝宝就成了全家的重点呵护对象。然而，有些新生宝宝可能存在一些特殊生理现象。面对这些特殊现象，毫无育儿经验的新手爸妈是不是有点担忧了呢。其实，这些特殊现象虽然看上去有些异常，但并不是病理性的，只要精心护理即可，家长不用过分惊慌。

▶▶▶ 产瘤

经产道分娩的新生宝宝，刚出生时，头上可能会有一个大包，头形像个橄榄一样，这种现象俗称产瘤。这个名字听起来有点吓人，其实产瘤并不是真正的肿瘤，只是胎头的水肿。医学上称为"先锋头"。这种头部水肿形成的大包圆滚滚、软绵绵的，有的在头顶左侧，有的在头顶右侧，也有的在头顶后侧。

那么，产瘤是怎么产生的呢？分娩前胎儿要先降入骨盆，而一般胎头为先露部位，因此首当其冲。分娩时子宫会强力收缩，当胎头抵达妈妈的骨盆底时，胎头会承受很大的压力。再加上分娩过程需要一定的时间，这样胎头受压部位的血液循环就会受到影响，受压力较小的部位就可能发生头皮下渗出液积聚而形成局部水肿。尤其是在发生胎膜早破、产程延长的情况下，这种水肿更易出现。

产瘤属于正常的生理现象，对胎儿身体没有什么影响，一般在出生2～3天后就会自行消失，不需要治疗。另外，剖宫产的新生儿，头部比较圆，没有明显的变形，因此不存在产瘤现象。

▶▶▶ 马牙、板牙

出生后，在有些新生宝宝的口中有时会看到牙床上有白色的米粒大小的圆形结节，大小不一，有多有少，看上去很像牙齿，民间称之为马牙。其实，马牙并不是真正的牙齿，而是在胚胎发育过程中由一种上皮细胞堆积而成的。

另外，新生宝宝的牙龈里有分泌黏液的腺体，如果腺体的出口被堵塞，黏液聚积在牙龈里就会形成一颗颗硬硬的像牙齿一样的东西，俗称板牙。

无论是马牙还是板牙，一般经两周左右都可自行消失，切不可用针去挑或用布擦，以免损伤黏膜，引起感染。

青斑

出生后，有些宝宝的骶尾部和屁股上常常会有蓝灰色或青色的斑记，多呈圆形，也有的呈不规则形状，但边缘较明显，手指压后不退色。这种青色的斑记通常是皮肤深层色素细胞堆积形成的，因此称为色素斑，民间俗称乌青块或青斑。

民间有一种说法，即青斑是运气的象征。比如，有些部位出现青块宝宝将来会有好运气，有些部位出现青块宝宝将来会不幸等。这些都是迷信的说法，毫无科学道理。其实，青斑是一种正常的生理现象，对宝宝的身体健康没有任何影响，一般在宝宝长到5~6岁后青斑就会自行消退，不必治疗。

▶▶▶ 皮肤红斑

在宝宝出生的头几天，皮肤表面可能会出现形状不一、大小不等的红斑。这种红斑产生的原因，可能与宝宝出生后受光、空气、温度等环境影响和机械刺激有关。这种红斑分布在全身，以头面部和躯干为主。宝宝可能有不适感，通常在出生1~2天后逐渐消退。个别宝宝出现红斑时，还伴有脱皮现象。这种新生儿红斑属于正常的生理现象，不必治疗，也不需要专门的处理。

▶▶▶ 螳螂子

有些新生儿口腔内两颊上会有肿硬隆起的一小堆脂肪垫，俗称螳螂子，又叫螳螂嘴。由于新生宝宝可能会因此而啼哭或不吸奶，因此中医又称之为"妒乳"。

新生宝宝的口腔较小，舌头短而宽，能贴住硬腭，几乎可以充满整个嘴巴，口腔内的黏膜上有很多横行隆起的白色皱襞，两颊上还长着两块坚厚的颊脂体。这样的口腔结构有利于宝宝吸牢乳头。但有些宝宝出生后这两块颊脂体比较大，并向口腔突出，于是就形成了螳螂子。

宝宝出现螳螂子，切不可按民间旧俗将其割去，以免导致出血、感染，甚至引起败血症。如果宝宝因螳螂子而出现吸吮不利的情况，可让宝宝暂停吮乳6~8小时，再将挤出来的乳汁用小匙喂宝宝。随着宝宝的成长发育，螳螂子会逐渐消失。

▶▶▶ 塌水膘

宝宝出生后体重会逐渐下降，到出生第2~3天时体重常会下降3%~9%，尤其是第一胎或早产儿体重下降更明显。出生头几天体重下降是正常现象，俗称塌水膘。其原因主要是，这时宝宝的睡眠时间长，吸吮力弱，吃奶时间和次数少，而呼吸和皮肤汗液蒸发又会带走大量水分，大小便排泄量也较多，同时新妈妈头几天的乳汁分泌量也少，因此就会导致宝宝生理性体重下降。这时，新妈妈不必着急，随着奶量的增大，宝宝进食的增加，之后宝宝的体重会迅速增长。一般从出生后第4天开始，宝宝的体重就会开始回升，到第10天左右就能恢复到出生时的水平。但如果体重下降过多，超过10%，或体重回升过晚，那么就要考虑是其他原因造成的了，比如奶量是否充足、是否存在感染疾病等，如果新妈妈自己查找不到原因，要及时带宝宝去医院检查。

▶▶ 女宝宝阴道出血

刚出生的头几天，有的女宝宝会有类似月经样或者白带样的分泌物从阴道里流出来，这种现象称为假月经。这主要是出生前受母体内雌激素的影响，导致阴道上皮和子宫内膜增生，出生后由于雌激素中断，而增生的上皮和子宫内膜就会脱落，从而引起阴道出血。这种现象是暂时的，属于正常生理现象，不必治疗或特殊处理。

▶▶ 眼白出血

对于经阴道头位分娩的宝宝，娩出时，由于受到妈妈产道的挤压，宝宝的视网膜和眼结合膜会发生少量出血，俗称眼白出血。这时，新手爸妈不要惊慌，几天以后这种现象会自然消退。

▶▶ 乳腺肿大

在出生一周内，不论是男宝宝还是女宝宝，都会出现乳腺肿大的现象，触感上有蚕豆或山楂大小的硬结，有的还会伴有乳晕颜色增深、有少量水样或初乳样黄色分泌物溢出的现象。

看到这种现象，新手爸妈不必紧张。这是因为在怀孕期间，妈妈体内会分泌雌激素、孕激素、生乳素、催产素等，以促进乳腺发育和帮助乳汁分泌，但同时这些激素也会通过胎盘进入胎宝宝的体内，因此刚降生不久的宝宝便可能出现乳腺肿胀和泌乳的现象。不过，出生后1~2周后，这种乳房肿胀和泌乳的现象就会自然消失了。

▶▶ 频繁打嗝

刚出生不久的小宝宝，由于横膈膜还未发育成熟、宝宝过于兴奋或刚喂过奶时经常会出现频繁打嗝的现象。这时，新妈妈可用中指弹击宝宝的足底，令宝宝啼哭数声，哭声停止后，打嗝也就会随之停止。如果打嗝没有停止，可以重复上述方法。一般到了3～4个月时，宝宝打嗝就会逐渐减少。

▶▶▶ 喉鸣

喉鸣又叫喉喘鸣，是指有些宝宝出生后喘气不大正常，常常发出呼噜呼噜的声音，宝宝吸气时喉中伴有笛音一样的高调音，在哭闹、急着吃奶时高调音较为明显，睡着后有所减轻。喉鸣主要是新生宝宝喉软骨发育不够完善，喉软骨软化造成的，属于正常的生理现象，不必治疗。一般，喉鸣在刚生下来时还不明显，到出生几周后才会变得越发明显。一般在宝宝6个月到满周岁时会自行消失。如果宝宝喉鸣较严重，且持续时间也较长，妈妈应怀疑宝宝是否患有佝偻病，最好尽早带宝宝去医院检查确诊，如果需要应尽早治疗。

▶▶▶ 红色尿

宝宝刚出生不久的宝宝，可能会排出像血一样的红色尿。新妈妈不必担心，这是正常的生理现象。宝宝出生后之所以会出现红色尿，是因为宝宝的白细胞分解较多，造成尿酸盐排泄增多，而刚出生不久的宝宝尿液较少，因此尿中的尿酸盐浓度较高，这样就会使尿液呈红色。红色尿一般在出生几天后就会自行消失。

▶▶▶ 脱皮

宝宝出生后两周左右，几乎所有的宝宝都会出现脱皮的现象。由于新生宝宝皮肤最上层的角质层发育不完全，容易脱落；再加上宝宝的基底膜发育还不完善，使表皮和真皮的连接不够紧密。这些都会造成宝宝表皮脱落。这种脱皮的现象全身各个部位都有可能出现，其中以四肢、耳后较为明显。不论脱皮现象严重与否，只要宝宝的饮食、睡眠都不受影响就属于正常现象。妈妈不必紧张，只要在洗澡时使其自然脱落即可，无须采取特别的保护措施或强行将脱皮撕下。如果发现脱皮合并红肿或水疱等其他症状，那么就要怀疑存在疾病情况，应尽早就诊。

▶▶▶ 溢奶

刚出生的小宝宝胃呈水平状，食道与胃连接处的贲门、胃与十二指肠连接处的幽门几乎处在同一水平面上。另外，新生儿的胃容量较小，贲门肌肉发育也尚未完善，贲门括约肌松弛，而出口处幽门肌肉却相对紧张，因此容易引起胃内奶液倒流。另外，用奶瓶喂奶或水时，如果奶嘴没有被完全充满，致使宝宝吸入空气，也会造成胃部膨胀而引起溢奶。尤其是喂奶后立即换尿布、宝宝哭闹或多动时更容易发生溢奶现象。大多数溢奶都是生理性的，不需要治疗，注意护理即可。一般随着月龄的增加，溢奶现象会慢慢减轻，直至消失。

平时，新妈妈可通过以下方法减少宝宝溢奶：

● 避免让宝宝吃奶太急。如果妈妈的奶水比较多，可用手指轻轻夹住乳晕后部，让奶水缓缓流出。

● 哺乳时，让宝宝含住乳晕，不能只含乳头，以免宝宝吸入过多空气而造成溢奶。

● 喂完奶后轻轻抱起宝宝，让宝宝的头部靠在妈妈的肩上，用手轻拍其背部2～3分钟，直到宝宝打嗝后再将宝宝缓缓放到床上。

● 使用奶瓶喂奶时，要让奶汁充满奶嘴，以免宝宝吸入空气而造成溢奶。

● 最好在喂奶前换尿布，避免在喂奶后换尿布。如果喂奶后发现宝宝尿布湿了，可等宝宝熟睡后再轻轻更换。

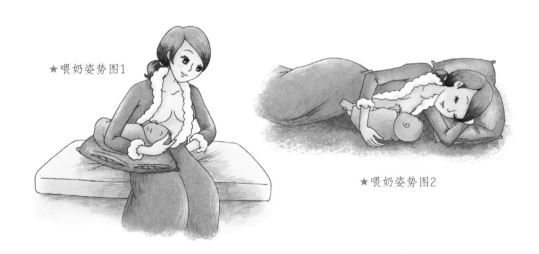

★喂奶姿势图1

★喂奶姿势图2

▶▶▶ 眼睛斜视

一般情况下，刚出生不久的宝宝眼球尚未固定，看起来有点斗鸡眼，再加上眼部的肌肉调节不良，因此常会有短暂性的斜视。这属于正常生理现象，妈妈不必担心。但如果3个月后，宝宝仍然斜视，则应及时就医。

呼吸时快时慢

妈妈常会发现宝宝的呼吸节律有时会不规则，时快时慢，甚至发生屏气，尤其是在睡梦中。其实，不必担心，这属于正常现象。由于新生儿胸腔小，气体交换量少，主要靠增加呼吸次数来维持气体交换。但由于新生儿的中枢神经系统发育还不成熟，因此呼吸有时就显得不太规则。

体温波动

细心的妈妈可能会发现，刚出生不久的宝宝体温不太恒定，会有波动。其实，这是新生儿体温调节中枢尚未发育完善，调节功能差造成的，不属于病理现象。妈妈若担心，平时可保持宝宝所处的环境温度适宜，夏天注意通风，冬季注意保暖，这样就能在一定程度上防止宝宝体温波动太大。

粟粒疹

新生儿期的宝宝，鼻尖、鼻翼及两颊等部位常会出现一些针尖大小的黄白色点点，这种点点称为粟粒疹，是由皮脂腺堆积所致，并非皮肤疾病或脓疱。一般无需特殊处理，蜕皮后粟粒疹会自然消失。

打喷嚏

宝宝打喷嚏了，妈妈会很担心宝宝是不是生病了。其实新生儿偶尔打喷嚏并不意味着患了感冒，多数时候都是一种正常的生理现象。这是因为新生儿鼻腔血液的运行较旺盛，鼻腔小且短，如果有棉絮、绒毛或尘埃等外界的微小物质进入或遇到冷空气便会刺激鼻黏膜引起打喷嚏。如果宝宝只是打喷嚏，没有流鼻涕，妈妈就不必担心；反之，打喷嚏的同时若有鼻涕流出，则应怀疑宝宝患了感冒，应尽快就医。

挣劲

细心的妈妈可能会发现宝宝总是使劲，尤其是快睡醒时常常会憋得满脸通红，是不是宝宝哪儿不舒服了？其实，宝宝并没有不舒服，相反，宝宝的挣劲恰恰说明他很舒服。因为这是宝宝在伸懒腰、活动筋骨，妈妈不要担心。

新生儿的日常护理

怎样测量新生儿生理指标

刚出生不久的小宝宝十分娇嫩，很多新手爸妈都不知道该怎样去抱宝宝、护理宝宝，更别提测量宝宝的身高、体重等生理指标了。那么，面对小宝宝，新手爸妈真的就无从下手吗？究竟该怎样给宝宝测量这些数据呢？

▶▶▶ 测量身高的方法

如果想为新生宝宝测量身高，必须由两个人相互配合。其中一个人用手固定好宝宝的膝关节、髋关节和头部，另一个人用皮尺从宝宝头顶部的最高点测量到足根部的最高点。测量出的数值就是新生儿的身高。

▶▶▶ 测量体重的方法

如果新手爸妈想知道宝宝的体重增长是否正常，就要经常为宝宝量体重。但由于新生儿的身体太软，因此在测量体重时应格外谨慎，以免弄伤宝宝。目前主要是用婴儿磅秤测量，测量时，为防宝宝着凉，可先在秤盘上垫上一块绵软的布，再将宝宝放于秤盘中央，即可读取宝宝的体重。称好体重后，要将绵软的布再称一下，最后减去布的重量得到的就是宝宝的净体重。如果家中没有这种磅秤，也可用普通磅秤测量。测量时，可先由大人抱着宝宝（脱掉宝宝的衣物）站在普通磅秤上称体重，然后再称大人的体重，用第一次称得的体重数减去第二次称得的体重数，得到的即为宝宝的净体重。

▶▶▶ 测量头围的方法

宝宝头围增长是否正常，在客观上反映着大脑发育是否正常。因此尽管宝宝头围的增长速度不快，但父母也应定期测量，以便及早发现异常。

测量头围时，应选用软皮尺，从眉弓开始绕过两耳上缘及枕后，回到起始点，周长数值就是宝宝的头围。

▶▶▶ 测量胸围的方法

测量胸围时，也要用软皮尺。将软皮尺经过宝宝两乳头平行绕1周，所得数值就是宝宝的胸围。

▶▶▶ 测量前囟的方法

宝宝的前囟若存在异常，提示宝宝可能存在小头畸形、脑积水、佝偻病、呆小病等问题，尤其是前囟小于1厘米或大于3厘米时。

新生儿的前囟呈菱形，测量时，要分别测出菱形两对边垂直线的长度。如果一条垂直线长为2厘米，另一条垂直线长为1.5厘米，那么宝宝的前囟数值就是2厘米×1.5厘米。

脐带护理

随着宝宝的降生，脐带的使命也就结束了，医生会为宝宝剪断脐带。新生儿的脐带十分娇嫩，一旦护理不当，容易引发感染，导致发炎。那么，在宝宝的脐带长好前，应该怎样进行日常护理呢？

▶▶▶ 宝宝的脐带何时脱落

宝宝的脐带剪断后，脐带通常会有残留端，残留的脐带会逐渐变黄干化再变黑，然后整段自然脱落。如果残留端很短，一般需要3~7天脱落；残留端较长，脱落的时间则会延长，有的甚至需要1周多才能脱落。如果残留的脐带已干化变黑，但却一直不脱落，则应尽早去医院请医生进行处理，切不可自行剪断。

▶▶▶ 宝宝的脐部怎样护理

准备工作

准备好无菌棉签，浓度为75%的酒精或医院提供的消毒液1瓶，纱布1包。

护理方法

第一步：消毒

1.脐带脱落前，在给宝宝洗澡后，先用干棉签蘸干宝宝脐窝里的水。再取2~3根棉签，在浓度为75%的酒精中全部浸湿后取出。用手提起小线，让宝宝脐带根部露出来，然后用浸湿的棉签从"脐轮→脐窝→脐周"按照顺时针方向由内向外擦拭两遍。同时，脐带结扎线也应消毒。

2.脐带脱落后，每次为宝宝洗完澡后，应先用干棉签将宝宝脐窝里的水擦干净。然后妈妈用右手取一根蘸有浓度为75%的酒精溶液的棉签，左手拇指、食指沿脐周将脐部撑开，用棉签从脐带中心向外消毒1周即可。注意千万不能用棉签来回地擦拭。

第二步：包覆

消毒后，用普通的无菌纱布将脐部包覆好。如果脐部较为干燥，也可不必包覆。

第三步：穿上纸尿裤及衣物

包覆好脐部后，就可以给宝宝穿上纸尿裤以及其他衣物了。注意，穿纸尿裤时，一定要将纸尿裤的边缘反折，避免直接压迫、摩擦到宝宝的脐部。

/温馨提示/

脐带护理3原则

● 在脐带脱落前，应保持脐带干燥。

● 避免摩擦。注意不要让纸尿裤及衣物摩擦脐带，以免导致破皮、出血。

● 避免闷热。禁止在脐带根部涂抹乳液及油类护肤品，以免引起发炎。

囟门护理

宝宝的囟门分为前后两处，一般后囟门在宝宝2~3个月时就自然闭合了，而前囟门则要等到宝宝1岁至1岁半左右才能自然闭合。由于，前囟门闭合较晚，加之位于头顶额部上面正中央易被碰触，因此一般对前囟门更为重视。

▶▶▶ 日常护理囟门5项注意

● 注意保护宝宝的前囟门，避免挤压或撞击宝宝的头顶部，尤其应避免尖锐的东西刺伤前囟门。

● 注意囟门的清洁。清洗时，最好用婴儿专用的洗发液，而不要用强碱性的肥皂，以免刺激头皮诱发湿疹或加重湿疹；清洗时，大人的手指应平放在宝宝囟门处轻轻地揉洗，切不可强力按压或强力搔抓，更不能用利器在宝宝的囟门处乱刮；如果囟门处的污垢不易洗掉，可先用香油或其他食用油蒸熟后润湿浸透2～3小时，待污垢变软后再用无菌棉球按照头发的生长方向擦掉，洗净后扑上婴儿粉即可。

● 不同季节采用不同的保护措施。在炎热的夏季，如果带宝宝外出，应给宝宝戴上白色的凉帽以保护囟门，避免太阳直射囟门，以免导致中暑；冬天外出时，则应戴较厚的帽子，既能保护囟门又能防寒。

● 囟门会随着血管跳动而出现起伏的状态，尤其在宝宝理成光头后更加明显，这是正常现象，家长不必过度担心。

● 如果不慎擦破了宝宝的头皮，应立即用酒精棉球消毒，以防止感染。

▶▶ 来自宝宝前囟门的就医信号

在正常情况下，宝宝的前囟门应平坦、无张力。如果发现以下情况，家长则要带宝宝及时就医检查：

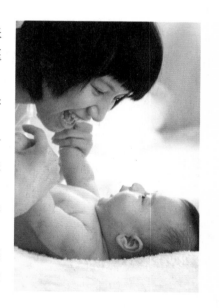

● 前囟门很小或过早闭合，提示可能存在小头畸形。

● 前囟门范围扩大（大于4.5厘米）或很晚才闭合，在两三岁时还能摸到，提示可能存在先天性甲状腺功能低下、佝偻病或脑积水等。

● 囟门凹陷，提示可能存在因腹泻或发烧而导致脱水、因营养不良而极度消瘦的情况。

● 囟门太凸，提示可能存在因颅内出血、脑膜炎等而引起颅内压过高，应观察是否出现发热、抽筋、呕吐等症状。

洗头

小宝宝的头发虽然不多，但也容易藏污纳垢，因此给宝宝洗头也是妈妈日常护理的重头戏之一。那么，该怎样给宝宝洗头呢？

▶▶▶ 洗头前的准备工作

- 准备好毛巾、婴儿香皂、洗发液、棉签等基本用具。
- 室温保持在24~28℃。
- 妈妈洗净双手，剪短指甲，摘掉手上的饰物，以免伤到宝宝。
- 用宝宝专用的小盆盛装温水，水温保持在37~38℃，可用水温计测一下，也可以用手肘内侧的皮肤进行测量。
- 在准备洗头前，妈妈要告诉宝宝接下来要做什么，在洗头的过程中要和宝宝多交流。

▶▶▶ 给宝宝洗头的步骤

❶ 妈妈抱起宝宝，用一只手托住宝宝的头部，将宝宝的身体夹在腋下。

❷ 妈妈用大拇指和中指将宝宝的两只耳廓翻起盖住外耳道，适当用力地轻轻按住双耳，以防水流入宝宝的耳道内。

❸ 先用少许水沾湿宝宝的头发，同时也让宝宝适应一下水温，然后再把头发全部弄湿。

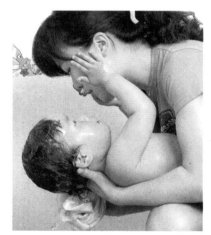

❹ 将洗发液倒在手掌上搓出泡沫，再抹到宝宝的头发上。

❺ 妈妈用手轻轻搓揉宝宝的头发，然后用清水洗净。

❻ 冲净头发上的泡沫后，要清洗耳廓后面，然后用干毛巾将宝宝的头发及耳后擦干。

❼ 如果洗头时不慎将水弄到了宝宝的外耳廓里，可用棉签轻轻吸干。

▶▶▶ 给宝宝洗头，新妈妈不可不知的常识

- 给宝宝洗头要使用正规品牌的婴儿专用洗发水，确保纯正温和，不刺激皮肤和眼睛；便于清洗，不能出现久洗不净的现象；要易于梳理，不能出现干涩打结的状况。

- 洗头不要选择在宝宝玩得正高兴时，不要选择宝宝刚刚吃饱后，也不要选择宝宝非常疲倦时。妈妈可根据自己宝宝的实际情况，选择宝宝心情、精神、状态都较好的时间为他洗头。

● 如果宝宝的头上长有头垢，不要用指甲去抠，可以将橄榄油或婴儿按摩油涂抹到头垢部位，待24小时后用水冲净即可。

● 吹风机的噪音过大，可能会损伤到宝宝的耳朵，因此洗完头发后不要使用吹风机吹干头发。

● 给宝宝洗头不必每次都使用洗发水，洗发水的使用1周不要超过3次。

理发

婴幼儿时期的宝宝头发并不多，因此没必要带宝宝出去理发，一般家人自己动手就能解决了。但给宝宝理发也并不简单，不但要注意方法，还要防止宝宝哭闹。究竟应该怎样给宝宝理发呢？给宝宝理发时又该注意哪些问题呢？

▶▶▶ 理发前的准备工作

● 准备防静电理发围布、报纸、扁平的梳子、粉扑、爽身粉、高度合适的椅子、定位梳。

● 将报纸铺在地面上，以方便收集发屑，易于打扫。

● 理发前逗逗宝宝，让宝宝保持愉快的情绪。

▶▶▶ 给宝宝理发的方法

❶ 新爸爸竖着抱着宝宝坐在椅子上，给宝宝围上防静电围布，防止剪发过程中的碎发刺激宝宝的皮肤。

❷ 妈妈先用梳子把宝宝的头发理顺，以免宝宝的头发打结而在梳剪过程中弄疼宝宝。

❸ 妈妈手持理发器贴紧宝宝发脚位的头皮，由发脚位从下往上推剃，将头后的头发剪短。在理发过程中，妈妈要不时用粉扑把落在宝宝身上的发屑去除干净，以免使宝宝感到不适。

❹ 在准备修剪侧面和前额的头发时，要安装好适合宝宝头发长度的定位梳，以保护宝宝的小耳朵不受到伤害。

❺ 修剪耳鬓，用小梳子边梳边从下往上逐步修剪宝宝的头发，直至修剪整齐。

❻ 修剪前额的头发时，要由额头往脑后的方向多角度地慢慢反复地推剃。

❼ 当前面的头发修剪完了以后，用定位梳再次修整脑后的头发，使发型更流畅。

❷ 再次修整头顶部的头发，细心地将顶部头发慢慢推剃整齐。

❸ 最后，妈妈用粉扑清理宝宝的碎发，以防刺激宝宝的皮肤。

▶▶▶ 给宝宝理发的注意事项

● 可根据宝宝头发的生长速度及性别不同确定给宝宝剪头发的频率，一般每隔1～2个月理一次发即可。

● 出生后3个月内的宝宝不要理发。

● 理发时，如果宝宝不配合，不可勉强，可给宝宝一个小玩具以分散他的注意力，或等宝宝睡着后再理。

● 理完发后，最好给宝宝洗个澡，以便洗掉宝宝身上的碎头发，以免引起宝宝不适。

洗脸

妈妈在日常对宝宝进行护理时，宝宝基本上不会配合妈妈的动作。这常常让妈妈的护理工作变得有些麻烦，就算普通的日常洗脸也是个大工程呢！但是，又不能任由宝宝的小脸变成"花蝴蝶"。那么，新妈妈应该如何给宝宝洗脸呢？新生儿的皮肤又需要哪些特别的呵护呢？妈妈不妨从清理宝宝的眼睛、鼻子、耳朵等五官部位着手学习吧！

▶▶▶ 洗脸前的准备

● 给宝宝洗脸时，一定要注意调节室内的温度，保持室温在25～29℃。在炎热的季节，应注意开窗通风；天气寒冷时，则最好打开空调取暖，并检查一下门窗是否关闭，否则，一旦冷风吹进来，轻则会使宝宝感到不适，重则会引起感冒。

● 为防止刮伤宝宝，妈妈应摘掉戒指、手链等饰物。

● 给宝宝洗脸时应注意防止交叉感染，宝宝的洗脸用品一定要做到专用。在洗脸前，为宝宝准备好婴儿专用的洗脸用品、婴儿润肤露等，将一条干净的棉布毛巾用温水浸湿、略拧干、对折备用。

● 将水温控制在37～40℃。

● 妈妈在给宝宝洗脸时，最好给宝宝唱唱歌或跟宝宝说说话，这样可以使宝宝得到安抚。

>>> 宝宝洗脸七步走

第一步：清洗眼睛

❶ 将毛巾的一角卷在食指上，从内眼角到外眼角轻轻擦拭宝宝的眼睛。

❷ 将毛巾的另一个角卷在食指上，用同样的方法擦拭宝宝的另一只眼睛。

第二步：清洁耳朵

将毛巾的一个角卷在食指上，清洁宝宝的外耳部位及耳道入口处。

第三步：清洁口腔

宝宝吃完奶后，再给宝宝喝点温开水，然后妈妈用湿毛巾轻轻擦拭宝宝的嘴唇即可。

第四步：清洁小鼻子

用干净的湿毛巾轻轻擦拭宝宝的鼻子。

第五步：清洁额头及脸颊

用干净的湿毛巾擦拭宝宝的额头及整个脸颊。

第六步：清洁小手

用干净的湿毛巾轻轻依次擦拭宝宝的手掌、手背、手指，擦干净即可。

第七步：涂上润肤露

给宝宝洗完脸后，防止皮肤干燥，妈妈可以为宝宝涂些婴儿润肤露。

洗澡

宝宝刚出生不久，可忙坏了新妈妈，不但要给宝宝喂奶、照顾宝宝的饮食起居，还要肩负宝宝的清洁工作，尤其是洗澡。在最初的日子，妈妈经常会手忙脚乱，不是拿错了物品，就是搞得宝宝不舒服了。那么，究竟怎样才能给小宝宝舒舒服服地洗个澡呢？

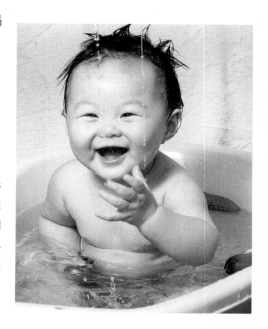

▶▶ 洗澡前的准备工作

● 关好门窗，避免房间内有对流风，将室温保持在22～24℃，如果室内温度较低，可使用浴霸等加热装置，使室温达到适宜温度后再给宝宝洗澡。

● 妈妈洗净双手，剪短指甲，摘掉戒指、手链等饰物，以免划伤宝宝的皮肤。

● 准备婴儿专用的浴液、小毛巾、大浴巾、消毒棉签、护臀霜、爽身粉、纸尿裤或尿布、换洗衣服等，并把宝宝洗澡时需要用到的物品放在伸手可及的地方。

● 在浴盆里注入适量温水，水深在10厘米左右，水温保持在36℃左右，妈妈可先用手肘试试水温，如果把握不准最好用水温计测量一下。

▶▶ 给宝宝洗澡的步骤

❶ 将室温、水温调节好后，将一瓶盖婴儿专用浴液倒入温水中，搅匀。

❷ 脱去宝宝的衣服，腹部用浴巾遮住，大人用左手固定宝宝头部，右手放在宝宝臀部抱牢，两手平稳地把宝宝放入洗澡盆，拿去浴巾。

❸ 仍用左手固定宝宝的头部并略抬高，用拇指和中指向前压耳屏将耳孔盖住，避免水进入耳朵内，伸出右手先给宝宝洗脸。

❹ 然后给宝宝洗头发，将洗发水冲干后要擦干头发，以免头发上的水滴入眼睛及耳朵内；顺势清洗宝宝的颈部。

❺ 大人用左手轻轻握住宝宝的手腕，清洗宝宝的腋下；恢复左手托头的姿势，再用右手洗宝宝的腹部、腹股沟处、腿部及脚部。

❻ 小心地把宝宝轻轻翻过身，大人的左手在前胸托住宝宝，使宝宝俯卧，头部仍略抬高，大人的右手自上而下洗净背部、臀缝，然后再将宝宝翻转身成仰卧姿势。

❼ 洗完澡后，大人用左手托宝宝的头颈及背部，右手从宝宝的身体侧面环抱宝宝的臀部，将宝宝带离澡盆。

❽ 将宝宝放在事先准备好的大浴巾上，用浴巾擦干宝宝身上的水，并用大浴巾包裹宝宝。

❾ 待宝宝身上的水分擦干后，可用棉签和浓度为75%的酒精护理宝宝的脐部。

❿ 给宝宝涂抹含有滋润成分的润肤霜或润肤油。

⓫ 给宝宝换上干净的纸尿裤或尿布，并穿上干净的衣服。

▶▶ 给宝宝洗澡的注意事项

● 在出生的两周内，给新生儿洗澡时，浴盆中的水位不要漫湿宝宝的脐部，而且浴后一定要用浓度为75%的酒精棉签为宝宝进行脐带护理，以免引发脐部感染。

● 在洗澡过程中，大人应该始终注意用手掌托住宝宝的头部，以防止发生颈椎意外。

● 给宝宝洗澡，如果时间太长容易使宝宝着凉；如果时间太短，又可能洗不干净。因此，给宝宝洗澡的时间一般以不超过10分钟为宜。

● 帮宝宝洗澡的时间最好选择在下午温度较为高的时段，一般建议在下午两三点较适宜。这时，除了温度高外，宝宝本身也较为活跃，适合洗澡。

● 避免在吃奶前后1小时内给宝宝洗澡，以免因宝宝太饿或太饱而引起不适。

● 给宝宝洗澡时，洗护用品不要每天都使用。比如，在冬天时，宝宝出汗较少，皮肤较干燥，应尽量少使用浴液或婴儿皂，一般只需要用清水即可洗净；在平时洗澡时，可选用含有橄榄油、椰油、棕榈油等成分的婴儿专用浴液、皂类，应坚决避免使用含有抗菌剂的浴液和皂类；另外，由于大多数新生儿的头发都不多，如果宝宝的头发不太油腻，一般不必使用洗发水，用清水洗头完全可以达到清洁效果，如果必须使用，可选择无泪配方的产品，以免刺激宝宝的眼睛。

● 如果在洗澡时小宝宝拉臭臭了，这时妈妈不要慌，更不要手足无措。可以先将宝宝的便便擦拭干净，然后立即用事先准备好的大浴巾包裹好小宝宝，做好保暖措施，将宝宝暂时放到床上，然后妈妈换上干净的温水，再将宝宝抱入浴盆中，拿走浴巾。这时要及时检查小宝宝是否有感冒或腹泻的迹象。

皮肤护理

刚刚出生的小宝宝全身都十分娇嫩，尤其是皮肤。妈妈给宝宝洗脸、洗澡、换尿布时，生怕一不小心就掐破了宝宝的皮肤。虽然宝宝的皮肤不至于如此脆弱，但如果护理不当也会出现各种各样的问题，因此新妈妈应格外重视新生宝宝的皮肤护理。

▶▶ 宝宝皮肤的日常护理法

❶ 每天用温和的清水为宝宝洗脸1~2次。春夏季可以每天给宝宝洗澡，秋冬等干燥的季节每周给宝宝洗澡2~3次。给宝宝洗澡时，水不可过烫，也不可用力揉搓，否则会破坏宝宝娇嫩的皮肤表层的皮脂，使皮肤干燥发痒。

❷ 洗完澡、洗完脸后，用毛巾吸干脸上及身上的水分，将润肤露倒在手心里抹开。

❸ 将润肤露均匀地涂在宝宝的小脸蛋上及全身，并适当轻轻按摩。

❹ 重点在臀部涂抹护臀霜。

▶▶▶ 宝宝四大常见皮肤问题应对方法

由于婴儿的汗腺发育还不完善，因此宝宝的皮肤容易发红、干燥脱皮、瘙痒、起疹子，尤其是干冷的秋冬季节。以下是宝宝皮肤最容易出现的4种问题，妈妈在护理时应多加注意。

尿布疹

由于新生儿期的宝宝饮食以流食为主，因此大小便的次数较多。如果不及时更换尿布，大小便中的一些成分就会产生刺激皮肤的物质，导致臀部皮肤受到腐蚀，开始是肛门周围的皮肤发红肿胀，逐渐发展到皮疹，水疱、皮肤擦烂脱皮、露出皮下鲜肉等。

应对方案

❶ 及时更换尿布。每次不要超过4小时就需查看一下尿布是否湿了，如果湿了应及时换尿布。

❷ 每次宝宝大小便后，要为宝宝洗屁屁或用湿巾将屁屁擦净。

❸ 在宝宝的小屁屁上涂抹护臀膏，这样可以给宝宝的小屁屁提供一道保护膜，避免皮肤直接受大小便的刺激。

❹ 护理完小屁屁后，不要急于为宝宝马上穿上纸尿裤。在室内温度合适的情况下，最好让小屁屁通通风。另外，给宝宝用的纸尿裤一定要具有良好的透气性和吸湿性，以便尽量使宝宝尿湿后的小屁屁保持干爽。如果宝宝对纸尿裤过敏，则要为宝宝准备棉质尿布。

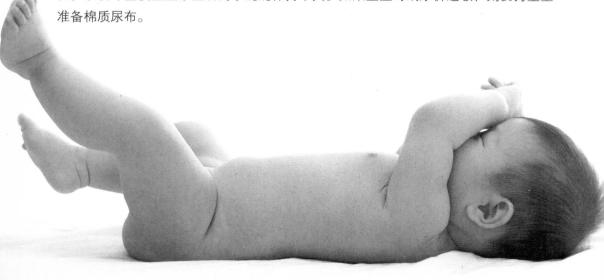

湿疹

湿疹是婴幼儿最常见的疾病之一，发生湿疹的原因比较复杂，经常因先天性过敏体质受到致敏因子的刺激而发病。湿疹多发生在宝宝的头、下颌、面颊、屁股以及四肢弯曲的部位，其症状主要表现为红色丘疹高出皮肤、局部有渗出或糜烂。湿疹常反复发作，容易引发局部瘙痒，影响宝宝的饮食和睡眠，表现为烦躁不安、大哭大闹，严重时可波及全身，并可能诱发细菌或真菌感染。

应对方案

● 用婴幼儿专用的护肤品为宝宝进行皮肤护理，以保持皮肤滋润。

● 衣物、寝具应柔软，最好选用宽松透气、吸湿性强的纯棉衣物，忌用化纤、毛料织物，以免对宝宝的皮肤造成机械性摩擦。

● 哺乳妈妈应少吃海产品及其他易致过敏的食物；人工喂养的宝宝不要吃鲜奶，如果对某一品牌的奶粉不适应可更换其他品牌。

● 如果曾经出现过过敏症状，应避免让宝宝再次接触过敏原。

唇部干裂

宝宝的皮脂腺和汗腺都不发达，皮肤较易干燥，尤其是唇部更容易干裂。那么，怎样预防小宝宝唇部干裂呢？

应对方案

● 如果宝宝已经出现唇部干裂的症状，妈妈应先用暖湿的小毛巾敷在宝宝的嘴唇上，让嘴唇充分吸收水分，然后涂抹婴幼儿专用的润唇油。

● 为了防止宝宝唇部干裂，在干燥的秋冬季节，妈妈可将熬熟后晾凉的植物油涂在宝宝的唇上，尤其是晚上。

● 人工喂养的宝宝更容易因缺水而出现唇部干裂的症状，因此应保证宝宝每天的补水量。

皮肤皲裂

宝宝皮肤的储水能力较弱，一旦护理不当，就会出现干燥、脱屑、发红、失去光泽，甚至有点儿疼痛，这就是皮肤皲裂。宝宝的小脸蛋和手背是最容易出现皲裂的部位。

应对方案

● 每次给宝宝洗过脸和手后，一定要为宝宝涂上润肤油。

● 如果室内严重干燥，可使用加湿器，或用湿布拖地来加湿。

● 在有风的日子里，尽量少带宝宝外出。如果必须外出，应注意根据天气变化随时给宝宝增减衣服。外出时，如果宝宝流口水，要及时擦干。

抱宝宝的方法

刚出生不久的小宝宝，身体非常柔软，骨骼还不够坚硬，新手爸妈要想稳稳地抱起宝宝，还是需要花点心思的。抱宝宝时除了要稳定外，还要让宝宝觉得舒服、安全。那么，究竟应该怎样抱宝宝呢？

▶▶▶ 将宝宝抱起来的方法

新生儿期内的宝宝全身都软绵绵的，尤其是颈部，还不能自己挺起来，因此一定要注意保护。如果妈妈要抱宝宝，应该怎样把宝宝从床上抱起来呢？具体方法如下：

❶ 大人将一只手轻轻地放到宝宝的头下，用手掌包住宝宝的整个头部，注意要托住宝宝的颈部，支撑起头部。

❷ 稳定住宝宝的头部后，大人将另一只手从另一侧伸到宝宝的屁股下面，包住宝宝的整个小屁屁，力量都集中在双手手腕上。

❸ 大人将身体靠近宝宝，双手小心地将宝宝的身体抱起。

❹ 竖着抱时，可让宝宝贴在妈妈的身体上，分别用双手托住宝宝的头部和臀部。在新生儿期内，抱宝宝时，最好让宝宝的脸朝向自己，这样能观察到宝宝的反应，如果有异常情况也能及时发现；当宝宝大一些时，如果想让宝宝的脸背向大人，大人可将一手放在宝宝的两腋下（通过胸前），另一只手托住宝宝的屁股，这种抱法可以让宝宝180°的视野更宽阔。

❺ 如果想换成横着抱，可先让宝宝的身体重量落在妈妈身上，然后挪动托在宝宝颈部后的左手，让宝宝的颈部完全靠在妈妈的左肘弯上，妈妈的右手依然托着宝宝的臀部。

▶▶▶ 抱宝宝时的要点

横抱宝宝的要点

通常，妈妈都会采用横着抱的方法来抱宝宝，尤其是喂奶时。横抱宝宝时，应注意以下要点：

● 妈妈的手臂要支撑住宝宝的头、颈、背、屁股。横抱时，妈妈的手臂一定要用力，整条前臂都要贴合住宝宝的身体，并支撑住宝宝的头、颈、背部和屁股，手掌最好能包住宝宝的屁股，宝宝的头就搁在肘窝处。这样能让宝宝感觉非常稳定、舒服。

● 哺乳时，可以在支撑宝宝的手臂下面加个垫子。妈妈喂宝宝吃奶时，如果一只手臂一直腾空抱着宝宝会非常吃力，这时可以在手臂下垫上垫子来调整高度，如果一个垫子不够可以再加一个。另外，垫上垫子后，还可以调整宝宝头部的角度，更利于宝宝吃奶。

竖抱宝宝的要点

刚出生不久的小宝宝，并不适合经常竖抱，然而竖抱的姿势却是很多宝宝都非常喜欢的。另外，喂奶后，妈妈可以通过竖抱的方式给宝宝拍嗝。竖着抱宝宝时，应注意以下要点：

● 一般喂宝宝吃完奶后，妈妈可以坐着不动，稍微调整一下宝宝的位置，就可以换成竖着抱的姿势了。让宝宝坐在自己的腿上，一只手托着宝宝的背部，另一只手托着宝宝的头和颈部。如果需要拍嗝，可以用放在宝宝背部的手轻拍宝宝的背即可。

● 如果需要站着竖抱宝宝，妈妈站起来时先不要站直，可以弯着腰慢慢站起身，使上身和宝宝自然分开。站起来之后，妈妈的手一定要支撑住宝宝的颈部和背部，上身微微前倾，眼睛温柔地注视着宝宝。

● 竖抱宝宝时，有些妈妈的身体会不自觉地向后倾，这样很容易造成腰部负担，甚至导致腰背部受伤。因此竖抱宝宝时，身体不能太挺。

▶▶▶ **把宝宝放下来的方法**

不论是横着抱宝宝还是竖着抱宝宝，最后都要把宝宝安全、舒适地放下来。放下宝宝时应遵循从屁股到头部的顺序，即先放屁股最后放头。具体方法如下：

❶大人首先调整自己的姿势，稍稍弯下腰，双手臂绷紧，将宝宝向床面放低，做好将要放下宝宝身体的准备。

❷双臂用力支撑宝宝的身体，将宝宝与自己的身体分开。

❸先将宝宝的屁股慢慢放在床面上。

❹然后让宝宝的背部由下向上慢慢落在床上，最后放下宝宝的头部。

❺调整好宝宝头部的位置。

❻这时，大人可以轻轻地把手从宝宝的头下抽出来了，但不要立即离开，观察一下宝宝会不会哭闹。等宝宝安静以后，大人就可以走开了。

怎样换纸尿裤

对于小宝宝来说，尿布是不可或缺的物品。相对而言，由于布尿布清洗起来比较麻烦，因此纸尿裤更受80后新手爸妈的欢迎。那么，应该怎样给宝宝使用纸尿裤？使用纸尿裤时又该注意哪些问题呢？

▶▶▶ 换纸尿裤前的准备工作

● 妈妈准备好宝宝专用的小盆、小毛巾两条、纸尿裤、湿纸巾、护臀霜及爽身粉等物品。

● 操作前，妈妈要将双手洗净；如果指甲太长了，要将指甲剪短；摘掉戒指、手链等首饰，以防刮伤宝宝；双手不要太凉，以免刺激宝宝的皮肤。

▶▶▶ 给宝宝换纸尿裤的方法

❶ 将宝宝的衣服解开，撕开宝宝身上穿的已经湿了的纸尿裤粘扣。

❷ 将纸尿裤的粘扣反粘，避免损伤宝宝皮肤。

❸ 妈妈用左手抓住宝宝的小脚，中指隔在宝宝的两脚之间避免因宝宝的两脚挤压而硌疼宝宝，手腕向上用力提起宝宝的双腿，抬高小屁股。

❹ 右手把脏尿布向内反折，垫在宝宝的小屁股下。如果宝宝拉大便了，则应先用脏纸尿裤较干净的部分清理宝宝小屁股上残留的大便，注意要从前向后擦拭，然后再将纸尿裤反折后垫在宝宝的小屁股下。

❺ 用湿纸巾从前往后依次擦净大腿根部、会阴部及肛门，尽量将宝宝的臀部一次性擦净，切忌反复擦拭。

❻ 擦净后，用小盆盛装适量温水，清洗宝宝的小屁股，可用小毛巾从前往后清洗，这样可以避免引起生殖道感染。清洗完毕之后，用另一条干净的毛巾充分吸干宝宝小屁股上的水。

❼ 取走脏的纸尿裤，小心便便滴漏。

❽ 将干净的纸尿裤平铺在宝宝的小屁股下，整理纸尿裤。

❾ 把纸尿裤下端从宝宝的小屁股底下拉出，向上平铺于宝宝的腹部，但不要高于肚脐，注意后腰部要略高于前腹部。

❿ 妈妈将护臀霜挤在手指上，然后均匀涂抹在宝宝的臀部，再涂上爽身粉。

⓫ 护理完宝宝的小屁股后，先将纸尿裤左侧的腰贴贴好，再将纸尿裤右侧的腰贴贴好。

⑫ 将纸尿裤包裹大腿周围最外层一圈的防漏侧边拉出来。

⑬ 将纸尿裤上边稍翻折一下，注意不要让纸尿裤盖住宝宝的脐部。

⑭ 最后给宝宝穿好衣服。

▶▶▶ 换纸尿裤时的注意事项

● 在给宝宝换纸尿裤的过程中，妈妈的动作要轻柔、敏捷。

● 换尿布时，新妈妈最好边换边跟宝宝说话，沟通一下情感。

● 清洗宝宝的大腿根部及肛门周围时，要重点清洗皮肤的皱褶处，以免残留污垢。

● 清洗完宝宝的小屁屁后，要用干毛巾将小屁屁上的水轻轻沾干，切不可来回摩擦，以免损伤宝宝娇嫩的皮肤。

● 每个纸尿裤的使用时间不要太长。如果纸尿裤的使用时间过长，宝宝的皮肤就会不透气，从而有可能诱发尿布疹。千万不可为了节省而把只尿湿了一点的纸尿裤晾干后再给宝宝用，这是因为尿液接触空气后很快就会变质，沾了尿液的纸尿裤即使晾干了也会对宝宝的皮肤造成伤害。

─ /温馨提示/ ─

选择纸尿裤的要诀

● 型号大小要合适。纸尿裤的尺寸分为初生型、小型、中型、大型、加大型等5种，选购时应注意是否合乎宝宝的体型，特别是腿部和腰部的松紧槽不能勒得过紧。

● 要有超强的吸水功能。具有超强吸水功能的纸尿裤可以把尿液锁在中间而不回渗，保持宝宝的小屁屁干爽。

● 质地柔软不含易过敏成分。纸尿裤的表面一定要柔软舒适，而且不含有刺激宝宝皮肤或引起皮肤过敏的成分。

● 透气性要好。透气性好的纸尿裤含有许多微型小孔，能排出臀部闷热的湿气而不会让尿液渗漏，可降低臀红及尿布疹的发生概率。

● 纸尿裤要有防漏设计。如果纸尿裤有在大腿内侧立起的褶边及腰部防漏褶边的防漏设计，即使在宝宝尿量过多时也能有效防止渗漏。

● 选择有尿湿显示的纸尿裤。有的纸尿裤中加入了一种遇尿液会变色的化学物质，便于妈妈及时发现宝宝尿湿，而且对宝宝的皮肤没有任何刺激。

● 要有良好的胶粘功能。纸尿裤的粘贴要牢固，使用时要能紧贴纸尿裤，且在解开纸尿裤后仍能重复粘贴。

护理好男宝宝的"小鸡鸡"

男宝宝的"小鸡鸡"虽然结构上与大人没什么区别，但由于宝宝太小，会阴部位还很脆弱，一旦护理不当，就可能会刺激宝宝的"小鸡鸡"，甚至可能造成损伤。因此，新手爸妈在护理宝宝的"小鸡鸡"时一定要多加注意。

▶▶ 男宝宝"小鸡鸡"的生理特点

在"小鸡鸡"的最前端是龟头，龟头富含神经末梢，因此特别敏感；包在外面一层的是通常所说的包皮；在龟头部的下面变窄的地方是冠状沟。男宝宝的阴茎是由两条阴茎海绵体、一个尿道海绵体以及包在外面的筋膜和皮肤组成的。而阴囊则是由含有平滑肌纤维的筋膜和皮肤组成的，皮肤薄且柔软，左右两半分别容纳两侧的睾丸和附睾。

幼年时，男宝宝"小鸡鸡"上的包皮会将龟头盖住。随着青春期发育的开始，"小鸡鸡"会逐渐增大，包皮也会逐渐往后退缩，露出部分或整个龟头。

▶▶ 清洗男宝宝"小鸡鸡"的方法

❶ 大人洗净双手，先用湿纸巾将宝宝小屁股上残留的便渍擦拭干净。

❷ 在宝宝1周岁前，宝宝的包皮和龟头还长在一起，包皮口狭小，不能向后翻开而显露龟头，如果过早地翻动柔嫩的包皮可造成未分离部位撕脱样损伤，伤害宝宝的生殖器，因此不必刻意清洗包皮或翻开包皮清洗龟；当宝宝大一点时，才可清洗包皮，这时，大人可用右手拇指和食指轻轻捏着宝宝的阴茎中段，朝宝宝腹壁方向轻轻地向后推包皮，让龟头和冠状沟完全露出来，用毛巾沾着温水轻轻地洗，注意水温不能太高，动作一定要轻柔。

❸ 按照由上往下的顺序清洗宝宝的"小鸡鸡"。当清洗反面时，大人可用手指轻轻提起"小鸡鸡"，注意不可用力拉扯。

❹ 洗完"小鸡鸡"后，用手轻轻托起宝宝的睾丸清洗。

❺ 托举起宝宝的双腿，清洗宝宝的小屁股及肛门周围。

❻ 用一块干毛巾以按压的方式轻轻吸干"小鸡鸡"和睾丸处的水渍，再吸干大腿褶皱处、肛门周围及小屁股表面的水分，涂上护臀霜。

❼ 将小屁股在空气中暴露1~2分钟，穿上干净的纸尿裤及衣物。

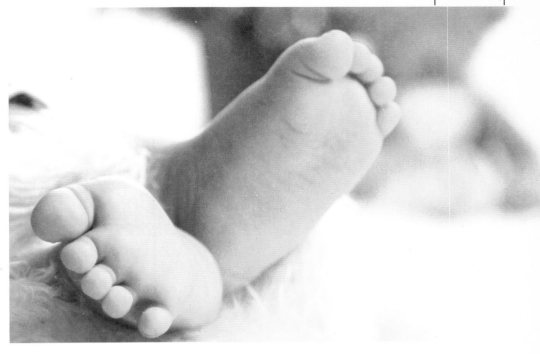

▶▶▶ 清洁及护理时的注意事项

● 清洗时，水温不宜太高，应控制在38℃以下，最好使用温水或者温偏凉的水。以免过热的水温烫伤宝宝的皮肤及阴囊。另外，如果水温过热，还会使宝宝的生殖器受热膨胀、尿道张开，引起泌尿系统感染，出现小便不正常的现象。

● 小鸡鸡根部、阴囊以及腹股沟的皮肤皱褶较多，尿液和汗液常会积留，容易藏污纳垢，清洗时要着重擦拭。

● 清洗时，大人的动作一定要轻柔，不可过度刺激宝宝的生殖器。

● 由于男宝宝的"小鸡鸡"和阴囊都布满了筋络和纤维组织，又暴露在外，十分脆弱。因此，在清洗时，新手爸妈一定要特别注意，不要因为紧张慌乱而用力挤压或捏到宝宝的这些部位。

● 清洗完宝宝的"小鸡鸡"后，妈妈会给宝宝涂上护臀霜，有的妈妈还会给宝宝用花露水和爽身粉。给宝宝涂些护臀霜是必要的，但花露水和爽身粉最好少用。这是因为花露水容易使原本就潮热的纸尿裤里面更加潮湿，还有一定的刺激性；而爽身粉则容易与汗液结块，堵塞毛孔。

● 给男宝宝清洗"小鸡鸡"用的毛巾、盆等洗具一定要专用，不可混用，更不能与大人同用。

● 如果男宝宝的睾丸长期处于温度过高的环境，可能会导致宝宝成年后睾丸制造精子的能力下降，因此最好保持男宝宝的睾丸凉爽。比如，平时可选用一些透气性好的纸尿裤或者用透气性优良的布尿布；当宝宝大一点以后，一定要他穿宽松的裤子，避免穿紧身裤。

注意女宝宝会阴部的卫生

相对而言，女宝宝的会阴部比男宝宝的"小鸡鸡"更不容易护理，尤其是日常清洗，稍有不慎就有可能造成生殖器官感染。因此，在日常护理时，新手爸妈一定要谨慎。

▶▶ 女宝宝会阴部的生理特点

女宝宝的阴道上端与子宫、输卵管相连直通腹腔，下端则与外界直接相通，阴道的开口处位于尿道口与肛门之间。

由于女宝宝阴道外面两侧的小阴唇经常合拢关闭，阴道前后壁又紧贴在一起，这样就形成了自然的防御屏障，具有独特的防御结构和功能。但由于女宝宝的会阴部长时间被纸尿裤或布尿布包裹着，极容易受残留的大小便渍污染，因此必须及时清洗。

▶▶ 如何清洗女宝宝会阴部

准备工作

● 妈妈将双手清洗。

● 夏天时要适当开窗通风；冬天时则要注意保暖，可将室温调节到25℃。

● 准备好湿纸巾、护臀霜、宝宝专用的清洗小屁股的盆及两块小毛巾。

● 盆中接适量水，将水温控制在37～40℃。

● 准备好干净的纸尿裤或布尿布及换洗用的衣物。

清洗方法

❶ 妈妈先用湿纸巾擦去小屁股上残留的便便。

❷ 托举起宝宝的双腿，用毛巾沾湿温水清洗大腿的褶皱处。

❸ 用毛巾沾水从前往后清洗宝宝的尿道口及外阴。

❹ 从宝宝的大腿根部往里清洗，至肛门处。

❺ 清洗完毕，用另一块干毛巾以轻轻按压的方式由前往后吸干宝宝小屁股的水，涂上护臀霜。

❻ 将宝宝的小屁股在空气中暴露1~2分钟，然后穿上干净的纸尿裤及衣物。

▶▶▶ 清洁及护理女宝宝会阴部的要点

● 每次排便后要用湿纸巾从前往后擦拭一遍，切忌重复使用湿纸巾来回擦拭。给女宝宝清洗阴部时，也一定要遵循从前往后的原则清洗。

● 在宝宝1周岁前，不必每次都拨开阴唇清洗，以免过度刺激女宝宝的生殖器而致性早熟。

● 爽身粉容易从宝宝的阴道口进入阴道深处，甚至进入内生殖器，因此不要给女宝宝用爽身粉扑下身。

五官护理

宝宝的五官小巧而娇嫩，在日常护理时，很多新手爸妈都不敢用力，生怕一不小心碰伤了宝宝。其实，宝宝不是瓷娃娃，没有那么脆弱，新手爸妈只要采用正确的方法，就能轻松胜任护理五官的重任。

▶▶▶ 眼部护理

眼部日常护理要点

眼睛是人体较为娇嫩的器官，平时应防止宝宝的眼内进入异物，具体护理要点如下：

● 给宝宝洗头、洗澡时，一定要注意防止洗发水和泡沫进入宝宝的眼睛里，以免导致眼睛充血或分泌物增多。洗头时，可用毛巾沾水将宝宝头顶的泡沫逐渐洗去；在洗澡时则最好给宝宝戴上小浴帽。

● 如果宝宝的眼睛不适，经医生许可后可给宝宝滴宝宝专用眼药水。滴眼药水时，手持药水瓶在眼角上方2~5厘米处对准宝宝的眼内角挤入1~2滴眼药水，注意尽量不要将眼药水直接滴在宝宝的眼角膜上。

● 当家中其他成员患有眼疾时，应注意所用物品与宝宝隔绝开来，而且必须洗净双手后再接触宝宝。

眼部异常情况的处理法

眼白部位有血点

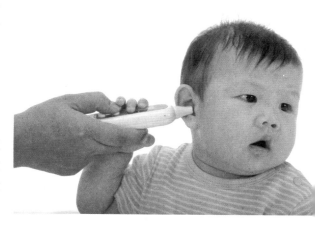

如果宝宝是经阴道娩出的，那么，分娩时，产道的压力可能就会引起宝宝的眼白部位出现血点。这种现象一般在宝宝出生几天后就会自行消失，一般不需特别处理。

眼结膜充血或分泌物较多

如果妈妈的阴道存在衣原体感染，那么在宝宝经产道娩出时眼睛很容易受到病原体感染而引起结膜炎。为防止结膜炎的发生，一般在宝宝出生后，医生会建议给宝宝滴眼药水或涂眼药膏。如果妈妈发现宝宝的眼结膜充血或分泌物较多，应尽快带宝宝就医检查，并遵医嘱用药。

▶▶▶ 耳朵护理

刚出生的宝宝活动能力有限，即使有水流入耳朵也无法避开，再加上宝宝有时溢出的奶水也会流入耳内，因此宝宝的耳后、耳廓周围甚至耳朵里面总是脏兮兮的，这时妈妈一定要加强宝宝的耳朵护理，具体护理要点如下：

● 通常，耳垢会随着宝宝吃奶、哭闹等活动自然出来。因此，一般不建议进入宝宝的耳道里清除耳垢，以免导致危险。

● 妈妈在给宝宝洗澡时应注意防止污水流入耳道，以免引发耳内发炎。

● 宝宝吃完奶后要拍嗝，然后将宝宝放在床上观察一段时间，防止溢出的奶液进入宝宝的耳道。

● 宝宝平躺哭泣时，妈妈要及时将泪水擦干，以免眼泪流进耳道引发炎症。

● 如果宝宝的耳道内进入了水或奶液等异物，妈妈可将棉签伸进宝宝的耳朵里吸干。将棉签伸入时，要用另一只手固定宝宝的头部，以免其乱动而发生意外。另外，注意一定不能将棉签伸入太多，以伸入宝宝耳朵不超过1厘米为宜，稍作旋转即可吸干水分。

▶▶ 口腔护理

俗话说，病从口入。一旦饮食不当就会致病，其实除了饮食，注意口腔本身的卫生护理也很重要，尤其对小宝宝而言，更应做好口腔护理。具体护理要点如下：

吃奶后注意清洁口腔

在宝宝出牙前，每次吃完奶后，妈妈可喂宝宝喝些水，以便起到清洁口腔的作用。等宝宝长牙后，妈妈可以将刷牙套套在手上蘸上淡盐水清洁宝宝的牙齿。

大人不可直接嘬宝宝的奶嘴

给宝宝冲调好配方奶后，有些家长为了测奶液的温度，就直接嘬宝宝的奶嘴。其实，这样对宝宝的健康极其不利。为避免细菌传播，大人不妨将奶液滴在手背上测奶温，但一定不要直接接触奶嘴。

不要亲吻宝宝的嘴

宝宝抵抗能力较差，而大人的口中可能存在细菌、病毒等致病微生物。如果大人经常亲吻宝宝的小嘴，就可能将这些致病微生物传染给宝宝，从而引发疾病。

宝宝入睡时不要含着奶嘴

长期让宝宝含着奶嘴入睡，可能导致宝宝出牙后诱发奶瓶龋齿。即使是空奶嘴或安抚奶嘴最好也不用，这是因为空奶嘴或安抚奶嘴会限制宝宝口腔内正常的唾液分泌，甚至对宝宝日后牙齿的生长造成影响。

▶▶ 鼻腔护理

刚出生不久的小宝宝，由于鼻腔狭窄，容易不通气。因此，当宝宝鼻涕较多时，妈妈要及时为宝宝擦拭，也可使用吸鼻器将宝宝的鼻涕吸出来。另外，有时宝宝的鼻腔还会产生很多鼻痂，这样就会使本来就狭窄的鼻腔更容易出现鼻塞症状。当宝宝鼻塞时，往往睡不好觉，也不好好吃奶，有时还会哭闹。对于宝宝的流鼻涕、鼻塞，妈妈护理时可参考以下方法。

流鼻涕时的护理

● 注意防寒保暖，避免宝宝感冒流鼻涕，如果平时鼻涕较多，妈妈要及时擦拭。

● 如果频繁地给宝宝擦拭鼻涕，宝宝鼻下侧的皮肤就会变得粗糙，有时还会发红，因此最好及时用婴儿油来护理一下。

鼻塞时的护理

导致宝宝鼻塞的原因有两个，一个是鼻腔内形成了干硬的鼻痂；另一个是在宝宝鼻腔的骨骼发育之前会先长出皮下脂肪，这些皮下脂肪也容易造成鼻子阻塞。

清理鼻痂的方法

❶ 准备小纱布、棉签、植物油、温开水或生理盐水。

❷ 将宝宝带至光线好的地方，也可使用手电筒照射。

❸ 将棉签蘸些温水或生理盐水，然后轻轻伸进宝宝的鼻腔内，按顺时针旋转即可清除一些不太硬的鼻痂。

❹ 如果鼻腔内的鼻痂又大又硬，可以在宝宝的鼻腔里滴一两滴母乳或凉凉的熟植物油，使硬鼻痂软化，促使其自行排出。如果鼻痂未能自行排出，可用棉签蘸一点植物油慢慢插入宝宝鼻腔，小心轻柔地旋转将软化的鼻痂清理出来；也可将棉线插入鼻腔促使宝宝打喷嚏，从而排出鼻痂。

改善鼻塞的按摩法

如果宝宝的鼻塞是因鼻腔内的皮下脂肪引起的，妈妈可用指腹适当按摩宝宝的鼻子。由于宝宝的鼻梁骨尚未发育成熟，因此在为宝宝按摩鼻子的过程中不能用力按压。具体方法如下：

❶ 妈妈洗净双手后，将手指放在宝宝的鼻翼两侧，用手指指腹由下向上轻轻揉搓至额头。

❷ 用指腹从宝宝的眼角轻轻按摩至鼻翼两侧。按摩眼角时，妈妈的手指注意不要碰到宝宝的眼睛，以免使其泪流不止。

剪指甲

小宝宝的指甲长得很快，而且宝宝还经常喜欢舞动着小手乱抓，稍不留神，就把自己的小脸蛋儿抓破了，让妈妈心疼不已。可是，给宝宝剪指甲可不是件容易的事，稍有不慎，就有可能伤到宝宝。究竟有什么方法能让妈妈给宝宝剪指甲变得更轻松呢？

▶▶ **给宝宝剪指甲的方法**

❶ 准备一把婴儿专用的指甲刀。

❷ 当宝宝还小时，可等宝宝躺在床上睡着后妈妈给其剪指甲；当宝宝长到几个月

大时，可让宝宝脸朝外坐在妈妈的腿上，然后妈妈再给宝宝剪指甲。

❸ 妈妈用手握着宝宝的手，尽量将宝宝的手指分开，用婴儿专用指甲刀贴着指甲一个一个地剪成圆弧状。

❹ 剪完后，妈妈要用自己的拇指腹部逐个摸一摸指甲断面，看看宝宝的指甲上有没有不光滑的部分，如果有，要继续剪至光滑。

❺ 剪完手指甲后，让宝宝仰卧，妈妈用同样的方法为宝宝剪脚趾甲。

▶▶▶ 给宝宝剪指甲的注意事项

使用婴儿专用的指甲刀

一定要用婴儿专用指甲刀，这样的指甲刀在设计上十分安全，限定了指甲的长度，最长只能剪到宝宝的指甲边而不会剪到肉。再有，这种指甲刀的开口较小，刀刃向内扣，不会伤到宝宝的手指。切不可随便用大人的指甲刀代替。另外，也不要给宝宝剪得太短，以免引起疼痛。

最好趁宝宝熟睡时剪指甲

在宝宝醒着时，尤其是玩得正高兴时，应尽量避免给宝宝剪指甲。这是因为宝宝高兴时身体及四肢都会晃动，且无法安静下来，如果这时剪指甲，可能会伤到宝宝。因此，最好趁宝宝熟睡时给宝宝剪指甲。

避免用戴手套代替剪指甲

有些妈妈不敢给宝宝剪指甲，但又担心宝宝抓伤自己，于是就给宝宝戴上了一副小手套，以为这样就万无一失了。其实，戴手套对小宝宝十分不利。这是因为宝宝的手指灵活度本身就不够，再戴上手套，就更限制了宝宝手的活动。如果双手缺乏活动，不仅不利于宝宝的大脑发育，而且不及时修剪指甲还会使宝宝的小手及指甲极不卫生。

怎样穿衣服

给宝宝穿衣服是平日里最稀松平常的事儿了，可是如果穿衣的对象是刚出生不久的宝宝，妈妈就要花些心思了。小宝宝全身都软软的，让人无从下手，如果掌握不好力度，很容易伤到宝宝。那么，妈妈到底应该如何给宝宝穿衣服呢？

▶▶▶ 提前做好准备工作

● 给宝宝穿的衣服最好事先在太阳下晾晒一下，也可提前拿出来放置在通风处一段时间。

● 在寒冷的季节，给宝宝穿衣服时，应将室温保持在25℃左右。如果房间温度太低，最好打开空调让房间预热一下，以免室温过低导致宝宝穿衣时感冒。

● 给宝宝穿衣服前，如果妈妈指甲太长，应修剪后再给宝宝穿衣服，以免长指甲划伤宝宝稚嫩的皮肤。

● 最好选择宝宝情绪良好时给他换穿衣服。如果小宝宝正在哭闹，不要马上给他换穿衣服，以免因为哭闹时手脚乱动而增加穿衣服的难度。

▶▶▶ 给宝宝轻松穿衣的方法

在新生儿期内，婴儿连体服是宝宝最常穿的衣服，也是妈妈穿起来比较有难度的衣服，因此，这里重点介绍给宝宝穿连体服的方法，其他衣裤的穿法大同小异。具体方法如下：

❶ 将连体服平摊在床上或其他柔软宽大的平面上，解开所有开口，前面朝上。

❷ 抱起宝宝，将宝宝轻轻放在连体服上，应保持宝宝颈部与连体服齐平。

❸ 妈妈将左手手指伸入衣服袖口将其撑开，右手抓住宝宝的小手将其轻轻送入袖子中，注意动作要轻柔，一定要顺应宝宝手臂的弯曲方向，不可生拉硬拽。

❹ 妈妈用撑开在袖口的左手轻轻抓住宝宝的手，将其拉出袖口，同时右手顺势将袖子往上拉。用同样的方法穿上另一只袖子。

❺ 妈妈将左手手指伸入裤腿将其撑开，右手抓住宝宝的小脚将其轻轻送入裤管中，注意动作要轻柔。

❻ 妈妈用撑开裤腿的左手轻轻抓住宝宝的小脚，将其拉出裤脚，右手顺势将裤腿往上拉。用同样的方法穿好另一条裤腿。

❼ 妈妈将前襟对好，将连体服上的带子系好。注意带子不能系得太紧，以免影响宝宝呼吸和活动。

学会观察宝宝的大小便

大小便是反映宝宝胃肠道功能的一面镜子，大小便的正常与否与宝宝的身体状况有着密切的关系，大小便的次数、状态以及气味的改变均能反映出宝宝的身体状况。

因此，如果新手爸妈能重视对宝宝大小便质地、色样和次数的观察，正确地识别正常和异常的大小便，就能及时找出让宝宝致病的元凶。

▶▶▶ 健康的大小便什么样

妈妈每天要仔细观察宝宝的大小便，看看大小便的性状与健康的大小便特点是否吻合。

健康的大便

● 宝宝出生24小时内一般会排出胎便，胎便是由胃肠分泌物、胆汁、上皮细胞、胎毛胎脂以及胎儿咽进的羊水等物质组成的，呈黑绿黏稠状，没有臭味。在之后的2～3天内会排出棕褐色的过渡便。

● 母乳喂养的宝宝，大便多呈金黄色软膏样并稍有酸臭味，有时呈淡绿色或混有少许奶瓣的软便，一般每天排便4～6次。

● 用配方奶喂养的宝宝大便较少，通常会干燥、粗糙一些，质地稍硬如硬膏，常为淡黄色、略发白，质较硬，闻起来较臭。一般每天排便1～2次或隔日1次，每次排出的量较多。

● 添加辅食后，随着宝宝辅食数量和种类的增多，宝宝的便便会开始慢慢接近成人，开始变得颜色较暗。当然，便便的颜色有时也与食物的颜色有关。

健康的小便

● 在分娩过程中，宝宝会排出第一次小便。

● 在出生后的第一天，可能没有尿，也可能会排尿4～5次。之后的尿量会根据饮食摄入量逐渐增加，一般一昼夜可达20次。

▶▶▶ 警惕大小便异常时的疾病信号

光知道健康的大小便的特点还不够，妈妈要仔细分辨，一旦发现宝宝大小便异常，应尽快带宝宝就医。

大便异常的疾病信号

● 大便如呈黄色黏液状、脓血状，多表示宝宝患有肠道细菌感染或痢疾。

● 如大便为稀水样、蛋花样且有酸臭味，则可能是消化吸收不良或肠炎。

● 如果大便呈白色，又称陶土样便，多见于患有肝胆疾病的宝宝，如婴儿肝炎、胆道闭锁等，宝宝同时可伴黄疸、尿黄、腹胀和肝脾肿大等表现。

- 绿色稀便常为宝宝受凉或添加辅食不当所引起的食饵性腹泻。
- 大便像赤豆汤样暗红色伴恶臭，一般为出血性坏死性肠炎。
- 果酱色大便预示肠套叠或阿米巴痢疾。
- 柏油样黑便在排除服铁剂和大量食用动物肝血之后可诊断为上消化道出血。
- 大便呈鲜红色血液为直肠或肛门出血性疾病。如果正常大便表面附有鲜血，且此时大便较软，排便时宝宝安静无痛苦，多见于直肠息肉。
- 如大便干硬，排便时宝宝较费力，且伴有肛周疼痛，则很可能是肛裂所致。
- 大便次数突然减少并且大便干燥则为便秘，大便干硬，常呈颗粒状，且隔时较久，排解困难，多因宝宝偏食和排便无规律引起。
- 大便次数突然增多或突然变稀，同时内容物有变化则为腹泻。大便除变稀外，如出现较多黏液或混有血液大便伴宝宝排便时哭闹，大多是细菌性痢疾或其他病原菌引起的感染性腹泻。如大便呈汤样，则可能为细菌或病毒引起的感染性腹泻。
- 大便如为淘米水样，排便无腹痛，宝宝快速出现脱水、抽搐、休克，则可能是患了霍乱。
- 大便如呈海水样，则为金黄色葡萄球菌性肠炎。
- 大便如呈豆腐渣样，则为霉菌性肠炎。
- 大便恶臭且量又多，伴宝宝消瘦，则是肠吸收不良的表现。

小便异常的疾病信号

- 如果宝宝在出生后48小时仍未排尿，则要考虑是否存在泌尿系统畸形，也有可能存在尿中有较多尿酸盐结晶将肾小管堵塞的情况。
- 如果宝宝的尿成乳白色混浊状，加热后颜色变得更混浊，则可能存在乳糜尿的可能。
- 另外，如果宝宝排尿次数多、量少，排尿时疼痛哭闹，尿色发红或呈啤酒样，或呈棕黄色、浓茶色，摇晃时沾在便盆上，泡沫也发黄，这些都是疾病的征兆。一旦发现宝宝的小便出现异常，就应及时求助于医生，分析原因后，合理护理。

为宝宝消除安全隐患

在日常生活中，宝宝的安全问题是第一位的。可是，对于这么小的宝宝而言，自身没有安全意识，这样，新手爸妈就要多上心了。那么，在日常养护中，哪些是威胁到宝宝的安全隐患，又该怎样消除呢？

▶▶▶ 消除婴儿床上的安全隐患

警惕婴儿床

小宝宝待得最多的地方就是婴儿床上了，所以，婴儿床一定要保证百分百安全。

● 婴儿床在材料方面应该选用无毒无害的；在设计构造上也要合理；婴儿床的做工更是一定要精细，边缘不能粗糙。

● 婴儿床不能有角柱，否则宝宝的衣服会被角柱给勾住，从而增加窒息的可能。

● 婴儿床上不应该有松动及安装不到位的螺丝、铰链或者其他的一些金属附件。

● 婴儿床的床栏之间的间距必须小于6厘米，而且栏杆必须是稳固而没有断裂或缺损的。

● 注意防止床板产生裂纹或者表皮脱落，以防宝宝碰到婴儿床内层引发中毒。

● 为了防止宝宝误吞捆绑床围（缓冲垫）的绳子、绸带，或被绳子、绸带缠绕，引起窒息等意外，新手爸妈在捆绑床围时，注意要在打结之后将结头修剪平整。

床上被褥的安全要点

由于新生儿主要的活动场所就是婴儿床，处于静躺期的宝宝大部分时间都在床上睡觉、打盹、玩耍，因此宝宝的床褥应该选择专业厂商生产的专用产品，婴儿床的床垫尤其需要符合现行的安全标准。在使用被褥等床上用品时，应注意以下要点：

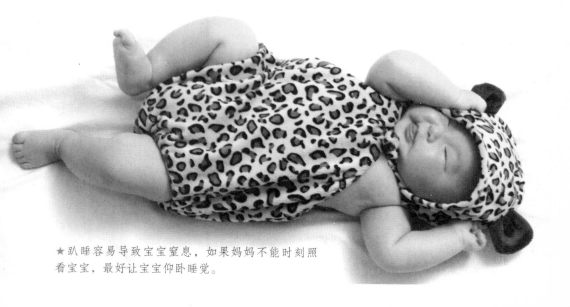

★ 趴睡容易导致宝宝窒息，如果妈妈不能时刻照看宝宝，最好让宝宝仰卧睡觉。

● 床褥的尺寸必须和床的大小匹配，如果做不到严丝合缝，褥子和床栏之间的间距不能大于两指宽，否则宝宝很容易陷入这条缝隙中。

● 千万不能让宝宝睡在那些柔软材质的床上用品上，如枕头、沙发靠垫、成人床垫等，这些用品都不符合婴儿专用床上用品的标准。只有符合安全标准、特为婴儿设计的床垫、被褥和防水垫才是真正可用的。

● 给宝宝盖上被子、毛毯时，注意防止被子或毛毯堵塞宝宝的口鼻，以免造成宝宝窒息。

注意宝宝的睡眠姿势

一般情况下，宝宝睡觉时以仰睡的姿势最为安全。应尽量避免让宝宝趴睡。这是因为，宝宝的头部较大、较重，颈部肌肉较弱，手也不够有力，很难像大人一样做出转头或抬头等动作。趴睡时，一旦发生呕吐或有枕巾、枕头阻挡口鼻的呼吸，就会因不能立即自行有效移开阻挡物而造成呼吸障碍，甚至导致窒息死亡的意外。习惯让宝宝趴睡的妈妈，切记一定要避免使用软床，也不要使用中央有凹陷的枕头，并应将宝宝的头面部周围的环境清理干净，以防有东西掩住脸部口鼻。另外，最好让宝宝两手曲肘置于胸侧，但切勿伸直放于腹侧，这样可减少胸部的压迫，呼吸也会顺畅些。

▶▶▶ 消除家庭其他区域的安全隐患

新手爸妈不仅要考虑婴儿床内的安全问题，同时也要重视家中其他区域的安全隐患。具体要点如下：

● 在婴儿床附近不能有外露的电源插座，以防宝宝触碰到。

● 不要把婴儿床放置在靠近窗台及窗帘的区域，以防窗户未关严而导致宝宝从窗台掉出去，或者窗帘被风吹到婴儿床上堵住宝宝口鼻导致宝宝窒息。

● 在房间里面悬挂着的衣物，以及一些室内悬挂着的软装饰物，都应该远离宝宝的活动范围，以免引起宝宝被勒伤或砸到。

● 塑料包装袋、购物塑料袋以及垃圾袋等这些塑料袋或薄膜可能会附着在宝宝的脸上引起窒息，因此应该放在远离宝宝的地方。

▶▶▶ 消除玩具的安全隐患

对于新生儿期内的宝宝而言，对宝宝威胁最大的玩具，就是放在婴儿床内的大毛绒玩具。因此，妈妈切不可将大玩具放入宝宝的婴儿床内，以免玩具倒下堵住宝宝的口鼻而引起窒息。

当宝宝大一些时，能自己主动玩玩具了，新手爸妈更要注意玩具的安全。这时家长要做到：每隔一段时间就检查一下玩具的零部件有否松动，有没有连线断落，或者出现破洞；仔细阅读玩具产品的说明书，查看新款的玩具是否符合当下宝宝的安全标准，同时看看新玩具怎么玩；尽量不要给宝宝玩二手玩具。

传统育儿习俗一定对吗

在新生儿养育和护理中，老人们常沿袭一些民间习俗。这在拥有科学育儿观的80后新妈妈看来，却有颇多异议。那么，老人家传下来的育儿习俗到底对不对呢？是否真的一无是处？传统的育儿习俗与现代的护理方法相比，究竟哪个更实用有效呢？下面就一起来看看吧。

▶▶▶ 育儿习俗1：刚出生的宝宝不能见光

传统观念认为，刚出生不久的宝宝不能见光，因为光线太强，可能会伤害新生儿的眼睛，于是就把月子房布置的很暗，几乎没有光线。

事实上，避免让强光照射新生儿的眼睛是对的，但这并不等于说新生儿不能见光。如果长时间不见光，那么对宝宝的视觉发育极其不利。

▶▶▶ 育儿习俗2：挤乳头

在出生后的最初几天内，有的宝宝可能会出现乳房肿大，甚至分泌少许乳汁样液体，所以在民间有一种挤乳头的习俗。尤其是女宝宝，民间习俗认为挤乳头可防止女宝宝长大后乳头凹陷，有利于长大后给后代喂奶。

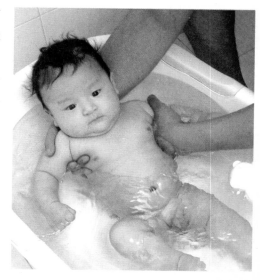

不论男宝宝还是女宝宝，在出生3～5天后，都会出现乳腺肿胀的生理现象，轻轻挤压还会分泌乳汁。这是由于受母体雌激素影响的结果，一般在出生后2～3周可自然消退。因此，千万不要挤压，如果不慎把乳头挤破，会引起细菌感染使乳腺出现红肿、发炎的症状，严重时甚至可能引起败血症。另外，对于女宝宝，如果挤压造成乳腺发炎，使部分乳腺管堵塞或形成瘢痕，反而不利于宝宝成年后的乳房发育，影响泌乳。

▶▶▶ 育儿习俗3：刚出生不久的宝宝怕声响、易受惊吓

育儿旧俗认为，新生儿怕声儿，如果声音太大就会惊着宝宝，所以大人在宝宝的房间里都尽量不出声。

事实上，新生儿神经髓鞘发育尚未完善，对外界的刺激表现为泛化反应，看起来惊了一下其实并不是受到惊吓了。如果家里大人总是蹑手蹑脚的，反而不利于宝宝的神经系统发育。

▶▶▶ 育儿习俗4：把宝宝包成蜡烛包才睡得稳

有一种育儿旧俗是把满月前的宝宝像蜡烛一样包起来，并认为这样能让宝宝睡得更安稳。

其实，把宝宝包成蜡烛包对宝宝的发育并不利，尤其会影响宝宝运动功能的正常发育。研究结果显示，包过蜡烛包的新生儿，其发育的各项指标均普遍低于未使用蜡烛包的新生儿。

▶▶▶ 育儿习俗5：枕枕头睡脑袋

育儿旧俗认为，给新生儿睡硬一些的枕头可以使头骨长得结实，脑袋的外形长得更好看。

事实上，新生儿期的宝宝颅骨较软，囟门和颅骨缝还未完全闭合，如果长期枕质地过硬的枕头，不但起不到睡脑袋的效果，反而容易造成头颅变形；长时间枕硬枕头还会使新生儿头皮血管受压，导致头皮血液循环不畅；另外，枕头过硬还会导致宝宝转头时将头发蹭掉，出现枕秃。在出生后3个月以内，一般不主张使用枕头。

▶▶▶ 育儿习俗6：睡觉时压沙袋

旧俗认为，新生儿睡觉时，在被子周围压上沙袋，可防新生儿滚动或受到惊吓。

其实，这种做法极不科学。压上沙袋，宝宝就不能随便动了，极大地影响了宝宝的运动潜能的开发。

▶▶▶ 育儿习俗7：过小满月

民间习惯上认为宝宝出生后的第12天算小满月，亲友们都纷纷来为宝宝庆祝小满月。

这种做法对宝宝的健康极为不利。这是因为，宝宝出生刚12天，对外部的环境还很不适应，身体的抵抗能力也较差，如果有亲友来访探视，可能会使宝宝接触更多的细菌，从而增加宝宝患病的可能性。另外，产后12天，妈妈正处于产褥期，也应尽量避免亲友探访以减少接触细菌，以免引起产褥感染。因此，给宝宝过小满月实在要不得。

▶▶▶ 育儿习俗8：给宝宝刮眉，这样眉毛会更黑、更浓

旧俗认为，满月时给宝宝刮刮眉，将来长出的眉毛会更黑、更浓。

其实，满月时，完全没必要给宝宝刮眉，因为宝宝毛发的生长与遗传因素及妈妈怀孕时的营养状况有关，与刮眉毛无关。另外，到了3~6个月时，宝宝的眉毛会自然脱落，然后长出新眉毛。如果满月时给宝宝刮眉，稍有不慎，就有可能伤害宝宝的皮肤，严重时可能会引起感染。

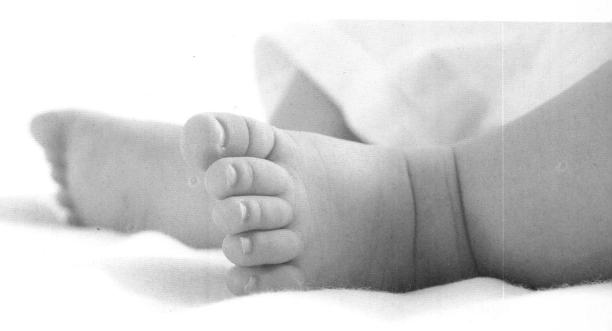

新生儿的喂养方案

母乳喂养

　　母乳是宝宝成长发育唯一最自然、最安全、最健康的天然食物，能增强宝宝的免疫功能。另外，坚持母乳喂养对新妈妈也十分有益。那么母乳喂养究竟有哪些益处？毫无经验的新妈妈应该怎样哺乳？在进行母乳喂养的过程中，新妈妈又该注意哪些问题呢？

▶▶ 母乳的黄金营养成分

蛋白质

　　母乳中的蛋白质含量十分丰富，主要由酪蛋白和乳清蛋白组成。酪蛋白能为人体提供氨基酸和无机磷；乳清蛋白可促进糖的合成，在胃中遇酸后形成凝块小，有利于婴儿的消化吸收。乳清蛋白约占蛋白质总量的2/3，主要成分有α-乳清蛋白、乳铁蛋白、溶菌酶等。其中，乳铁蛋白是一种多功能蛋白质，存在于乳汁、血浆、免疫系统的中性白细胞和巨噬细胞中，母乳中富含的乳铁蛋白可调节血液中自由铁离子的浓度并渗透到机体的细胞核中，破坏细菌和病毒的DNA（脱氧核糖核酸），使它们失去侵害宝宝机体的能力。

乳糖

　　母乳中的乳糖是宝宝热能的主要来源，对婴儿脑发育有促进作用。母乳中所含的乙型乳糖有助于钙的吸收，还能间接抑制大肠杆菌的生长。

脂肪

　　母乳中的脂肪主要以细颗粒的乳剂形态存在，其中较易吸收的油酸酯含量比牛奶多1倍，而且母乳中还含有脂肪分解酶，具有消化脂肪的功效，因此母乳中的脂肪更易于宝宝吸收。

多种维生素

　　母乳中富含维生素A、维生素E、维生素C、维生素B_1、维生素B_2、维生素B_6、维生素B_{12}、维生素K等成分，能满足宝宝正常的生理需要。

矿物质

母乳中的矿物质含量约为牛奶的1/3，钙、磷含量（33：15）比牛奶（125：99）低，但钙、磷比例适宜，钙的吸收良好，所以母乳喂养的宝宝较少发生低钙血症；铁在母乳中含量较低，但吸收率高于牛奶；母乳中锌的含量不高，但母乳中存在一种特殊物质能与锌结合，可促使锌吸收，因此母乳中锌的利用率很高。

▶▶▶ 母乳喂养的益处

对宝宝的益处

提高宝宝免疫力

母乳中有许多成分具有免疫性，其中最具代表性的就是免疫球蛋白、免疫活性细胞和双歧因子，这些对提高宝宝的免疫力都十分有效。

● 母乳中的免疫球蛋白以初乳中浓度最高，免疫球蛋白中的抗体物质通过母乳进入宝宝体内，分布在宝宝的咽部、鼻咽部和胃肠道局部黏膜表面，在肠道中不被降解，能中和毒素、凝集病原体，防止它们浸入宝宝体内，从而起到抗病毒及抵抗细菌的作用，减少宝宝患病机会。

● 母乳中的免疫活性细胞具有吞噬和杀灭葡萄球菌、致病性大肠杆菌和酵母菌的能力，能合成溶菌酶和乳铁蛋白，母乳喂养的宝宝能够得到这些细胞的有效保护，自然就很少生病。而且，母亲体内的抗体正好是针对居住环境中存在的病原，带有这些抗体的母乳就像是宝宝抵御病原侵害的屏障。

● 母乳中的双歧因子含量高且稳定，可促进肠道内乳酸杆菌生长，从而抑制大肠杆菌、痢疾杆菌的生长繁殖。

促进宝宝健康成长

母乳中含有具有调节宝宝成长功能的生长因子和激素，如生长激素释放因子、表皮生长因子等。这些重要成分支持机体生长，可促进机体内部各系统，如神经系统、内分泌系统、消化系统等的生长发育以及纤维细胞的增殖，能促进新生细胞建立组织以及帮助机体修复受损组织。研究表明，4～6个月纯母乳喂养的宝宝，体重、身长、头围、胸围都明显优于非纯母乳喂养的宝宝。因此，母乳喂养对宝宝的生长发育具有非常显著的促进作用。

有益于宝宝的大脑发育

母乳中含有天然的胆固醇，这种胆固醇有利于宝宝前两年的生长发育，尤其对大脑和神经系统的发育有很好的促进作用。另外，母乳中含有的胆固醇和DHA可有效预防宝宝成年后发生神经系统疾病。母乳喂养的宝宝平均智商较人工喂养的宝宝高。因此，母乳喂养是宝宝聪明又健康的最佳保证。

预防腹泻

宝宝腹泻大多是由细菌感染引起的，如致病性大肠杆菌、轮状病毒及霉菌等。而母乳中的免疫成分对上述病菌具有明显的抑制作用，能有效预防宝宝发生腹泻。

降低宝宝患哮喘病的可能

母乳喂养会降低宝宝特异反应和哮喘的发作。与母乳喂养儿相比，非母乳喂养儿更容易患哮喘及运动引发的呼吸困难。主要的原因是母乳喂养减少了摄入其他食物（可能潜在致敏原）的可能性，而且母乳具有提供免疫调节、抗菌的作用，可有效预防哮喘的发作。

降低缺铁性贫血

虽然母乳中铁的含量不高，但它是活性铁，吸收率极高，可达75%。母乳中含有更多的乳糖和维生素C，有助于铁的吸收。因此，坚持母乳喂养，可预防宝宝患缺铁性贫血。

利于宝宝长大后的心理健康

哺乳时产生的母子接触对宝宝的心理发展十分有益。母乳喂养不单纯是一种喂养方法，还是使宝宝感到温暖、安全和舒适的重要途径，能为宝宝长大后的心理发育奠定良好的基础。

对妈妈的益处

有助于产后子宫复旧

哺乳过程中宝宝的不断吮吸会刺激母体内缩宫素的分泌而引起子宫收缩，减少产后子宫出血的危险，还可促进产后子宫较快的恢复到孕前状态。

有助于产后身材恢复

女性在怀孕期间所积蓄的脂肪，就是为产后哺乳而储存的"燃料"。只要产后坚持进行母乳喂养就能消耗体内额外的热量，妈妈的新陈代谢也会改变，不用节食就能达到减肥的目的。

保护妈妈不受乳腺疾病侵扰

哺乳不仅能避免乳房肿胀和乳腺炎的发生，而且哺乳妈妈患乳腺癌的概率会远远低于从未哺乳过的女性。

使妈妈身体放松、心情愉快

母乳中含有一种天然促进睡眠的蛋白质，能让宝宝安然入睡。而宝宝的吸吮动作也会使妈妈体内分泌有助于放松的激素。哺乳过程中的互动也会增进亲子感情，有利于妈妈保持愉快的心情。

▶▶▶ 正确的哺乳方法

正确的哺乳方式对增加泌乳量及婴儿的健康都十分有益。哺乳时，建议新妈妈遵循如下方法：

❶ 哺乳前，妈妈先洗净双手，用温热毛巾擦洗乳头乳晕，同时双手柔和地按摩乳房3～5分钟，以促进乳汁分泌。

❷ 妈妈在椅子上坐好，也可盘腿坐着，将宝宝抱起略倾向自己，并使宝宝整个身体都贴近自己，用上臂托住宝宝的头部，先让宝宝的嘴唇接触乳头，诱发宝宝产生觅食反射，从而使宝宝的嘴张到足够大。当婴儿嘴张大、舌向下的时候，妈妈即刻将宝宝靠向自己，将乳头轻轻送入宝宝口中，使宝宝用口含住整个乳头，并用唇部包覆大部分或全部的乳晕。

❸ 妈妈要用食指和中指将乳头的上下两侧轻轻下压，以免乳房堵住宝宝的鼻孔而影响吮吸，或因奶流过急呛着宝宝。若是奶量较大，宝宝来不及吞咽时，可让其松开乳头，喘喘气再继续吃。也可让宝宝交替吸吮两侧乳房，使宝宝在一天内从两侧的乳房中获得大致等量的奶水。这样既能吃到前奶，也能吃到后奶，营养全面，不仅利于宝宝的生长发育，也有利于乳汁的正常分泌与休整，对保持乳房的美观也有好处。对于乳头凹陷或乳头较短的妈妈，应避免在口腔负压下拉出乳头，以免引起乳头疼痛和损伤。

❹ 喂完奶后，应将宝宝竖直抱起，使宝宝的身体靠在妈妈身体的一侧，下巴搭在妈妈的肩头，用手掌轻拍后背，直到宝宝打嗝为止。

❺ 每次喂奶时，最好让宝宝把乳汁吸空，如果乳汁没有吸空，应把剩余的乳汁用吸乳器吸出。每次喂奶以15～20分钟为宜，宝宝吸吮每侧乳房的时间应不短于5分钟。

▶▶▶ 母乳喂养的注意事项

母婴同室

　　虽然宝宝刚刚娩出后频繁的哭闹会影响妈妈的休息，但妈妈的触摸、母子之间的对视互动不仅可以增进母婴之间的感情，而且可有效地刺激泌乳系统，解除下丘脑的抑制，使泌乳量增加。因此建议母婴同室，这对母乳喂养更有利。

尽早开奶，给宝宝吃上初乳

　　产后早开奶，让宝宝吸吮妈妈的乳房，有利于刺激宫缩，从而促进子宫复旧。另外，产后早开奶对宝宝也十分有益。新妈妈产后7天内所分泌的乳汁称为初乳。初乳呈黄白色，稀薄似水状，看上去不像奶，但营养却十分丰富。与成熟的母乳相比，初乳含有更为丰富的蛋白质、矿物质、维生素等营养成分，还具有极强的免疫功能，非常适合新生儿摄取。

　　妈妈分娩后，最好是在第一小时内就喂奶，之后每当宝宝出现饿的迹象时就喂一次奶。如果不知道是否该给宝宝喂奶了，可以把手放在宝宝的脸颊上，如果他张着嘴扭过头来寻找妈妈的手，那就说明可以给他喂奶了。

　　民间旧俗认为产后头几天的乳汁不干净，主张把其挤出去扔掉，这是错误的做法。初乳是新生儿最理想的营养食品，因此应该让新生儿吸吮初乳，不宜把初乳弃掉。

按需喂哺

　　产后的最初几天母乳分泌量较少，不宜固定时间喂奶，可根据宝宝的需要灵活地调节喂奶次数。如果妈妈乳汁分泌较少，可适当增加喂奶次数，这样一方面可以满足宝宝的生理需要，另一方面也可以通过宝宝吸吮的刺激来增加泌乳量，到这时再适当延长喂奶间隔即可。

　　如果将喂奶的时间固定，宝宝因饥饿而哭闹不停，时间长了宝宝哭累了，等到了该喂奶的时候反而会因为过度疲劳而食量降低。而且哭闹会使气体进入宝宝的胃里，吃奶后也会引起呕吐。足月儿每隔3～4小时喂一次即可。至于每次喂奶的时间，第一天每次每侧奶约2分钟，第二天约4分钟，第三天约6分钟，以后大约为8～10分钟，即一次喂完两侧乳房共需15～20分钟。

重视夜间喂养

　　由于妈妈在夜间产生的泌乳素是白天的50倍，频繁的乳头刺激既有利于引起子宫收缩，减少产后出血量，又能促进妈妈的乳汁分泌，同时利于增进母子感情。因此，除了保证对宝宝白天的哺乳外，妈妈还应注重夜间喂养。

充分排空乳房

充分排空乳房可有效刺激泌乳素的分泌，使妈妈产生更多的乳汁。一般情况下，妈妈可以用手挤奶或使用吸奶器吸奶来充分排空乳房中的乳汁。

避免用奶瓶喂母乳

宝宝一旦用过奶瓶，就很难再学会用正确的方式吸吮妈妈的乳头了。而且与吸吮妈妈的乳头相比，吸吮橡皮奶嘴比较省力，在用奶瓶喂奶后再哺乳常常会出现宝宝厌奶的情况。因此，即使宝宝出现吸奶问题，也应尽量避免用奶瓶喂母乳。

随着月龄的增长，宝宝稍大一些后，需要用奶瓶喂水。在开始引入奶瓶时，每天只使用奶瓶一次，注意观察宝宝吃母乳时有无变化，再逐渐增加使用奶瓶的次数。

注意乳房卫生

健康的乳房是为宝宝提供优质母乳的基本条件，保证乳房卫生，防止乳房挤压、损伤，对有效提高泌乳质量极其重要。

防止宝宝溢奶

虽然溢奶是一种正常现象，但也有可能威胁到宝宝的健康。比如，在宝宝睡着后一旦发生溢奶，如果妈妈不注意，那么溢出的奶液极有可能流入宝宝的气管，造成窒息，甚至威胁生命。因此，新妈妈喂奶后一定要给宝宝拍嗝，尽量避免宝宝溢奶。宝宝吃奶后如果睡着，妈妈也要注意看护。

增加乳母营养

哺乳妈妈在产后要注意摄取丰富的营养，多补充富含水分的食物以提高乳汁中的营养价值。尤其要多摄入一些对宝宝有益的营养成分，如富含DHA、ARA、铁、钙、锌、蛋白质及各种维生素的食物。

人工喂养

由于各种因素的影响，有时新妈妈不得不采用人工喂养的方法来喂养宝宝。一般，在新生儿期内，人工喂养以配方奶喂养为主。那么，在用配方奶喂养宝宝时应该怎样做？人工喂养宝宝时，除了喂宝宝配方奶，还应注意哪些问题呢？

▶▶▶ 配方奶粉——人工喂养的主角

近年来，配方奶粉中添加了许多营养成分，其在营养上最接近于母乳，有些配方奶粉中还强化了某些营养成分，能为宝宝补充所缺的营养。因此，在无法进行母乳喂养时，配方奶粉无疑是最理想的选择。

配方奶喂养的优势与劣势

优势

● 便于喂养。无论是妈妈还是其他家人都可以用配方奶喂养宝宝，而且不受时间、地点的限制。

● 妈妈不受束缚。用配方奶喂养宝宝，妈妈不用受到哺乳的约束，可以有更多的时间休息、做其他事，甚至工作。

劣势

● 优质的配方奶粉往往价格较高，会造成一定的家庭的经济负担。

● 即使再上好的配方奶也不能与母乳媲美，有些配方奶中还缺乏抗生素和一些活性物质。

● 用配方奶喂养宝宝，就要用到奶瓶、奶嘴等奶具，这些奶具如果消毒不严格，极容易受污染，从而影响宝宝健康；冲泡奶粉的水温如果不够，或冲泡时间过长，也有可能产生病菌，对宝宝健康造成不利影响；另外，奶粉一旦过期或有品质问题，那么对宝宝的影响更大。

● 用配方奶喂宝宝，需要先用开水冲泡奶粉，并要等奶温降至合适时才能给宝宝吃。而这就需要一定的准备时间，在宝宝需要吃奶时，往往不及时。

配方奶的种类

早产儿奶粉

为适应早产儿的消化吸收能力，需要较多的热量来完成生长，需要特殊的营养素等所调配的奶粉；其特点为容易消化吸收、热量高，但并不只限于早产儿食用，只要符合宝宝需要即可。

婴儿奶粉

婴儿奶粉多为将牛奶作为基本材料再将其"母乳化"而成，也就是尽量模仿人类母乳的成分制作，但婴儿奶粉内不含母乳中可以帮助消化的酶以及免疫球蛋白等抗菌的有益成分。一般的婴儿奶粉吃到满1岁都不会有营养缺乏的顾虑。

成长奶粉

成长奶粉大多是为6个月以上的宝宝设计的,营养含量较婴儿配方奶粉高,蛋白质含量也高了许多。由于这个阶段的宝宝已经开始接受其他辅食,营养吸收范围扩大,因此不必特别更换成此种成长奶粉。

免疫奶粉

免疫奶粉是一种由生物科技研发制造而成的功能性奶粉,含有活性生理因子、特殊抗体及奶类营养成分,具有提高免疫力的功效。只要确定宝宝不会对奶类制品过敏,可以选择搭配日常饮食食用。

强化奶粉

高蛋白奶粉、补钙奶粉、高铁奶粉等都属于强化奶粉,这类奶粉各有其特殊的成分及适应证,但需经过儿科医生评估认可后才能给宝宝搭配食用。

优质配方奶的选购秘诀

区分配方奶的阶段

市面上销售的配方奶粉一般根据婴幼儿年龄段的不同大致分为3类,即适合0～6个月较小婴儿的Ⅰ段配方奶、适合6～12个月较大婴儿的Ⅱ段配方奶、适合1岁以上幼儿的Ⅲ段配方奶。每个阶段的配方奶,其营养成分都会根据宝宝生长发育的需要做些相应的调整,因此,选购配方奶首先应根据宝宝年龄大小选择合适的阶段。

选择可靠的品牌

一般,知名的大品牌实力雄厚,各方面条件比较成熟,也更看重产品的信誉度,因此,他们的产品质量相对比较可靠,比较有保证。

观察包装

正规厂家生产的配方奶包装应该完整无损,平滑整齐,图案清晰,印刷品质高,还应标有商标、生产日期、净含量、生产厂名、生产批号、营养成分表、执行标准、适用对象、食用方法等内容,消费者在选择时要特别关注保存期限和产品生产许可证编号。

分辨声音

由于奶粉装在包装袋中,选购者无法看到奶粉,但可通过声音来判别其品质的优劣。用手捏住包装摇动,优质奶粉会发出"沙沙"声,而且声音清晰。

价格合理

由于一些优质配方奶粉根据婴幼儿的生理特点适当添加了国家规定的特殊配方营养素，如DHA、ARA、核苷酸等，能更好地满足婴幼儿的营养需求，因此售价往往不低。购买时，如果发现市售的配方奶粉售价过低，就应警惕了。

查看组织状态

配方奶粉一般呈现为乳白色或乳黄色，颗粒均匀，无可见杂质，也没有结块现象。

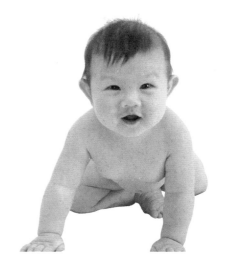

测试冲调性

将奶粉放入温开水中，然后冲调，优质奶粉静置5分钟后，水与奶粉会溶在一起，而且没有沉淀。

闻气味

优质奶粉具有奶香味和轻微的植物油味，没有异味，甜度适中。

▶▶▶ 人工喂养必备的餐具

奶瓶

奶瓶是新生儿期宝宝的主要餐具，可用来冲泡奶粉。根据材质，奶瓶一般分为玻璃、PES、PC三种。其中，玻璃奶瓶不易刮花，容易清洗，比较适合月龄较小的宝宝使用；PES、PC奶瓶质地轻，不易破裂，外出时方便携带，但易留下奶垢，适合稍大一点的宝宝使用。

奶瓶应选择广口、容积为250毫升的。这样的奶瓶既能保证每次调制的奶量充足，又容易刷洗。

奶嘴

奶嘴，即装在奶瓶上给宝宝喂奶或喂水用的。奶嘴的外形越像妈妈的乳头越好，购买奶瓶奶嘴时还要观察其流量是否适合宝宝。市场上销售的奶嘴已经刺好孔了，一般分为小圆孔、中圆孔、十字形孔3种。圆孔的细菌容易侵入，而十字形的能依照宝宝的吸吮能力起到调节流量的作用。奶嘴的形状和大小要适合宝宝的嘴，尤其是奶孔的大小要合适，将奶瓶倒立，每秒钟可流出1~2滴奶的奶孔大小是最合适的。

小汤匙

小汤匙是人工喂养不可缺少的一种餐具，在宝宝较小的时候可常用来喂药；到了能吃辅食的时候，则可用来给宝宝添加辅食。小汤匙的大小以适合宝宝嘴形的浅口塑料匙为佳。

▶▶▶ 冲调配方奶粉的方法

一般情况下，配方奶的外包装上会印有冲调方法的说明文字。如，配方奶粉与水的比例，奶粉应是平平地、疏松地装入量匙中等。总之，应尽量准确地按照比例去调配。

冲调配方奶粉的步骤

❶ 洗净双手，提前15分钟准备好调制奶粉所需的各种用具。

❷ 取消毒过的奶瓶、奶嘴，把50℃的温开水倒入奶瓶中至合适的刻度。将奶瓶拿到与眼睛平齐的高度进行检查，观察水量和需要调配的乳汁浓度是否合适。

❸ 打开奶粉罐，用奶粉罐中附带的量匙取出奶粉，每一量匙的奶粉以平匙为准，即匙中的奶粉既不要堆起来也不要刻意压紧。

❹ 将奶粉倒入已装好水的奶瓶中。

❺ 晃动奶瓶，让奶粉充分化开、溶解，不要有结块。注意，晃动奶瓶时不要太用力，以免里面起泡沫，使奶液溢出奶瓶外。

❻ 把奶粉罐的盖子封紧。

冲调配方奶粉的注意事项

● 冲调奶粉的水温不宜过高。这是因为过高的水温会使奶粉中的乳清蛋白产生凝块，影响消化吸收；另外，某些不耐热的维生素也会被破坏，尤其是一些奶粉中添加的免疫活性物质会被全部破坏。因此，一定要掌握正确的冲调奶粉的方法，以免奶粉中的营养物质损失。

● 奶粉冲调好了以后待温度适合后应立即给宝宝食用，不可将喝剩的奶留至下次食用，以防奶液变质。

● 打开包装的奶粉应注意及时采取措施密封，以防受潮或异物进入奶粉中。

● 所有哺乳器具用完后一定要好好保存，并保持清洁、干燥。

▶▶▶ 喂配方奶的方法

❶ 将奶瓶倾斜，在手背上滴几滴奶液，试试温度，感觉不烫即可。奶液滴落的速度以不急不慢为宜。

❷ 妈妈洗净双手，选择舒适的坐姿坐稳，一只手把宝宝抱在怀中，让宝宝上身靠在妈妈的肘弯里，妈妈的手臂托住宝宝的臀部，宝宝整个身体约呈45°倾斜；另一只手拿奶瓶，用奶嘴轻触宝宝口唇，宝宝即会张嘴含住，开始吸吮。

❸ 宝宝开始吃奶时，妈妈要将奶瓶倾斜一定的角度，保证奶液充满整个奶嘴，以免宝宝吸入过多空气。切忌将奶汁充填一半奶嘴，以免使宝宝吸入大量空气，造成溢奶。如果奶嘴被宝宝吸瘪，可以慢慢将奶嘴拿出来，让空气进入奶瓶，奶嘴即可恢复原样；也可以把奶嘴罩拧开，放进空气再盖紧。

❹ 喂奶后，让宝宝保持身体竖直，趴在妈妈的肩上，妈妈用手由下至上轻拍宝宝的背部，使多余的空气从宝宝的胃中排出。

▶▶▶ 奶具的清洁及消毒方法

奶具的清洁方法

❶ 把奶瓶放在滴有专用的奶瓶清洁剂的水中，用奶瓶刷清除瓶内所有的残渣，然后用清水冲净。

❷ 用盐擦洗奶嘴，清除奶嘴中所有残留的乳汁，再用清水彻底冲洗。

❸ 清洁过后，把奶瓶、奶嘴放在沸水锅中煮20分钟消毒。

❹ 冷却后，取出所有器具，待干燥后将所有用具统一放置。

奶具的消毒方法

宝宝的奶瓶和奶嘴每次使用前都要彻底消毒过，新买回来的也要先消毒才能使用。奶具的消毒方法通常分为煮沸式、蒸汽式和紫外线烘干式3种。

煮沸式消毒法

玻璃材质的奶具，应先放在冷水锅里，再慢慢加热煮沸；PES、PC材质的则可直接放进煮沸的水里进行消毒。注意，水位应能覆盖所有餐具，煮沸10分钟左右。由于奶嘴和奶瓶盖易变形，不宜煮太久，5分钟即可。

蒸汽式消毒法

蒸汽式消毒法比较方便省力，但是在消毒前必须先将每样物品都洗净。操作时，将所有奶具放进蒸汽消毒锅里，然后根据蒸汽消毒锅的说明书进行操作即可。

紫外线烘干式消毒法

紫外线消毒烘干机集杀菌、烘干、消毒功能于一体，十分适合比较繁忙的新妈妈使用。与蒸汽式消毒法一样，使用前也要将每样物品先洗净，然后再放入紫外线消毒烘干机中。

▶▶▶ 不要忽略给宝宝喂水

一般情况下，在新生儿期内，如果采用的是母乳喂养，不用特别给宝宝喂水。但对于非母乳喂养的宝宝而言，则一定要适当喂水。这是因为母乳本身可以提供宝宝生长发育所需要的水分；而用配方奶粉喂养的宝宝由于奶粉比较燥热，容易引起上火、便秘等，因此要及时给宝宝补充水分。

在给宝宝喂水时，应注意以下事项：

- 给新生儿期的宝宝喂水应使用奶瓶和奶嘴，喂水前应先消毒奶瓶和奶嘴。
- 喂水前一定要将开水凉至适温，以免烫到宝宝。
- 新生儿期的宝宝，一般每天需补充300毫升的温开水。
- 把握好喂水时机，一般宜选择两次喂奶之间。
- 喂水量应根据天气变化和宝宝体质的差异而有些区别，夏季应增加喂水次数，但不要过多，以免引起水肿。

营养补充

在新生儿期内，宝宝的身体发育也需要多种营养素的支持。由于除了少数适合宝宝服用的营养制剂外，大多数营养素都蕴含在各种食物中，但此时的宝宝还无法进食辅食，只能通过奶品摄取。因此，这就要求，如果是母乳喂养，妈妈应在饮食上有所侧重，多吃一些宝宝需要的营养食物；人工喂养的宝宝，则最好选择添加所需营养成分的配方奶粉。

▶▶▶ DHA、ARA

DHA学名二十二碳六烯酸，俗称脑黄金，是大脑营养必不可少的高度不饱和脂肪酸，具有促进神经细胞发育、提高记忆力的作用，能优化大脑锥体细胞的构成成分，对脑神经传导和突触的生长发育极为有利。另外，DHA对视网膜光感细胞的成熟也有着十分重要的作用。

ARA学名花生四烯酸，在体内可以由必需脂肪酸——亚油酸转化而成，对宝宝的体格发育十分有利。如果宝宝体内缺乏ARA，会影响组织器官的发育,尤其是大脑和神经系统发育可能产生严重不良影响。

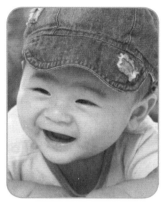

由于人体无法自行合成DHA、ARA，因此必须从食物中获得。哺乳妈妈应多吃富含DHA、ARA的食物，如深海鱼类、坚果等；也可给宝宝食用添加了DHA、ARA的配方奶粉。

▶▶▶ 牛磺酸

牛磺酸是存在于人体内的一种必需氨基酸，具有促进脑组织和智力发育、平衡健康的作用。

牛磺酸的功效

促进脑发育，提高记忆力

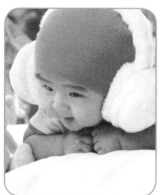

牛磺酸能促进宝宝神经系统的发育和细胞的增殖，提高记忆力。

提高人体免疫力

牛磺酸具有促进垂体激素分泌、活化胰腺功能的作用，能调节机体内分泌系统的代谢，提高人体免疫力。

提高宝宝的视觉功能

牛磺酸能促进宝宝的视网膜发育，如果长期缺乏牛磺酸，就可能导致宝宝出现视网膜功能紊乱症状，严重的还可能导致失明。

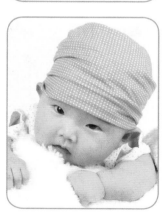

保护宝宝的心血管

牛磺酸具有抑制血小板凝集 效，对心肌细胞也有保护作用，能有效维护宝宝血液循环系统的正常功能。

促进脂类的吸收

牛磺酸能与胆汁酸结合形成牛磺胆酸，牛磺胆酸是消化道中脂类吸收的必需物质。

给宝宝补充牛磺酸的方法

● 妈妈的初乳中含有高浓度的牛磺酸，因此一定要给宝宝吃初乳。妈妈的成熟乳中牛磺酸含量会有所降低，因此，哺乳妈妈可多吃些富含牛磺酸的食物，如青花鱼、沙丁鱼、墨鱼、牡蛎、蛤蜊、牛肉等。

● 如果没有条件进行母乳喂养，最好选择富含牛磺酸的配方奶粉来喂养宝宝。

钙

钙对宝宝的骨骼发育非常重要，同时对牙齿的发育、细胞的新陈代谢都起着至关重要的作用。另外，钙还和许多生理反应有关，如肌肉收缩、血液凝固机制等，还有助于宝宝的骨骼发育。

给宝宝补钙应该掌握恰当的服用量，并非补得越多越好。其实，宝宝获取钙的途径非常多，如母乳、配方奶等都能为宝宝提供丰富的钙。需要注意的是，有的宝宝不需要添加强化钙剂，如果钙剂摄取过多还会妨碍铁和锌在肠道的吸收，容易引起贫血和食欲不振。因此，不能盲目地给宝宝补充大量的钙。在给宝宝补钙前，最好先咨询儿科医生。

维生素D

维生素D是一种脂溶性维生素，对调节宝宝体内的钙磷代谢、维持血钙和血磷的水平具有重要作用；还能促进钙的吸收，维持宝宝骨骼和牙齿的正常发育。

如果宝宝体内缺乏维生素D，会影响钙在骨骼内的沉积，进而影响骨骼以及身体的发育。大量缺乏维生素D还会导致宝宝患佝偻病，出现方头、鸡胸、漏斗胸、O型腿、X型腿等畸形。

补充维生素D最好的途径就是多带宝宝晒太阳，在阳光中的紫外线照射下，皮肤中的一种胆固醇会转化为维生素D，从而满足宝宝的发育需求。由于食物中的维生素D含量较低，因此一般不提倡通过食物补充。另外，鱼肝油中含有一定量的维生素D，妈妈也可给宝宝适当服用一些。

维生素A

维生素A对宝宝的生长发育有着很重要的作用。如果宝宝体内缺乏维生素A，不但影响视力发育，还会导致皮肤变干燥而且容易受伤，很容易受细菌或病毒的侵害，引起感染。另外，还有可能引起宝宝成长障碍。

维生素A的功效

● 促进生长发育。维生素A含有视黄醇，会影响基因的调控，对宝宝的作用相当于类固醇激素，可促进糖蛋白的合成，从而促进宝宝生长发育，强壮骨骼，维护头发、牙齿的健康。

● 提高免疫力。维生素A具有维持免疫系统功能正常的作用，能加强宝宝对传染病尤其是呼吸道感染及寄生虫感染的抵抗力。

● 维持正常的视觉反应。维生素A可促进视觉细胞内感光色素的形成，刺激视神经的发育。维生素A还具有调节眼睛适应外界光线强弱的能力，可有效降低夜盲症的发生和视力的减退，能维持正常的视觉反应，有助于预防眼病的发生。

● 维持上皮结构的完整与健全。维生素A能防止皮肤黏膜干燥角质化，保持宝宝皮肤湿润并保护皮肤不受细菌伤害，使皮肤组织或器官表层更健康。

给宝宝补充维生素A的方法

哺乳妈妈可多吃动物肝脏、胡萝卜、南瓜等富含维生素A的食物，一般通过母乳喂养即可满足宝宝对维生素A的需求量。

如果担心宝宝缺乏维生素A，可适量喂宝宝吃些鱼肝油。需要注意的是，给宝宝服用鱼肝油不可过量，以免引发维生素A中毒。宝宝一旦发生维生素A急性中毒，就会出现食欲减退、烦躁、嗜睡、呕吐等现象；如果是慢性中毒，往往表现为贫血、体重减轻、毛发枯干、脱发、皮肤干燥、四肢肿痛等。因此，为了避免宝宝发生维生素A中毒症，一定要合理给宝宝服用鱼肝油。给宝宝服用鱼肝油时应注意：严格遵医嘱给宝宝服用鱼肝油制剂，一般1岁以内的宝宝每天服用鱼肝油的量不应超过6滴；如需补充大剂量维生素A，则应由医生制定具体的服用时间及服用量；如果宝宝出现维生素A中毒可疑症状应立即停服，并及时带宝宝去医院。

▶▶▶ 铁

铁是人体内含量最高的矿物质，也是人体红细胞中血红蛋白的组成成分。其主要功能是结合蛋白质和铜来制造血红素，维持人体正常的造血功能；还能增强人体的免疫系统。

宝宝缺铁的危害

如果宝宝身体缺铁，就会导致缺铁性贫血，降低宝宝的免疫力，影响正常的生长发育。轻度贫血一般没有明显症状，一般不容易被发现，有时仅是去做体检才偶然发现血色素低。最初，宝宝可能只是脸色略显苍白。随着病情发展，宝宝会出现不活泼的现象，还有爱哭闹、反应慢、消化不良、食欲不好、腹泻等症状。当宝宝严重缺铁时，脸色会更加苍白，口唇、指甲、手掌等也会缺少血色，并因免疫力下降而导致呼吸道、消化道感染。如果宝宝长时间缺铁，将会导致身体发育缓慢，智力发育也会受影响。严重时，宝宝还会出现异食癖。

给宝宝补铁的方法

如果是吃母乳的宝宝，妈妈就要注意多吃富含铁的食物，如动物肝脏、瘦肉、蛋黄、豆制品等，饭后吃一些新鲜水果，并要经常测查血色素，发现贫血时尽早治疗，以免体内缺铁导致宝宝不能摄取到足够的铁。

如果宝宝已经出现了缺铁、贫血的症状，就要适当补充铁制剂。对于轻度贫血的宝宝，一般只要科学地调整妈妈的饮食结构即可纠正贫血现象；对于贫血较重的宝宝，必须服亚铁类药物及维生素C片和胃酶片来纠正贫血。注意，铁剂的补充量要根据宝宝体重、贫血情况和生长速度来综合衡量，应在医生的指导下进行补充，切不可盲目服用。

➤➤ 锌

锌是人体中不可缺少的微量元素之一，对宝宝的健康成长发挥着极其重要的作用。妈妈应该重视宝宝身体是否缺锌，不要忽视宝宝在生长发育过程中锌的补充。如果确定宝宝缺锌，就要通过科学、安全的方法来补锌，以保证宝宝健康长大。

锌的功效

● 加速宝宝生长发育。锌具有加快细胞分裂的作用，使细胞的新陈代谢水平较高，所以锌对于处在生长发育期的宝宝来说十分重要。

● 促进宝宝智力发育。锌能促进脑细胞的分裂和发育，对宝宝智力发育十分有益。锌还对维持海马功能有着十分重要的作用，海马是大脑中控制记忆的重要核团，而海马内锌的含量最高。此外，锌还参与神经分泌活动，具有增强记忆力和反应能力的功能。

● 提高宝宝免疫力。锌有促进免疫细胞增殖的功效，同时还能加速DNA的合成，对增强身体免疫机制、提高身体抵抗力、防止细菌感染有很好的功效。

● 防止宝宝食欲不振。锌会促进口腔黏膜细胞的发育，使味蕾细胞能充分接受来自食物的刺激，使味觉敏感度提高，防止宝宝食欲不振。

宝宝缺锌的信号

● 舌苔上出现类似地图状的舌黏膜脱落物。
● 宝宝经常咬指甲、衣物、玩具等，还可能会吃头发、纸屑、泥土等异物。
● 指甲出现白斑，手指长倒刺。

- 视力下降。

- 多动且爱出虚汗，反应慢，注意力不集中。

- 出现外伤时伤口愈合慢，易患皮炎、顽固性湿疹等皮肤病。

- 消化功能减退，宝宝食欲不振，甚至厌食。

- 生长发育较慢，身高、体重都低于同龄宝宝。

- 免疫功能降低，经常感冒发烧，易患扁桃体炎、支气管炎、肺炎等感染性疾病。

预防宝宝缺锌的要点

- 坚持母乳喂养，母乳中有能满足婴儿生长发育所需的锌。另外，哺乳妈妈要多吃鸡蛋、动物肝脏、牡蛎等富含锌的食物。对于非母乳喂养的宝宝，一定要选择添加锌的配方奶粉。

- 如果发现宝宝出现缺锌症状应及时到医院检查血液的锌含量，并根据身体的需要进行补锌。严重缺锌的宝宝除了要加强饮食调理外，还需要补充锌制剂。但补充锌制剂一定要在医生的指导和监测下进行，症状消失后则应停服。

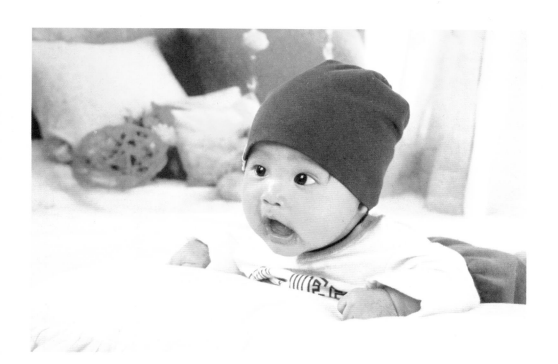

预防接种及疾病护理

预防接种

疫苗接种是预防传染病最简便有效的措施，因此给宝宝预防接种是必不可少的项目。原则上，在宝宝出生后，只要按医院发放的疫苗接种卡带宝宝接种就可以了。但是，对于毫无经验的新手爸妈来说，给宝宝接种疫苗可不是那么简单的事情。那么，给宝宝接种疫苗，究竟应该注意哪些问题呢？

▶▶▶ 计划内免疫疫苗一览表

我国卫生部规定的儿童计划免疫程序

年龄	接种疫苗	
出生	卡介苗	乙肝疫苗
1个月		乙肝疫苗
2个月	脊髓灰质炎三价混合疫苗	
3个月	脊髓灰质炎三价混合疫苗、百白破混合制剂	
4个月	脊髓灰质炎三价混合疫苗、百白破混合制剂	
5个月	百白破混合制剂	
6个月		乙肝疫苗
8个月	麻疹疫苗	
1.5～2岁	百白破混合制剂	
4岁	脊髓灰质炎三价混合疫苗复种	
6岁	麻疹疫苗复种	百白破混合制剂

▶▶▶ 接种后的注意事项

接种后减少喂食

预防接种后，很多宝宝会表现为食欲不振，如果坚持喂食，可能会导致宝宝拒绝食物。另外，接种以后，如果进食太多还会给肠胃造成负担。因此，一般建议接种疫苗后减少喂食，但要多喝水，并注意营养。

接种后减少宝宝的活动

活动过多，尤其是剧烈活动，会引起不必要的接种疫苗后的不良反应。因此，建议接种后，应让宝宝少活动多休息。

接种后不宜给宝宝洗澡

在预防接种后的24小时内，不要给宝宝洗澡。一是防止洗澡后接种部位因接触水而引起感染；二是洗澡会带走身体上的大量热量，可能会使宝宝着凉，引起发热。

/温馨提示/

接种后注意观察宝宝的反应

在预防接种后，大多数宝宝或多或少都会出现一些反应症状。如果反应症状较轻，只是出现哭闹、食欲不振、烦躁不安、局部红肿疼痛、轻微发热等反应，就都算正常。此时，妈妈可以搂抱并哄哄宝宝，也可对症采取物理降温、饮食清淡、仔细呵护打针处等措施。但如果注射后宝宝反应很大，甚至出现高热，就应尽快咨询医生，必要时要带宝宝去医院就诊。

▶▶▶ 疫苗漏种怎么办

有的家长可能会忘了接种时间而导致漏种疫苗。这时，不必担心，建议随后补种即可。但要注意，漏掉哪一针就补种哪一针，之后仍按照正常顺序接种，不必从第1针重种。比如，如果漏掉了百白破疫苗第2针，随时可以补种，等1个月后再接种第3针即可。

为了提高接种预防率，如果宝宝身体状况良好，最好还是按时带宝宝接种疫苗。

▶▶▶ 不宜接种的情况

一般认为，当宝宝出现下列情况时不能预防接种，可等宝宝康复后延期接种。

● 当宝宝因感冒等疾病引起发热时，不宜接种。因为接种疫苗会使宝宝体温升高，加重病情，甚至诱发新的疾病。

● 在预防接种期间内，如果宝宝出现呕吐、腹泻及严重的咳嗽等症状，经医生同意，可暂时不接种，待症状好转后再补种。

● 如果宝宝患传染病后正处于恢复期，或有急性传染病接触史但未过检疫期，那么应暂缓接种。

● 如果宝宝患有急慢性肾脏疾病、化脓性皮肤病、化脓性中耳炎、活动性肺结核等疾病，也可暂时不接种，等痊愈后补种即可。

● 过敏性体质及患有哮喘、湿疹、荨麻疹的宝宝，接种疫苗后易发生过敏反应，尤其是麻疹疫苗、百白破混合疫苗等致敏原较强的疫苗，更易引起过敏反应。这种情况要咨询医生是否给宝宝接种。

● 如果宝宝有癫痫和惊厥史，一定要咨询医生宝宝是否适合接种疫苗，尤其是乙脑疫苗、百白破混合疫苗，以免接种后引起晕厥、抽筋、休克等。

● 患有严重佝偻病的宝宝不宜服用脊髓灰质炎糖丸，在佝偻病痊愈后咨询医生是否补种。

新生儿鹅口疮

宝宝出生后不久，细心的妈妈可能会发现宝宝的嘴巴里有很多像奶斑一样的东西粘在口腔壁上，开始时以为是宝宝吃完奶留下的奶液呢，但用棉签擦拭却怎么也擦不掉。这时，不用怀疑，宝宝一定是染上鹅口疮了。

▶▶▶ 鹅口疮是怎么回事

鹅口疮是一种新生儿时期常见的口腔疾病，俗称"白口糊"，中医叫"雪口症"，由白色念珠菌的真菌感染引起。由于新生儿对霉菌的抵抗能力比较弱，因此很容易患鹅口疮。正常情况下，白色念珠菌的繁殖会受到其他细菌的抑制，但当宝宝生病或长期使用抗生素后，正常细菌对白色念珠菌的抑制作用就会减弱，白色念珠菌大量繁殖，从而导致鹅口疮。

▶▶▶ 症状表现

要想判断宝宝是否患了鹅口疮并不难，当宝宝张口时，妈妈查看宝宝的口腔中是否有以下症状，就可判断宝宝是否得了鹅口疮。

- 宝宝口腔黏膜以及舌头表面附着白色或乳黄色像豆腐渣一样的斑块。
- 如果用棉签擦拭斑块，不易擦掉。
- 如果用干净的纱布擦拭斑块，可能会导致出血或出现潮红色的不出血的红色创面。

鹅口疮，预防很重要

引起鹅口疮的原因较多，如奶瓶或奶嘴不干净、消毒不严或混用奶具后交叉感染会引起鹅口疮，长期腹泻、营养不良或反复使用广谱抗生素也会感染。另外，如果妈妈患有霉菌性阴道炎，当新生儿经过母亲产道时也会感染鹅口疮。因此，要想有效预防鹅口疮，应注意以下几点：

- 怀孕前，准妈妈要做好孕前检查，如果患有霉菌性阴道炎，应及早治疗。
- 喂奶前用清水冲洗乳头。
- 注意妈妈的手、乳头及宝宝口腔的卫生。
- 注意宝宝的奶瓶、奶嘴的消毒，并保持奶具干燥。

鹅口疮的治疗与护理

如果宝宝已经患有鹅口疮，应尽快带宝宝去医院就诊，并遵医嘱给宝宝用药。家庭护理时，可以用淡盐水为宝宝局部清洗，或用10万～20万u/ml制霉菌素加少许鱼肝油局部涂抹，每日2～3次。

新生儿黄疸

宝宝出生后，如果妈妈发现宝宝的小脸及身体都出现发黄的迹象，那么宝宝很有可能就出现黄疸了。新生儿黄疸是由于胆红素代谢异常引起血中胆红素水平升高引起的，分为生理性黄疸和病理性黄疸两种，其中以生理性黄疸居多，而病理性黄疸的发病率则很低。

生理性黄疸

生理性黄疸是指新生儿出生后红细胞释放出大量的胆红素，而新生儿肝脏处理胆红素的能力较低，过多的胆红素使新生儿出现全身皮肤发黄的迹象。生理性黄疸持续

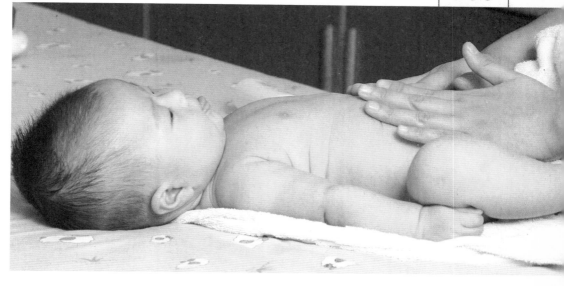

的时间较短，因此也叫暂时性黄疸。一般在宝宝出生后2～3天出现，4～6天达到高峰，7～10天自然消退，早产儿持续时间会较长。

一般情况下，生理性黄疸不会危害新生儿健康，但对早产儿来说，则应引起重视。生理性黄疸没有明显的不适症状，不需要治疗。有时，医生会建议给宝宝喝葡萄糖水，以减轻黄疸程度。如果早产儿的黄疸程度较重，医生可能会建议采取光照疗法或其他退黄治疗方式。

▶▶▶ 病理性黄疸

如果宝宝出生后24小时即出现黄疸，且延续2～3周仍不退，甚至有加重的迹象，或消退后重复出现，或出生后一至数周内才开始出现黄疸，这种黄疸即为病理性黄疸。有些病理性黄疸对新生儿危害较大，但发生率几乎是万分之一，因此父母没有必要面面俱到地了解，以免引起不必要的担忧。

常见的病理性黄疸有母乳性黄疸、ABO血型不合溶血及核黄疸3种。

● 母乳性黄疸，宝宝一般都没有异常症状，必要时停止母乳喂养即可改善病情。

● ABO血型不合溶血的发生率较低，如果一旦发生了ABO血型不合溶血。只要在宝宝出生后密切观察，及时给予积极治疗，预后是良好的，新手爸妈不必为此过分担心。

● 核黄疸比较严重，多会导致不可逆的神经系统损伤。但也不必担心，因为核黄疸是在黄疸极其严重的情况下才发生的，家长一般不会等到如此严重的程度才发现。只要平时仔细观察宝宝的情况，一旦发现异常尽快就医，就不会出现核黄疸。

新生儿脐炎

一般在宝宝出生后3～7天，脐带就会脱落，在这段时间，妈妈一定要注意加强宝宝的脐带护理，以免引发脐炎。

▶▶ 认识新生儿脐炎

新生儿脐炎是由于断脐时或出生后由于处理不当而导致的脐部感染。其主要症状是，脐带根部或周围发红，脐窝内有分泌物、出血等。病症较轻的宝宝除脐部有异常外，体温与食欲均比较正常；而重症的宝宝则有发热、吃奶少等表现。

▶▶▶ 诱发新生儿脐炎的因素

● 出生时，如果脐带结扎不够紧或结扎脐带时根部留得过长，就会导致脐带延迟脱落。

● 在脐带脱落前，如果宝宝的脐带内进了水，也会引发脐炎。

● 平时，如果不小心将尿布盖在宝宝的脐带上，尿布就会摩擦脐带，尿液也会污染脐带，极易引发脐炎。

● 在寒冷季节出生的宝宝往往包裹得过严，导致脐部不透气，这也容易引发脐炎。

▶▶▶ 预防脐炎的4要点

● 在给宝宝护理脐部前，妈妈一定要先彻底洗手，避免手上带有细菌。

● 一般情况下，在宝宝沐浴后护理脐部1次即可。如果发现宝宝的脐部潮湿或有发炎征兆，则必须增加次数，一天2～3次。

● 保持脐部干燥，不要让湿衣服捂住脐部，如果衣物湿了，一定要及时更换，随时保持脐部干燥和清洁。更不能将尿布盖在脐带上，换尿布时也应小心，不要让大小便污染脐部。脐部一旦被尿液或粪便弄脏，必须在清理后做脐带消毒护理。

● 一旦发现宝宝脐部红肿、有分泌物或是有臭味等迹象，应立即带宝宝看医生，切不可自行处理。

/温馨提示/

必要时采取抗生素治疗

如果宝宝脐带发炎症状较为严重，可在医生的指导下采用抗生素治疗。一般新生儿期首选青霉素、加氨苄青霉素等。如果脐部已经形成了脓肿，医生一般会及时切开引流并换药；对于已形成慢性肉芽肿的宝宝，则要用浓度为10%的硝酸银或硝酸银棒局部烧灼，如肉芽较大不易烧灼的，需要采取手术切除。

新生儿低血糖

新生儿低血糖是新生儿期的一种常见病，多发于早产儿。另外，妈妈患有妊娠期糖尿病、新生儿缺氧窒息、感染败血症等也会引起新生儿低血糖。低血糖对宝宝的危害较大，一旦持续或反复发作，会引起不可逆的脑细胞损伤，甚至导致智力低下、脑瘫等神经系统后遗症。

▶▶ 新生儿低血糖的信号

● 正常情况下，宝宝在清醒时，手脚会不停地活动，面部表情很丰富。如果妈妈发现宝宝不爱活动，则要怀疑宝宝有低血糖的可能。

● 采取母乳喂养的妈妈如果明显感到宝宝吃奶无力，则要想到低血糖的可能。

● 如果发现宝宝脸色苍白、出汗较多，一定要仔细检查宝宝的情况，在排除喂养与护理上的问题后，则要考虑宝宝低血糖的情况。

● 当发现宝宝出现严重嗜睡、阵发性青紫，甚至震颤等情况时，说明宝宝低血糖的情况比较严重，此时就医已经晚了。

▶▶ 预防低血糖的照护法

新生儿低血糖是可防可治的，因此新手爸妈一定要密切观察宝宝的情况，采取细心的照顾和护理，尽量预防低血糖的发生。具体预防措施如下：

● 妈妈应给早产儿勤喂奶，如果早产儿持续睡2个小时不醒，应叫醒喂奶。如果宝宝不吃奶，可以喂些糖水。

● 宝宝出生后，如果表现为不爱吃奶、反应低下，父母就要及早给宝宝喂些糖水。

● 如果担心宝宝低血糖，就不能让宝宝的睡眠时间持续4个小时以上，应适时叫醒宝宝喂奶。

/温馨提示/

预防低血糖，妈妈是关键

一般认为，妈妈在分娩时适当进食是预防新生儿低血糖的关键措施。阴道分娩的妈妈在产程中应适当进食，少量多餐，以高热量的流食、半流食为主。剖宫产分娩的妈妈由于禁食时间长、术中补盐多于补糖，因此更容易引发新生儿低血糖。一般建议术前静脉滴注5%～10%的葡萄糖，以改善分娩时母婴对糖的需求。另外，宝宝出生后，妈妈应尽可能在产后30分钟就给宝宝喂奶，同时妈妈也应根据自身情况早进食，以预防新生儿低血糖的发生。

怎样给新生儿喂药

对于新手爸妈来说，给刚出生不久的小宝宝喂药是一个严峻的挑战。与外用药不同，给宝宝喂药时，大人不但要掌握好用量、用药次数、服用方法等，还要观察宝宝的反应，担心药物的不良反应等。那么，给小宝宝喂药时，新手爸妈究竟该注意哪些呢？

▶▶▶ 常见口服药的喂法

口服药一般分为水剂、糖浆、粉药、药片及中药丸等几种。药物的种类与状态不同，喂法也有所区别。每种药的具体喂法如下：

药粉的喂法

❶ 在药粉中先滴几滴水混合均匀。注意一次不要加太多水，否则不容易搅匀，所以最好滴入少许水后搅拌。

❷ 当水加到一定程度时，最好用搅拌匙拌匀，以免因有苦味而导致宝宝拒绝服药。

❸ 当舌头接触药物时宝宝能感觉到苦味，所以最好用小匙紧贴宝宝的口腔内侧喂药。然后再喂适量水，以清洁口腔。

水剂和糖浆的喂法

水剂及糖浆类药物，接近奶水的形态，因此给宝宝服用起来比较简单。另外，由于这类药物很容易变质，因此最好放在冰箱中保存。

❶ 先将水剂或糖浆倒入小匙中。

❷ 在宝宝张开嘴后，用小匙压住宝宝的舌头，从舌根处往嘴里慢慢灌入。如果宝宝对这种方式比较抵触，可以利用药物附带的滴管吸出需要量滴在宝宝的食物上，让宝宝在进餐时将药物摄入。

❸ 宝宝咽下药物后，要给宝宝喂适量温开水，以清洁口腔，并让宝宝保持站立或坐立位2分钟。

❹ 对于较小的宝宝竖直抱起轻拍背部，驱除胃里的空气，以免打嗝时将药液吐出。

药片及中药丸的喂法

❶ 如果是药片，要先将其碾成碎末，然后放入等量白糖溶化的糖水中；如果中药丸，先将药丸弄碎，再用适量温开水溶化成汤液。

❷ 在宝宝颈部垫上纱布或围嘴，妈妈左臂怀抱宝宝，并用双膝固定住宝宝的双腿，抬高宝宝的头部，将小匙紧贴着宝宝的嘴角，让药液沿着舌头一点点地进入，当宝宝全部吞咽下去后将小匙拿开。

❸ 为防止宝宝不肯吞咽药液，妈妈可用手指轻捏宝宝双颊促使其咽下。

▶▶▶ 给宝宝喂药的注意事项

仔细阅读药物说明书

在药物的说明书中，一般列有服用方法、用药禁忌、不良反应、药理作用、药物成分等内容。家长在给宝宝服药前一定要仔细查看这些信息，如有疑问应及时向开药医师咨询。

切忌强行灌药

对于较小的婴儿而言，他们还不具备反抗情绪，父母喂什么就吃什么，虽然感觉味道不对时会哭泣，甚至呕吐，但不会有更加激烈的情绪反应，因此不存在强行灌药的情况。但对于较大的幼儿来说，情况就不同了，他们已经有了一定的自我意识，懂得了很多道理，当然也会有反抗情绪，因此给幼儿喂药时，切不可强行灌药，否则会给宝宝留下心理阴影。

不可用奶瓶喂药

一旦用奶瓶喂药，宝宝就会对奶瓶产生不愉快的经验，这可能会导致新生儿拒绝吃奶。

把握好吃奶与服药的间隔

为了减少给宝宝喂药的麻烦，有些父母喜欢把药物和牛奶一起给宝宝吃。其实这样很不科学，因为牛奶会降低药物的效果。另外，宝宝服药后也不要立即喝牛奶。

药物吐出后不可再喂

如果宝宝将吃下去的药吐了，妈妈也不要再喂了。因为宝宝可能已经吞下了一些药物，如果再喂就加重了药量。

服药后仔细观察宝宝的反应

有些药物会引起过敏反应，给宝宝喂药后，一定要密切观察。另外，有些治疗感冒的药物还会造成心跳加快，给宝宝服药后也要小心观察。宝宝服药后，一旦出现不适或一些不良反应，应尽快带宝宝就医。

吃剩的药立即扔掉

宝宝吃的药不宜保存，当宝宝病愈后，当次开的药即使没有吃完，也要丢掉。因为药物一旦保存不当就容易变质，当下次宝宝生病时，如果妈妈不小心给宝宝服用了变质的药，会严重损害宝宝的健康。

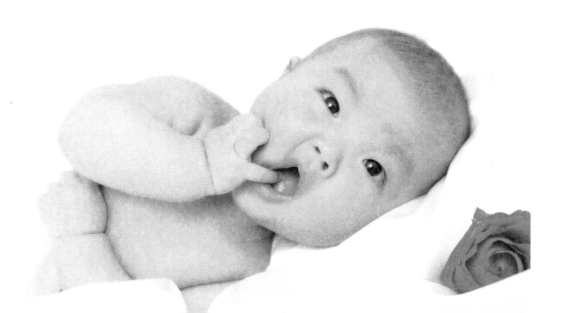

从 "0岁" 开始的教育

关爱是最好的情智启蒙

宝宝一出生便已具备了听觉、触觉以及记忆。如果，这时对宝宝及时进行早期情智启蒙教育，不仅有利于宝宝的身体发育，还能增强宝宝的动作、语言、适应等方面的能力，对宝宝早期的潜能开发十分有益。那么，应该怎样对宝宝进行情智启蒙教育呢？研究证实，在日常生活中多关爱宝宝，就是最好的情智启蒙教育。

►►► 宝宝具备了进行情智启蒙教育的条件

在宝宝出生后的第一年内的这段时期是其一生中发育最快、变化最大的时期。在这段时间内，宝宝的体格发育很快；在不断地与大人的交往中，宝宝的中枢神经系统发育也很迅速，条件反射不断形成。只要大人在这段时间有意对宝宝进行一些情智启蒙教育，那么宝宝会随之学会很多东西。宝宝的智力之所以能很迅速地发展，主要是因为在新生儿期，宝宝就存在对外界刺激进行反应的"储存器"，宝宝已经做好了接受外界刺激的准备。显然，胎儿、婴儿大脑的发展同外界各式各样的刺激密切相关。

►►► 关爱对宝宝很重要

新生儿期的宝宝，每天大部分时间都在睡眠中度过，即使醒来也大多是为了吃奶和换尿布的需要，因此很多新手爸妈认为新生儿期只要满足宝宝的这两个要求，其余就不用操心了。其实并非如此。从宝宝出生的那一刻起，宝宝已经具备了多种能力，如果此时只满足宝宝的基本生存需求，而忽视对宝宝进行一些训练及情感关爱，那么不仅不利于宝宝的潜能开发，还不利于宝宝的身心发育。研究显示，在婴儿期，当宝宝哭泣时，如果大人没有及时做出温和的反应、安抚或满足宝宝的生理需求及舒适的满足，那么可能会影响宝宝的情感发育；当宝宝在夜晚醒来时，如果亲人不在身边或有陌生人在身边，就会使宝宝产生恐惧感，长大后还会没有安全感，对宝宝的智力、身体和感情的健康都会产生不小的影响。

如果宝宝能得到爸爸妈妈细致周到的护养和关爱，宝宝的生理及心理需要能得到及时的满足，让宝宝感觉到亲人对他十分关爱，那么宝宝就能有充分的安全感和依附感，这些时刻体验到亲子之情的宝宝长大后易成为自信、脾气稳定、积极乐观、具备高智商及高情商的人。反之，如果在婴儿期宝宝经常被放在床上独处、各种需要受到大人漠视、感受不到爸爸妈妈的亲情和关爱，那么宝宝长大后易形成胆小、孤僻、脾气不稳定甚至暴躁易怒、消极悲观、有反社会倾向的性格和人格。

因此，建议新手爸妈从新生儿期开始，既要使宝宝每天吃喝拉撒睡的生理需要得到满足，又要使宝宝的情感需要和安全感、依附感得到满足。

▶▶ 关爱宝宝这样做

在日常养护中，新手爸妈要多关爱宝宝，具体要做到以下几点：

● 婴儿期的宝宝已经具备了辨别亲人与陌生人的能力，因此新手爸妈最好总能在宝宝身边给予他关爱，并注意避免夜间让宝宝独处太长时间，更不要让宝宝与陌生人在一起。需要提醒的一点是，大人照护宝宝时一定不要边干着自己的活边照顾宝宝，或带着漠然的表情，甚至以不耐烦、恶狠狠的态度来照看宝宝，因为这对宝宝的情感发育和心理发育都会产生不良影响，对宝宝的身体发育也非常不利。

● 宝宝哭闹时要及时做出爱抚的反应，并予以安抚、照护。如果宝宝是因为饿了而哭泣，妈妈一定要及时喂奶，并且边喂奶边跟宝宝说"宝宝饿了，妈妈来了"；如果宝宝是因尿湿了而哭泣，妈妈一定要及时给宝宝换尿布，以免引起宝宝不适，甚至诱发尿布疹。

● 在养护宝宝时，大人还应重视婴儿期家庭内的亲子氛围、关注与宝宝的情感交流，并对宝宝的成长倾注充分的关爱。而最好的办法就是，多与宝宝进行对视和眼神交流，同时边照顾宝宝边与宝宝对话，如"宝宝该吃奶了"、"宝宝换尿布喽"，"给宝宝洗澡了"等。另外，妈妈最好多给宝宝哼唱一些曲调轻柔的儿歌，以便给宝宝带来安全感，激起宝宝的愉悦感。

新生儿五大能力训练课

宝宝一出生就具备了多种能力，如果新手爸妈能把握住生活中的各个有利时机对宝宝的各项能力进行有针对性的训练，不但能进一步强化宝宝的各项能力，还能有利于促进宝宝的身体及智力发育。

▶▶ 大动作能力训练课

抬头训练

做法：❶ 竖着抱起宝宝，使宝宝的头部靠在大人的肩上，不要扶住宝宝的头部，让头部自然立直片刻。每日练习4~5次。

❷ 在宝宝空腹时，将宝宝放在大人的胸腹前，并使宝宝自然地俯卧在大人的腹部，大人把双手放在宝宝的背部轻轻按摩，同时逗引宝宝抬头。

❸ 让宝宝俯卧，大人抚摩宝宝的背部，用哗铃棒逗引宝宝抬头并分别向左右侧转动。

益处：抬头训练不但能锻炼到宝宝的颈部肌肉张力，还能扩大宝宝的视野，从而促进智力发育。

婴儿被动操

做法：在宝宝醒着时，将宝宝放在铺好垫子的硬板床上，注意保持室内空气新鲜。

大人双手轻轻握住宝宝的小手或小脚，和着音节节拍活动宝宝的四肢。

益处：舒展宝宝的肢体，还能增强宝宝的运动能力。

注意事项：如果宝宝不愿意配合，就要停下来，可改为皮肤按摩。

▶▶ 精细动作能力训练课

抓握训练

大人轻轻抚摩宝宝的双手，然后用自己的手指接触宝宝的手掌，宝宝一般会握住不放。经常训练宝宝抓握物品，不但能增强宝宝的精细动作能力，还能促进大脑发育。

▶▶ 语言能力训练课

逗笑

从出生第一天起，新手爸妈就要经常逗宝宝笑。对宝宝来说，大人逗乐是一种外界刺激，如果宝宝以笑来回答，

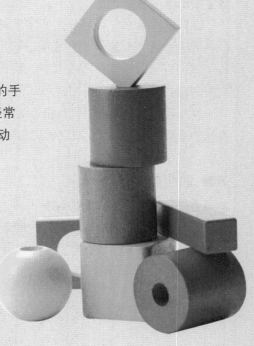

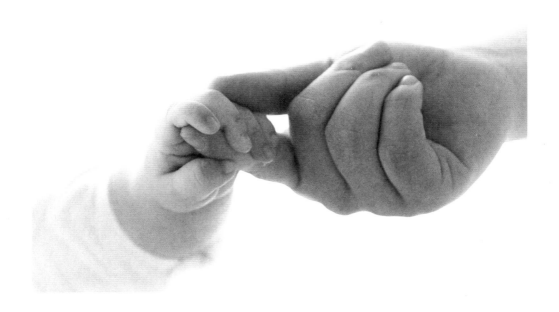

就说明宝宝已经懂得了大人的意思，也就是说，宝宝的笑就是他的语言。一般认为，越早出现逗笑的宝宝越聪明。

跟宝宝说话

在日常生活中，妈妈要多和宝宝说话，尤其是悄悄话。比如，在喂奶时，可以轻唤宝宝的名字，并说"宝宝饿了吧，妈妈来给宝宝喂奶了"。当宝宝醒着自己玩时，妈妈可以对他说"宝宝真乖，玩得真好"！当宝宝哭闹时，妈妈可以用温和亲切的语调哄他，并说，"宝宝怎么了，是不是哪不舒服了，妈妈来了，不哭喽"。

妈妈在跟宝宝说话时要边说边观察宝宝的反应。平时多用柔和亲切的声音、富于变化的语调跟宝宝说话，就能促进宝宝语言能力，还能加强宝宝对他人语言的理解。

▶▶▶ 适应能力训练课

用颜色进行视力分辨与记忆训练

让宝宝仰卧，在宝宝的上方，悬挂一些红色、绿色的气球或能发出响声的玩具，妈妈碰触这些玩具，以引起宝宝的兴趣，使宝宝的视线集中到这些玩具上来。

经常进行此项训练，可促进宝宝的视觉发育，强化宝宝的视觉分辨能力，还能加强宝宝的记忆力。

吸引宝宝移动视线

做法：❶ 在距宝宝眼睛上方20～25厘米处，将彩色带响声的玩具边摇边缓慢向两边移动，使宝宝的视线跟随玩具移动。

❷ 将玩具拿走，爸爸或妈妈与宝宝面对面，等宝宝看清大人的脸后，大人要边喊宝宝的名字边向两边移动头部，让宝宝随着大人的头部和声音移动视线。

益处：训练宝宝对事物的专注力，并增强宝宝的视觉适应能力。

▶▶▶ 情绪与社交能力训练课

与宝宝对视

在宝宝醒着时，妈妈可经常与宝宝对视，尤其是喂奶时，还可以对宝宝做出多种面部表情，如眨眼、微笑等。经常与宝宝对视，可增强妈妈与宝宝之间的交流。

追视大人

将宝宝放在清洁、明亮、空气新鲜的环境中，避免强光照射宝宝的眼睛，大人要经常在宝宝的视线内走动，让宝宝看到家人的陪伴。同时大人要对宝宝说话、微笑，尽量让宝宝注视大人，并让宝宝的视线追随大人移动的方向。通过与宝宝说话的方式，增强宝宝对大人的关注，可训练宝宝与他人的交流能力。

帮宝宝熟悉环境

在宝宝出生半个月后，大人每天可竖着抱起宝宝一会儿，让宝宝能看到房间内各种形态的物品，同时大人要向宝宝介绍周围的物品及家人。坚持练习，可训练宝宝的注意力，并使宝宝熟悉自己生活的环境。

图书在版编目（CIP）数据

坐月子与新生儿护理必备/艾贝母婴研究中心编著. --北京：中国人口出版社，2014.5

（家庭发展孕产保健丛书）

ISBN 978-7-5101-2392-4

Ⅰ.①坐… Ⅱ.①艾… Ⅲ.①产褥期—妇幼保健—基本知识 Ⅳ.①R714.6

中国版本图书馆CIP数据核字（2014）第052702号

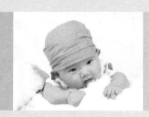

坐月子与新生儿护理必备

艾贝母婴研究中心　编著

出版发行	中国人口出版社	
印　　刷	廊坊市兰新雅彩印有限公司	
开　　本	720毫米×960毫米　1/16	
印　　张	19.5	
字　　数	285千字	
版　　次	2014年7月第1版	
印　　次	2014年7月第1次印刷	
书　　号	ISBN 978-7-5101-2392-4	
定　　价	29.80元	

社　　长	陶庆军
网　　址	www.rkcbs.net
电 子 信 箱	rkcbs@126.com
总编室电话	(010)83519392
发行部电话	(010)83534662
传　　真	(010)83515922
地　　址	北京市西城区广安门南街80号中加大厦
邮　　编	100054